AF568272

JAMIE SAMS

DIE 13 ORIGINAL CLAN MÜTTER

13 Einweihungsschritte in deine höchste Kraft
Die geheimen Lehren heiliger Medizinfrauen

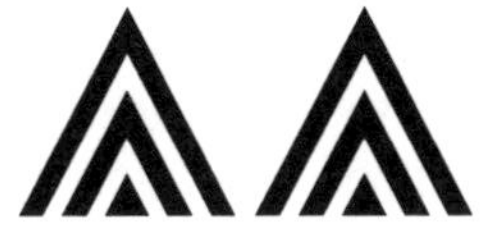

THOMAS YOUNG
DREAMING LYNX EDITION

JAMIE SAMS: Die Dreizehn Original Clan Mütter/
13 Einweihungsschritte in deine höchste Kraft –
Die geheimen Lehren heiliger Medizinfrauen

Herausgeber

Dreaming Lynx Edition
Lektorat: Manuela Kerkhoff
Übersetzung aus dem Englischen:
Claudia Buchholtz
Umschlagdesign: Martin Hoffmann
unter Verwendung des Bildes
„Moon Rising" von Steve Henderson
Satz: Robert Gigler
Originalausgabe
Jamie Sams: The Thirteen Original Clan Mothers /
Your Sacred Path to Disovering the Gifts, Talents and Abilities of the
Feminine through the Ancient Teachings of the Sisterhood

4. Auflage 2026
ISBN 978-3-945203-13-2

www.thomasyoung.com

Für
Aida Hinojosa,
die mich zum Schreiben ermunterte,
weil sie den Gesang meines Herzens
durch meine Worte hindurch erkannte,

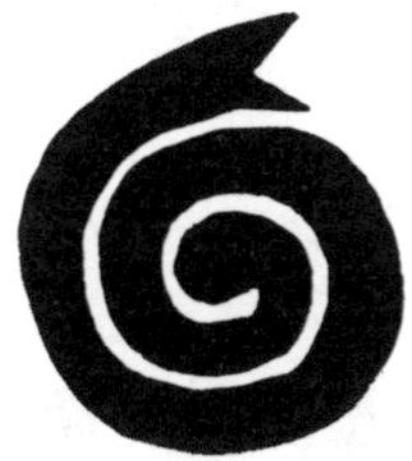

und zum Gedenken an meine Ahnen
vom *Long Hair Clan*, Mary Ross Sams
sowie ihren Vater
John Ross
vom Stamm der Cherokee.

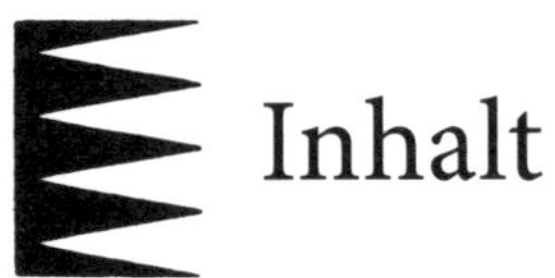

Inhalt

Weit mehr als ein Buch - eine Lebenserfahrung!

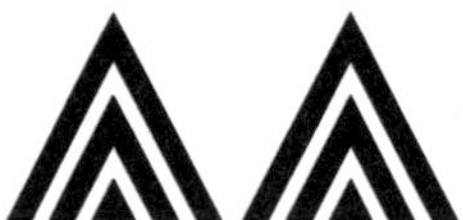

Ich bin mit dem Wirken und den Lehren von Jamie Sams seit vielen Jahren vertraut und verehre sie als Weise Frau, Heilerin, Lehrerin, Gründerin verschiedenster Netzwerke, Hüterin indigenen Wissens, Beraterin von Nelson Mandela … – die Aufzählung könnte endlos weitergehen. Sie hat mit den 13 Original Clanmüttern ein seltenes und großes Juwel erschaffen, welches nicht nur rückverbindet mit höheren Formen Weiblicher Weisheit, sondern auch jede und jeden in die höchste Kraft führt. Frauen wie Männer gleichermaßen.

Spiritualität ist Erfahrungswissen und nicht erlesene Lektüre. Die 13 Clanmütter jedoch sind beides. Vor vielen Jahren, zu Beginn meiner Arbeit als Herzlehrer, habe ich selbst einen der größten Entwicklungsschübe meines Lebens erfahren, als ich mich ein ganzes Jahr lang jeden Monat der Kraft und den Stärken der jeweiligen Clanmutter gewidmet habe. Dies war das Jahr der großen Durchbrüche.

Das Material, die Überlieferungen, die Einweihungen und heiligen Wege, die Jamie Sams uns allen zur Verfügung stellt, haben eine Tiefe, die über viele andere Teachings weit hinausgeht. Sie sind das Werk einer Großen Seele, einer Menschheitslehrerin, die alle Menschen gleichermaßen einlädt, zu ihrem wahren Selbst zu finden - Frauen wie Männer. Jamie Sams schenkt uns eine weise und liebevolle Navigation, die auf etliche Fallstricke aufmerksam macht und einen konzentrierten

Fokus auf die Freisetzung der eigenen Fähigkeiten, Stärken und Begabungen hält. Zwölf Clanmütter, die ihre Aufgaben, Stärken, Fähigkeiten jeweils einen Mond lang entwickeln – nur so kann die dreizehnte Clanmütter BECOMES HER VISION – die die zu ihrer Vision wird – den Weg aus den visionären Himmeln auf die Erde finden. Was Jamie Sams in ihrem Werk beschreibt, sind nicht nur indianische Weisheiten, die tief berühren und inspirieren, sondern eine differenzierte und effektive Methode der Manifestation des Lebenstraums in dreizehn klaren Einweihungsschritten.

Ich wünsche allen Lesern, dass sie sich über die Lektüre hinaus die Zeit nehmen, sich tatsächlich Mond um Mond mit einer Clanmutter und ihrer Qualität zu verbinden und sich so selbst ein Jahr des Wandels und der großen Durchbrüche schenken.

Von Herzen
Thomas Young

Hinweis für die Leser

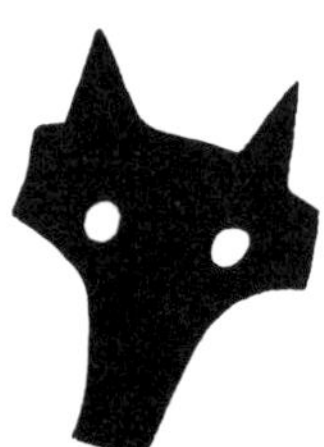

Uns amerikanischen Ureinwohnern gelten bestimmte Begriffe als heilig. In der Sprache der Seneca werden diese wie in den meisten indianischen Sprachen in der Schriftform durch Großschreibung gekennzeichnet. Im Englischen fällt das als ungewöhnlich ins Auge und verdeutlicht den Respekt, der bei der Verwendung dieser Wörter mitschwingt. Bis vor Kurzem wurde nur sehr wenig von indianischen Autorinnen und Autoren veröffentlicht, und wenn, wurde auf diese Eigenheiten bei der Gestaltung des Schriftbildes kaum Rücksicht genommen. Anders mein amerikanischer Verlag HarperCollins, der aus Respekt vor meiner Arbeit mein Buch mit den entsprechenden, von uns Indigenen bevorzugten Großschreibungen drucken ließ. Dafür bin ich zutiefst dankbar.

In unserer Kultur der amerikanischen Ureinwohner sehen wir alles als beseelt und lebendig an. Und jedes Lebewesen, jede Daseinsform, jedes beseelte Ding erfüllt eine Rolle – als Lehrer und Mentor und als Familienmitglied. Alles auf der Erde, egal ob Stein, Baum, Tier, Wolke, Sonne, Mond oder Mensch ist mit uns verwandt, ist Teil der Planetaren Familie. Alle Daseinsformen sind unsere Verwandten. Wir schreiben ihre Namen groß, denn sie repräsentieren GREAT MYSTERY – DAS GROSSE GEHEIMNIS – die große Schöpfungskraft – und sind uns heilig. Sie alle sind der Inbegriff, die Personifizierung des Großen Geheimnisses und wurden uns Menschen an die Seite gestellt, damit wir uns spirituell entfalten. Wir schreiben unsere Traditionen und Lehren groß, weil diese Wörter bei uns das repräsentieren, was bei anderen Glaubensrichtungen und Religionen in deren heiligen Büchern steht.

Nach unseren Stammestraditionen ist GROSSVATER SONNE keine Gottheit. Auch beten wir weder Bäume noch Felsen an. Wir sehen jedoch die EWIGE FLAMME DER LIEBE, die das Große Geheimnis in die gesamte Schöpfung gelegt hat, und wir verehren diesen spirituellen Gedanken als Kern unserer geistigen Kraft. In der Sprache der Seneca nennen wir dies *Orenda* – die geistige Essenz, das schöpferische Prinzip, eben das, was wir mit der Ewigen Flamme der Liebe meinen, die sich in allen Daseinsformen äußert. Es gibt nur eine Urquelle, von der alles ausgeht, und bei uns heißt diese schöpferische Quelle GREAT MYSTERY – DAS GROSSE GEHEIMNIS.

In unseren Augen gebietet *HINOH* (Hĕnō) als THUNDER CHIEF über Donner und Gewitter und wird großgeschrieben, denn er bringt das lebensnotwendige Wasser, ohne das wir nicht überleben. GROSSVATER SONNE und GROSSMUTTER MOND werden großgeschrieben, weil sie für uns lebende Wesen sind. Das Große Geheimnis hat sie damit beauftragt, Tag und Nacht voneinander zu unterscheiden, Licht und Wärme in unsere Welt zu bringen und in unseren Meeren für Ebbe und Flut zu sorgen. Die Großschreibung zeugt von unserem Respekt gegenüber dem, was hinter den Begriffen steckt, und gegenüber der Liebe des Großen Geheimnisses, für die die Wörter stehen. Nach unserer Auffassung ist jegliches Leben, in welcher Form auch immer, von Bedeutung. Wir verehren die spirituelle Kraft, die in allen Daseinsformen steckt, als etwas Heiliges, Erhabenes, als Inbegriff des Großen Geheimnisses und seines wohlwollenden, liebevollen Plans.

Nachtwind

Der Nachtwind kommt und heult,
klopft an meine Tür,
zwängt sich
durch die Ritzen
in den uralten Wänden aus Lehm,
bringt die Geister mit,
die auferstanden sind
von den Gebeinen der Clanmütter.
Ich lausche.
Ich höre.
Sprechende Trommeln und Gesänge
reiten auf dem Wind.
Es wird Zeit.
Ich nehme mein Tuch,
schleiche hinaus in die Nacht
um zu tanzen,
zu feiern,
denn die Büffel sind zurückgekehrt!

JAMIE SAMS

Das Medizinrad der Dreizehn Clanmütter

Das Weibliche Prinzip und seine Kräfte

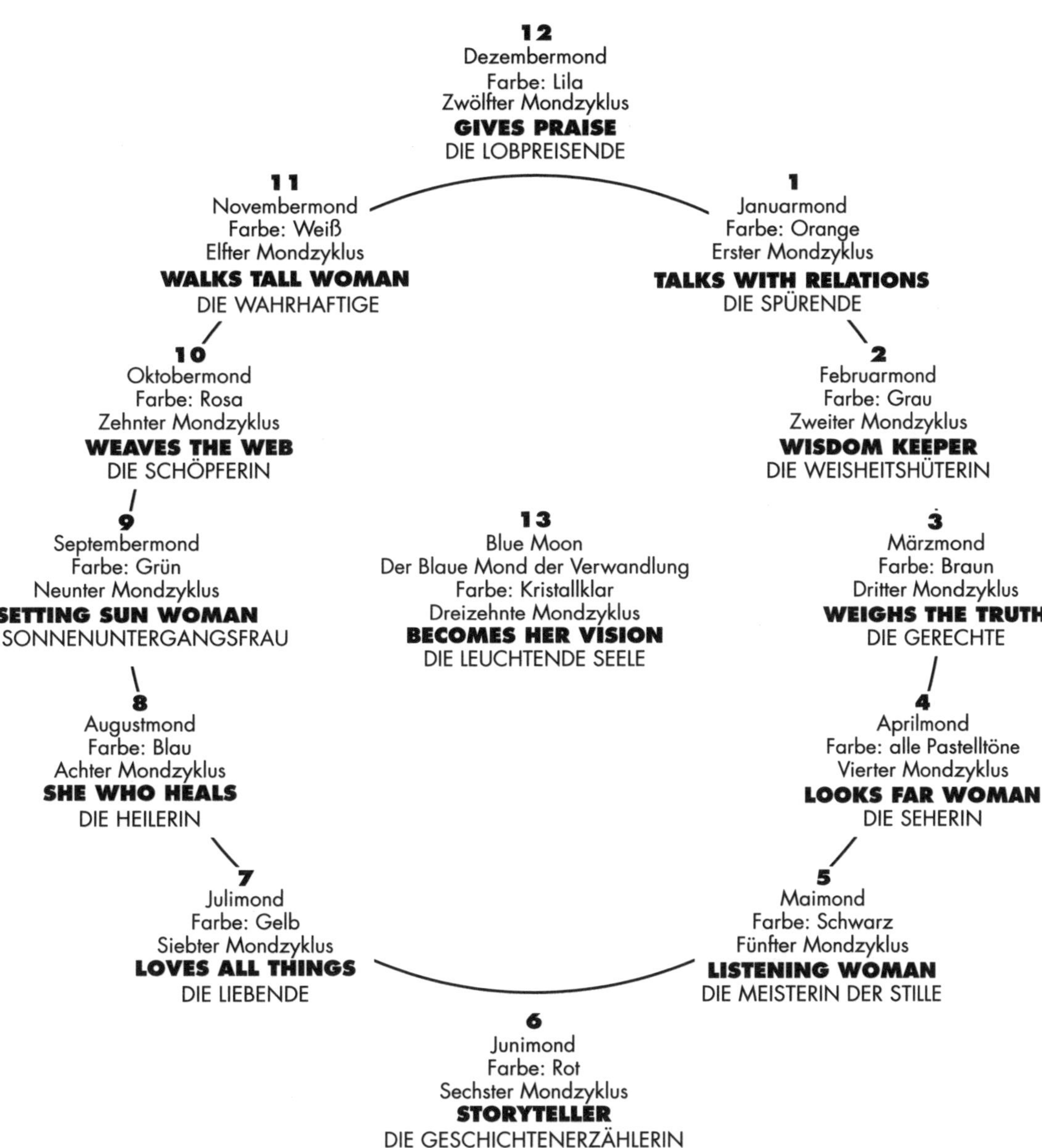

1 TALKS WITH RELATIONS
Die die von allen lernt

Mutter der Natur
Hüterin der Rhythmen, des Wetters
und der Jahreszeiten ▲ Bewahrerin der
Sprache der Bäume, Steine und Tiere
Die, die Beziehungen herstellt und pflegt
Hüterin der Bedürfnisse der Erde
Mutter der Planetaren Familie
SIE LEHRT UNS …
In Stille die Sprache der Natur zu verstehen
Ein freundliches Verhältnis zu allem,
was lebt, zu pflegen und die Heiligen
Räume anderer mit Respekt zu betreten
Die Zyklen, Rhythmen und Wechsel
von Jahreszeiten und Wetter zu schätzen
Mit Lebenskraft und Rhythmen
zu verschmelzen in allen Dimensionen,
dadurch die Wahrheit jedes Einzelnen
kennenzulernen
… DIE WAHRHEIT ZU LERNEN

2 WISDOM KEEPER
Die die Weisheit hütet

Beschützerin Heiliger Traditionen und
Überlieferungen ▲ Hüterin der Steinernen
Bibliotheken und der Erdgeschichte
Bewahrerin der Kraft des „Erinnerns" und des
Gedächtnisses ▲ Mutter der Freundschaft, der
Planetaren Einigkeit und des gegenseitigen
Verständnisses
SIE LEHRT UNS …
Die Kunst der Selbstentfaltung und des
inneren Wachstums ▲ Den Zugang zum
Planetaren Gedächtnis, der persönlichen
Rückerinnerung, zu traditionellem Wissen
und der Weisheit der Ahnen
Das Verständnis gegenüber allen
Lebensformen ▲ Anderen ein Freund zu sein
und diese Freundschaften zu pflegen durch
Respekt gegenüber allen Standpunkten
… DIE WAHRHEIT ZU EHREN

3 WEIGHS THE TRUTH
Die die Wahrheit wägt

Hüterin von Gleichheit und Gerechtigkeit
Gerechte Richterin im Namen der Ewigen
Gesetze des Großen Geheimnisses
Zerstörerin der Täuschung ▲ Mutter der
Wahrheit und Beschützerin der Schwachen
und Benachteiligten ▲ Mutter der
Selbstbestimmung und Eigenverantwortung
SIE LEHRT UNS …
Die Fähigkeit der angemessenen Antwort
und geführtes Handeln ▲ Dem Negativen
keine Nahrung zu geben, sondern
mit Hilfe der Ewigen Gesetze das Positive
zu nähren ▲ Verantwortung für unsere
Worte und Taten zu übernehmen und so
für Gerechtigkeit und Gleichheit zu sorgen
Heilsame Lösungen zu finden auf
der Grundlage persönlicher Werte,
Integrität und Moral
… DIE WAHRHEIT ANZUNEHMEN

4 LOOKS FAR WOMAN
Die die Wahrheit sieht

Seherin, Orakel, Träumerin, Prophetin
Hüterin der Goldenen Pforte am
Spalt des Universums
Mutter der Visionen, Träume und
übersinnlichen Wahrnehmung
Bewahrerin der Traumzeit und Hüterin
des Inneren Potentials
SIE LEHRT UNS …
Visionen, Träume, Gefühle und Ahnungen
zu verstehen ▲ In die Traumzeit einzutreten
und in andere Dimensionen vorzudringen
Unsere übersinnlichen Gaben der Weissagung
in den Dienst der Menschlichkeit zu stellen
Spirituelle Grenzsetzung und psychische
Selbstverteidigung zu üben und die Grenzen
anderer zu respektieren ▲ Das innere Potential
zu nutzen, um geheilte Heiler zu werden
… DIE WAHRHEIT ZU SEHEN

5 LISTENING WOMAN
Die die Wahrheit hört
Mutter der Stille, des Tiyoweh und des Inneren Wissens ▲ Hüterin der Wahrnehmung, Unterscheidungsfähigkeit und Innenschau ▲ Deuterin von Botschaften aus der geistigen Welt ▲ Beraterin und Ratgeberin, Hüterin des Zuhörens
SIE LEHRT UNS ...
Wie wir in die Stille eintreten und die leise Stimme unseres Herzens hören
Das innere Wissen unserer Geistigen Essenz zu finden und zu verstehen
Den Sichtweisen und Überzeugungen anderer ebenso zu lauschen wie den Stimmen der Ahnen
Körpersprache und unausgesprochene Gedanken zu verstehen und mit dem Herzen zu hören
... DIE WAHRHEIT ZU HÖREN

6 STORYTELLER
Die die Wahrheit spricht
Bewahrerin der Medizingeschichten
Hüterin von Heyokah, der Medizin des Humors ▲ Lehrerin, die niemals andere bloßstellt oder vorführt
Förderin des Sprechens aus persönlicher Erfahrung und individueller Wahrheit heraus
SIE LEHRT UNS ...
Geschichten zu erzählen, die Lektionen enthalten ▲ Durch geistreichen Humor allzu großer Erhabenheit mit gesunder Gleichgültigkeit zu begegnen ▲ Immer aus eigener Erfahrung zu sprechen, ohne selbstgerecht zu sein oder andere zu verurteilen ▲ Gleichzeitig Lehrer und Schüler des Lebens zu sein und die gewonnene Weisheit zu bewahren
... DIE WAHRHEIT ZU SPRECHEN

7 LOVES ALL THINGS
Die die alles liebt
Mutter bedingungsloser Liebe und all dessen, was Vergnügen, Lust und Freude bereitet
Hüterin von sexueller Weisheit und Selbstwertschätzung ▲ Sinnliche Geliebte, Fürsorgliche Mutter, Verkörperung der Wärme des Weiblichen ▲ Hüterin familiärer Bedürfnisse
SIE LEHRT UNS ...
Jede Beziehung mit Respekt, Vertrauen und Intimität zu erfüllen ▲ Alle Seiten unseres Lebens, die Lehren, die wir ziehen, die Sexualität und alle körperlichen Wesen zu lieben ▲ Liebende Frau, fürsorgliche Mutter, sinnliche Geliebte und treue Freundin zu sein ▲ Sich selbst und anderen zu verzeihen, Toleranz zu entwickeln und sich mit Schuldzuweisungen und Kritik zurückzuhalten
... DIE WAHRHEIT ZU LIEBEN

8 SHE WHO HEALS
Die die heilt
Intuitive Heilerin, Hebamme, Kräuterkundige
Hüterin der Heilkünste ▲ Sängerin des Totenliedes und Bewahrerin der Geheimnisse von Leben und Tod ▲ Hüterin der heilenden Wurzeln und Pflanzen ▲ Mutter der Intuition, der Übergangsriten, des Kreislaufs von Geburt, Tod und Wiedergeburt
SIE LEHRT UNS ...
Mit einem freudigen Herzen zu dienen und die eigene Heilkraft in den Dienst der anderen zu stellen ▲ Den Kreislauf von Geburt, Tod und Wiedergeburt zu verstehen und zu achten ▲ An die Wunder des Lebens zu glauben durch die Verbindung zu unserer Geistigen Essenz
Das Reich der Pflanzen und die Heilkräfte all ihrer Teile zu verstehen,
... DER WAHRHEIT ZU DIENEN

9 SETTING SUN WOMAN
Die die Träume hütet
Hüterin der zukünftigen Träume und Ziele
Bewahrerin der Bedürfnisse der
nächsten Sieben Generationen
Mutter des freien Willens und seines
angemessenen Gebrauchs
Mutter des Lebenswillens, des
Überlebenswillens und der Willensstärke
Hüterin von Mutter Erdes Ressourcen
und deren Schutz
SIE LEHRT UNS …
Ressourcen zu schonen und nichts zu
verschwenden ▲ Uns auf das Morgen
vorzubereiten, indem wir heute vorsorgen,
Ziele zu setzen und zu erreichen
Anteilnahme, Zuverlässigkeit und Mitgefühl
durch unsere Lebensweise zum Ausdruck zu
bringen ▲ Aus freiem Willen für zukünftige
Generationen vorzusorgen
… DIE WAHRHEIT ZU LEBEN

10 WEAVES THE WEB
Die die Neues webt
Mutter der Kreativität, Muse, Künstlerin,
Schöpferin ▲ Die, die Träume wahr macht
und Visionen verwirklicht ▲ Bewahrerin der
Lebenskraft, die die Frauen lehrt, ihre Träume
zu gebären ▲ Hüterin des Überlebensinstinkts
und Mutter des konstruktiven sowie des
destruktiven Prinzips
SIE LEHRT UNS …
Unseren Wünschen nachzugehen ▲ Träume
zu erschaffen und ihnen eine greifbare Form
zu geben ▲ Die Energie aus dem Strom der
Lebenskraft zu nutzen, um unsere Bedürfnisse
zu bedienen, zu ändern und zu verwirklichen
Unsere Visionen zu verwirklichen und sie
durch unser Tun und unser künstlerisches Talent
mit Leben zu erfüllen ▲ Aus Altem Neues zu
erschaffen und alles aufzulösen, was unsere
Kreativität einschränkt
… MIT DER WAHRHEIT ZU ARBEITEN

11 WALKS TALL WOMAN
Die die zur Wahrheit steht
Schutzherrin der Führungskraft und Hüterin
der Neuen Wege ▲ Mutter der Schönheit
und Anmut, Hüterin von Innovation und
Beharrlichkeit ▲ Vorbild für Gesundheit,
körperliche Fitness, Ausdauer und der
Bereitschaft, sich von Herzenswünschen
leiten zu lassen ▲ Hüterin persönlichen
Wohlverhaltens, höchsten Werten und aller
Formen von innerer Stärke
SIE LEHRT UNS …
Zur besten Version unserer Selbst zu werden
und verletzlich und menschlich zu bleiben
Körper und Geist gesund zu erhalten,
voranzuschreiten und sich zurückzuziehen
Neue Wege des Wachsens und Lernens
zu erschließen und mit eigenem Beispiel
zu führen ▲ Innere Stärke zu entwickeln,
anzuziehen und loszulassen
… ZUR WAHRHEIT ZU STEHEN

12 GIVES PRAISE
Die die für alles dankt
Mutter aller Danksagung
und Hüterin der Fülle ▲ Bewahrerin
von Zeremonien und Ritualen
Hüterin des Zaubers und des Magischen
Mutter der Ermutigung, Schutzherrin
des Feierns ▲ Hüterin der Weisheit,
die im Geben und Nehmen liegt
SIE LEHRT UNS …
Für die Fülle vor ihrem Eintreten
zu danken, um Raum zu schaffen,
sie zu empfangen
Alles Erreichte im Leben voller Freude
zu feiern – die eigenen Siege so wie die
Erfolge von anderen ▲ Mit der richtigen
Einstellung das Selbst auf magische
Weise zu verändern, ▲ Durch Loben
und Wertschätzen, durch Geben und
Nehmen für Fülle zu sorgen
… FÜR DIE WAHRHEIT DANKBAR ZU SEIN

13 BECOMES HER VISION
Die die zu ihrer Vision wird

Schutzherrin von Transformation und
Verwandlung ▲ Hüterin der Wandlung
des Geistes in eine physische Form
▲ Mutter alchemistischer Wandlungen
und Übergangsriten, die zur
Ganzheit führen
Hüterin der individuellen Geschichte
jedes Einzelnen, des persönlichen Mythos
und individuellen Werdens
SIE LEHRT UNS ...
Zu unserer eigenen Vision zu werden und
individuelle Ganzheit zu erlangen ▲ Das alte
Selbst loszulassen und den verwirklichten Traum
zu leben ▲ Den Prozess zu würdigen, der uns
durch all die Veränderungen und Wandlungen
geführt hat ▲ Der Übergangsriten zu gedenken,
die uns zur Ganzheit führten, und die Vision zu
feiern, zu der wir geworden sind
... DIE WAHRHEIT ZU SEIN

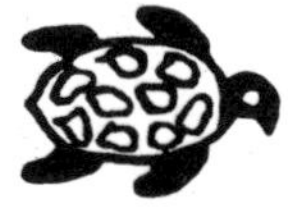

Einführung

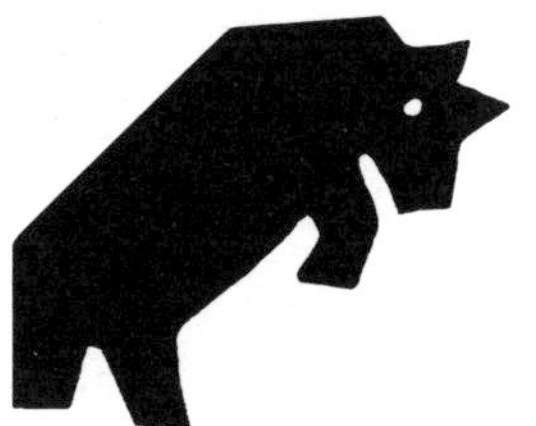

Die Geschichten von den Thirteen Original Clan Mothers – die Dreizehn Original Clan Mütter – gaben die beiden Kiowa-Großmütter an mich weiter, die mich Anfang der 1970er Jahre spirituell unterwiesen. Cisi Laughing Crow und Berta Broken Bow waren mir Lehrerinnen, Mentorinnen und gaben mir ein Vermächtnis mit auf den Weg, auf das sich mein Leben gründete. Soweit wir in Erfahrung bringen konnten, war Cisi 120 und Berta 127 Jahre alt, ich hingegen eine junge Frau von gerade einmal 22 Jahren. Beide Großmütter – traditionell sprechen wir ältere weibliche Stammesmitglieder grundsätzlich auf diese respektvolle Weise an – wurden Mitte bis Ende der 1840er Jahre geboren, kurz nach der Vertreibung der indianischen Stämme aus dem östlichen Waldland, einer Zeit, die als Trail of Tears – Pfad der Tränen in die Geschichtsbücher einging. Wie viele andere weigerten sich ihre Familien jedoch, sich in ein Reservat umsiedeln zu lassen, und zogen stattdessen nach Süden in die mexikanischen Berge, um in Freiheit zu leben. Das der US-amerikanischen Regierung unterstellte Bureau of Indian Affairs hat lange versucht, diese Familien zur Rückkehr in die USA und damit in die Indianerreservate zu bewegen – ohne Erfolg.

Die Traditionen, die diese Menschen bewahren und nach denen sie weiter leben konnten aufgrund ihrer Weigerung, die Verbindung zu Mutter Erde aufzugeben, liegen den Geschichten in diesem Buch zugrunde. Ich bin sehr dankbar für die Weisheit, die in der weiblichen Spiritualität der WOMAN'S MEDICINE steckt, und habe größten Respekt vor der Kraft, die es jene indianischen Familien kostete, sich ein neues Leben in einem fremden Land aufzubauen. Ihrer Beharrlichkeit verdanken wir es, dass diese uralten Lehren überlebt haben und auch heute noch weitergegeben werden.

Ich bin sehr dankbar, dass mein erster Mentor in Mexiko, Joaquin Muriel Espinosa, mit mir zu Cisi und Berta fuhr, weil er erkannt hatte, dass ich unbedingt die WEIBLICHE MEDIZIN, jene geheimnisvolle spirituelle Kraft der Frauen kennenlernen müsse, anstatt weiter einer männlichen, vom Dasein als Krieger geprägten Spiritualität zu folgen. Aufgrund seiner Weitsicht hat sich mein Leben für Dinge geöffnet, die ich damals zwar noch nicht verstand, aber durch die mein Lebensweg eine Wendung erfuhr. Wenn ich beobachte, dass Frauen dem Pfad der männlichen Spiritualität folgen, die sie oft genug verstört, dass sie mitunter sogar übervorteilt oder ausgenutzt werden, weil sie nie gelernt haben, das weibliche Prinzip zu erkennen und nicht einmal bei sich selbst zu respektieren – dann wird mir bewusst, wie groß seine Demut war und wie sehr er sich selbst zurücknahm, weil ihm meine Belange am Herzen lagen.

Viele ältere Frauen haben mir von den Geschichten über die Clanmütter und die weibliche Medizin erzählt, und es ist traurig, dass über Generationen so viel davon verlorenging. Das wiederzubeleben, was ansonsten komplett verloren wäre, und unser weibliches Vermächtnis mit der Welt zu teilen, erfüllt mich mit großer Freude. Wie schon damals steht jetzt und in Zukunft – so lange, bis wir uns von innen heraus ändern – das weibliche Vermächtnis, das Vermächtnis der Mutter Erde auf dem Spiel. All unsere weiblichen und männlichen Rollen gehen auf die DREIZEHN ORIGINAL CLAN MÜTTER zurück, die MUTTER ERDE und GROSSMUTTER MOND verkörpern. Weil jede und jeder von einer Frau geboren wird. Weil alles dem Weiblichen entspringt.

Um eine erwachsene Frau zu werden, was in der Tradition der amerikanischen Ureinwohner um das 52. Lebensjahr herum erfolgt, lehrte man mich, an meinem eigenen Lebensweg zu arbeiten und meine individuellen Veranlagungen und Stärken zur Entfaltung zu bringen – immer mit den DREIZEHN ORIGINAL CLAN MÜTTERN als Vorbild. Ich lernte, die MEDICINE – das HEILWISSEN dieser ehrwürdigen Großmütter aus längst vergangenen Zeiten zu verstehen, und mich von jeder einzelnen von ihnen als Lehrmeisterin für eine bestimmte Weisheit anleiten zu lassen. Auch wenn es noch viele Jahre dauert, ehe ich vollends erwachsen bin, sind mir die Clanmütter sehr ans Herz gewachsen. Sie waren mir spirituelle Lehrerinnen und ich vertraue ihnen, weil sie mein Herz ansprechen und mich im Herzen berühren. Die Clanmütter waren die Geistführerinnen der stammesältesten Frauen, die dann meine physischen Lehrerinnen in Mexiko wurden. Seit Jahrhunderten wird ihre weibliche Weisheit in den MEDICINE LODGES OF WOMEN, den Medizinhütten der Frauen weitergegeben. Die DREIZEHN ORIGINAL CLAN MÜTTER stehen für das, was in meinen Augen am schönsten ist an der Frau und am weiblichen Prinzip.

Die Clanmütter lehrten mich, in all meinen Schwestern und Brüdern – unabhängig von Herkunft und Glaubensbekenntnis – das Schöne zu sehen. Sie trösteten mich, wenn ich erschöpft und voller Schmerz war, und brachten mir bei, mich selbst zu heilen. Großmutter Cisi und Großmutter Berta gaben das Wissen um die Dreizehn Clanmütter an mich weiter, und nun ist die Zeit gekommen, dass ich dieses Geschenk an alle meine menschlichen Schwestern weiterreiche. Das heißt jedoch nicht, dass ich Männer von diesem Wissen ausschließe. Sie können von den Clanmüttern ebenso profitieren, denn auch Männer wurden von Frauen geboren und haben eine weibliche Seite. Jetzt aber ist es an der Zeit, dass besonders wir Frauen das Vermächtnis der DREIZEHN ORIGINAL CLAN MÜTTER kennen, damit wir zunächst uns selbst heilen und dann die uns zugedachte Fürsorgerolle übernehmen, um andere zu heilen und zu nähren. Auf diese Weise brauchen die verletzten Anteile in den Frauen nicht länger feindlich, wütend, separatistisch oder manipulativ aufzutreten in dem Bemühen, alte Wunden zu überdecken. Der Ausgangspunkt ist heute viel günstiger: die Frauen werden bereits Heilung erfahren haben und können damit andere durch ihr eigenes Beispiel leiten – und nicht durch männlichen Wettbewerb und Kampf. So entsteht eine neue Balance zwischen Mann und Frau, zwischen männlichem und weiblichem Prinzip.

Erst viele Jahre später wurde mir bewusst, dass diese Lehren und die Weisheit der Dreizehn Clanmütter bei vielen Stämmen in Teilen bekannt waren und schon seit Hunderten von Jahren in den Medizinhütten der Frauen, ihren Black Lodges und Medicine Circles weitergegeben wurden. Die weisen alten Frauen der Stämme – die Beloved Women der Cherokee, die Clan Mothers der Irokesen, die Grandmothers und Wisdom Keepers der Kiowa, der Choctaw und vieler anderer Stämme – pflegen dieses Vermächtnis bzw. Teile davon. Mir wurde immer klarer, dass es in den Dreaming Circles – den Traumkreisen der Frauen mit den uralten Gebetsformen dadurch lebendig erhalten wird, dass sie ihre Visionen und ihre Träume miteinander teilen.

Auch wenn dieses Vermächtnis keinem einzelnen Stamm zugeordnet werden kann, sondern in diesem Falle überwiegend von meinen Mentorinnen, den beiden Kiowa-Großmüttern stammt, gehört es doch uns allen, die wir Kinder dieser Erde sind. Mir wurden diese Geschichten zuerst auf Spanisch erzählt, da ich kein Kiowa spreche. Cisi und Berta sagten, je tiefer ich mich auf das Erlernen der dreizehn Schritte des weiblichen Medizinrads einließe, desto klarer würde alles für mich werden. Und tatsächlich – Die Dreizehn Original Clan Mütter haben mich als Geistführerinnen in den letzten achtzehn Jahren geleitet und mein persönliches Vorankommen als Frau geprägt; sie lehren mich auch weiterhin, während ich innerlich wachse und mich entwickle.

▪▪▪

Ich habe auch ein paar Geschichten eingeflochten, die mir andere Stammesgroßmütter über die Jahre erzählten, denn ich hatte entdeckt, dass sich alle diese Erzählungen auf der ganzen Welt stark ähneln. Im Großen und Ganzen war die Geschichte der DREIZEHN ORIGINAL CLAN MÜTTER bei allen amerikanischen Ureinwohnern bekannt und wurde überall in den Black Lodges und Medizinhütten der Frauen weitererzählt, in verschiedenen indigenen Sprachen. Ich habe mich in diesem Buch, sofern ich Worte in einer Indianersprache wiedergebe, für die Sprache der Seneca entschieden, weil sie mir am vertrautesten ist.

Ich befragte die DREIZEHN ORIGINAL CLAN MÜTTER, wie ich ihre Medicine Stories, ihre kraftspendenden Geschichten und ihre Weisheit am besten wiedergeben solle. Sie erklärten mir, dass das MEDICINE WHEEL – das Medizinrad – der Seneca mit den PATHWAYS TO PEACE – den Pfaden zum Frieden – und den TWELVE CYLES OF TRUTH – den Zwölf Zyklen der Wahrheit – die ideale Vorlage sei. Das Medizinrad schenkt eine Struktur und ein klares Bild, welches es uns Menschen erlaubt, das große Ganze zu sehen. Ich entdeckte, dass die Wahrheit bzw. die Erkenntnis der Wahrheit in jeder Tradition eine Rolle spielt und das Vereinen dieser Wahrheiten weitere Klarheit bringt. Also habe ich mir die Freiheit genommen, die ursprünglichen Geschichten der Dreizehn Clanmütter in das Medizinrad der Seneca zu übertragen, um zu zeigen, welch wichtige Rolle Wahrheit und Frieden für die Woman's Medicine, für die weibliche Spiritualität spielen – egal bei welchem Stamm und egal in welcher Medicine Lodge.

Die *Zwölf Zyklen der Wahrheit* der Seneca habe ich der Einfachheit halber den Monaten zugeordnet. Und um das Medizinrad der Dreizehn Clanmütter zu vervollständigen, habe ich einen dreizehnten Zyklus hinzugefügt: *Sei die Wahrheit*. Der Mondkalender und unsere modernen Kalendermonate weichen zwar voneinander ab, dennoch habe ich jeden Mondzyklus einem bestimmten Monat zugeordnet. Wie wir wissen, geht ein Mondzyklus meist über Monatsgrenzen hinweg, aber ich hielt es für das Einfachste, das, wofür jede Clanmutter steht, ihre Essenz, so auf unsere heutige moderne Denkweise zu übertragen. Wer dem Mondkalender folgt, ordnet die einzelnen Clanmütter natürlich den tatsächlichen Mondzyklen zu.

Mit dem Rücken von SCHILDKRÖTE schenkt uns Mutter Erde den ersten Mondkalender. Die Zeichnung ihres ovalen Panzers besteht aus dreizehn eingerahmten Teilen und steht für die DREIZEHN ORIGINAL CLAN MÜTTER und ihre Aufgabe als Hüterinnen über die dreizehn Mondzyklen. SACRED TURTLE – die Heilige Schildkröte – ist die Verkörperung von Mutter Erde, und so, wie der Rücken der Schildkröte dreizehnfach seinen Körper schützt, hüten die Dreizehn Clanmütter unseren Planeten, unsere geliebte Mutter Erde und alles, was lebt. Es geht um die Verbindung zu den Rhythmen und Zyklen unserer eigenen Natur, daher versteht bitte die DREIZEHN ORIGINAL CLAN MÜTTER nicht als eine Legende oder Erzählung eines Stammes. Es ist viel mehr als das. Es handelt sich um eine heilige WOMAN'S MEDICINE – Weibliche Medizin, eine ursprüngliche tiefe Spiritualität, gesammelt an Orten, an denen Frauen sich erinnert haben, an denen die Großmütter als WISDOM KEEPERS, als Hüterinnen der Weisheit, geehrt wurden, und heute noch ihre zeitlosen Zeremonien abhalten.

Der Sinn der Erzählungen bleibt unverändert. Ich habe lediglich beschreibende Passagen und ein paar Namen der Totemtiere der Clanmütter hinzugefügt. Cisi und Berta beschrieben manche Tiere mit körperlichen Eigenschaften, verwendeten aber keine modernen Bezeichnungen, wie wir sie kennen. Die modernen Namen der Tiere kamen durch die Dreizehn Clanmütter zu mir, die zu meinem Herzen sprachen und mir ihre Medizin zeigten.

Wenn ein Tier in einer bestimmten Gegend der Welt ausstarb und nur noch in Form von Felszeichnungen vorhanden war, wie es bei den Mammuts und Kamelen in Nord- und Südamerika der Fall ist, lebten zwar oft die mündlich überlieferten Legenden zu diesen Tieren weiter, doch das Tier an sich wurde für diejenigen, die es nie in natura gesehen hatten, zum mythischen Wesen. Ich glaube, darin liegt der Grund, dass Cisi und Berta das Kamel „der bucklige Vierbeiner der Wüste, der kein Wasser braucht" nannten. Ein weiteres Beispiel hierfür kennt der Stamm der Paiute, bei dem das Dickhornschaf als heilig gilt, obwohl die meisten dieser Tiere genau wie die Bisons nach Ankunft der europäischen Siedler getötet wurden. Felszeichnungen von Büffeln oder Dickhornschafen sprechen immer noch zu unseren Stämmen, weil sie das in sich tragen, was unsere Ahnen als heilig, als geheimnisvoll und kraftspendend, also als „Medizin" empfanden.

Die Dreizehn Kristallschädel sind auch Teil der traditionellen Urerzählung, und vier andere Großmütter unterschiedlicher Stämme erwähnten sie mir gegenüber. Soweit ich weiß, wurden die mündlich überlieferten traditionellen Erzählungen und Legenden dazu nie schriftlich festgehalten. Was mir Cisi, Berta und Joaquin zu den Kristallschädeln jedoch erzählten, gebe ich in den abschließenden Bemerkungen unter „Zugang finden zum Versammlungshaus der Dreizehn Clanmütter" gerne an alle Interessierten weiter.

Achtzehn Jahre lang ist meine Verbindung zum Heilwissen der Dreizehn Original Clan Mütter in meinem Inneren gewachsen. Jede neue Lektion, die mir von einer der Dreizehn Clanmütter erteilt wurde, jede neue Erkenntnis hat mein Verständnis vergrößert und mir die Wege zu meinem persönlichen Wachstum aufgezeigt. Ich habe mich entschieden, diese Lehren, Weisheiten und meine persönliche Vision anderen zugänglich zu machen, um die Map of Healing – die Landkarte der Heilung , die mir zuteil wurde, mit euch zu teilen. Diese Medizingeschichten sind mein Geschenk an die Menschen überall, auf dass wir nicht aufhören, den Traum zu träumen und den Tanz der Schöpfung zu tanzen. Das wird uns inneren Frieden schenken und diesen Frieden in die Welt bringen.

Meine Healing Quest Vision – Heilsuche und Vision von den Schilden der Dreizehn Clanmütter

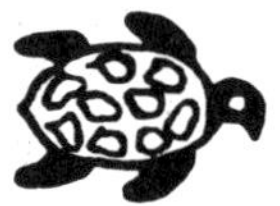

Die Medicine Shields der Dreizehn Original Clan Mütter sind Teil der uralten Legenden mit Lebensweisheiten, welche jede Clanmutter der Menschheit zum Geschenk macht. Sei es in Nord- oder Südamerika, das Zeichen der Schildkröte an Zelten und Hütten, Tipis und Langhäusern, Palästen und Tempeln erinnert uns in unserer modernen Welt an das Vermächtnis der Sisterhood, der Schwesternschaft der Clanmütter, und zeigt, dass es noch immer lebendig ist. Ob nun in Stein gemeißelt wie bei den Schildkrötentempeln der Mayas auf Yucatan, ob als Fresken auf die Wände gemalt wie in den Kultstätten der Tolteken und Inkas oder ob als Felszeichnung in Stein geritzt in Nordamerika, immer zeugen diese Schildkrötensymbole von unserer Verbindung zu Mutter Erde und ihren dreizehn verschiedenen Erscheinungsformen, den Urmüttern der Clans.

Durch mündliche Überlieferung wissen wir, dass jede Clanmutter ein Kraftschild anfertigte, das ihre besonderen Stärken, Eigenschaften und Fähigkeiten repräsentiert. Diese Kräfte kann jeder Mensch um Hilfe anrufen, der innerhalb seines eigenen Orenda dieselben Eigenschaften entwickeln möchte. Orenda ist ein Wort aus der Sprache der Seneca und steht für die spirituelle Kraft, die geistige Essenz, die allem innewohnt und in der sich die Ewige Flamme der Liebe ausdrückt, mit der das Große Geheimnis in allem lebt. Das Orenda enthält das

Licht, welches uns führt, und die innere Stimme, die uns an unsere Stärken erinnert und an unsere große Fähigkeit zu lieben und liebevoll zu sein.

Wer in alter Zeit den Geist einer der Dreizehn Hüterinnen der Weisheit anrufen wollte, konzentrierte sich einfach auf die Persönlichkeit und die Fähigkeiten dieser bestimmten Clanmutter. Um uns heute mit der geistigen Identität einer Clanmutter und ihrer spirituellen Kraft zu verbinden, müssen wir ins TIYOWEH eintreten. Das bedeutet, auf indianische Weise zur Ruhe zu kommen, still dazusitzen, zu lauschen und die Stille auf sich wirken zu lassen. Dieses Ritual, das Eintauchen ins Tiyoweh, führt man immer alleine durch, abseits vom Trubel des Alltags. Man konzentriert sich darauf, eine bestimmte Clanmutter in die schöpferische Stille des eigenen SACRED SPACE – des HEILIGEN RAUMES – einzuladen, indem man aus der Reinheit seines Herzens die Einladung stillschweigend, also ohne laut ausgesprochene Worte, übermittelt. Da keine der Clanmütter je körperlich beschrieben wurde, hat man sie sich vor dem inneren Auge vorgestellt. Eine Möglichkeit ist, sich auf ihr Kraftschild zu fokussieren – man lässt es sanft vorm inneren Auge erstehen als der Punkt, auf den man seine Gedanken bündelt. Wer die Weisheit einer bestimmten Clanmutter erbittet, macht sich empfänglich, so dass die Clanmutter erfahren werden kann. Diesen Besuch darf man sich jedoch nicht wie den eines Ahnen aus der geistigen Welt vorstellen. Es handelt sich eher um eine Reise ins Innere, bei der das Feuer der dreizehn Erscheinungsformen weiblicher Transformation aus der weiblichen Perspektive des menschlichen Wesens heraus neu entfacht wird.

Großmutter Cisi und Großmutter Berta waren gute Lehrerinnen und sagten immer, die Dreizehn Clanmütter erscheinen den Ratsuchenden nie auf dieselbe Weise oder in derselben Form. Sie zeigen sich in allen Gesichtern der Weiblichkeit und berühren und beraten somit jede und jeden auf ganz eigene, spezielle und individuelle Weise. Diese

Wandlungsfähigkeit ihrer Erscheinungsform ist wichtig, denn Gleichheit und Gleichberechtigung ist eine der wichtigsten Grundlagen, die sie uns lehren. Erschienen sie allen in derselben Form, wäre es uns Menschen mit all unseren typisch menschlichen Begrenzungen ein Leichtes, uns in die Brust zu werfen und zu behaupten, manche Fähigkeiten und Stärken der Clanmütter seien auf eine bestimmte ethnische Herkunft oder genetische Linie bezogen.

Die Dreizehn Original Clan Mütter wandeln in erwachsenen menschlichen Körpern, welche niemals altern, auf der Erde. Warum Mutter Erde ihre geistigen Erscheinungsformen ausgerechnet in der Gestalt erwachsener Frauen verkörpert, konnte mir niemand sagen. Vielleicht hat die Zartheit und Anfälligkeit von Kindern und die Kindersterblichkeit während der Eiszeit etwas damit zu tun. Die Fähigkeit der Clanmütter, in Körper zu schlüpfen, die weder krank werden noch altern, kann Legende oder Tatsache sein – es ist nicht an mir, das zu entscheiden. Mir wurde gesagt, dass die Clanmütter, als ihre Mission erfüllt war und sie von der Oberfläche unseres Mutterplaneten verschwanden, an ihrer Stelle die Dreizehn Kristallschädel zurückließen. Ich habe versucht, ihre Kraft, ihre Medizin mit meinem Herzen zu verstehen, nicht mit meinem Verstand. Ich war in der Nähe einiger der Kristallschädel, spürte ihre Präsenz und weiß in meinem Innersten, dass sie den Geist von Mutter Erde und das weibliche Prinzip auf unserer Erde festhalten und bewahren.

In den achtzehn Jahren, die ich mit den Clanmüttern und ihren spirituellen Kräften verbrachte, wollte ich meine Fähigkeiten vor allem dadurch weiterentwickeln, dass ich mich an jede Clanmutter einzeln wandte. Der Höhepunkt dieses Lernprozesses lag für mich darin, die Lehren, die mir die Clanmütter mitgaben, im Rahmen dieses Buchs mit anderen zu teilen und meine eigene Intuition und Kreativität zu nutzen, um Medicine Shields der Dreizehn Clanmütter selbst herzustellen.

Diese Schilde sind im Grunde winzige Trommeln, die den Herzschlag von Mutter Erde symbolisieren. Von jeder Schild-Trommel sieht mich die Maske an, die die jeweilige Clanmutter in meinen Augen trägt. Von jedem Kraftschild hängen drei Federn. Sie symbolisieren für mich das Zusammentreffen der GEISTIGEN WELT mit der Red Road der PHYSISCHEN WELT im Herzen eines jeden lebenden Wesens. Die Drei Federn stehen auch für das Gleichgewicht zwischen männlicher und weiblicher Seite in uns, wobei die mittlere Feder die Liebe des Großen Geheimnisses symbolisiert.

Im September 1991 zur Herbst-Tagundnachtgleiche begab ich mich auf meine siebzehnte VISION QUEST. Diesmal sollte mir die Visionssuche auf persönlicher Ebene Heilung bringen. Da die Zahl 17 meine persönliche heilige Zahl ist, wusste ich, dass mein Wunsch, mich wieder an die *Liebe des Großen Geheimnisses* anzubinden, erhört würde. Ich hatte hart gearbeitet, mich gut vorbereitet und konnte guten Gewissens nach vorne blicken. Aber mein Geist hatte vor lauter Überarbeitung Rost angesetzt, ich fühlte mich erschöpft und das Funkeln des Lebens war blasser geworden. Ich hatte Liebe, Zeit und Kraft geopfert, um allen anderen zu helfen, und mich selbst dabei hinten angestellt. In der Folge bekam ich im April 1991 Cholera und im Mai gleich noch eine doppelte Lungenentzündung. „Es reicht!", schrie mein Körper. Da wusste ich, dass es an der Zeit war, zur Liebe zurückzufinden durch bewusste Mondzeiten und Tage der Ruhe, was in all der Hektik völlig ins Hintertreffen geraten war.

Die Nachrichten, die mir die Dreizehn Clanmütter während meiner Ruhe- und Vorbereitungszeit zukommen ließen, waren deutlich: Die Vision fände durch die jeweiligen Schilde der Clanmütter zu mir und ich solle den gesamten Prozess der Rückanbindung an die Liebe mit anderen teilen. Dazu muss ich aber erst einmal erklären, wie ich zur Weisheit der Weiblichen Medizin gekommen war, erst dann kann ich erzählen, wie ich die Medicine Shields der Dreizehn Clanmütter herstellte.

Traditionell ist es in alter Zeit nicht üblich, dass Frauen auf Visionssuche gehen. Aber auf Heilungssuche gehen sie, die Frauen der Black Lodges – denn Heilungsrituale sind wichtiger Bestandteil dessen, wozu die Frauen ihre Medizinhütten überhaupt betreiben. Eine HEALING QUEST ist etwas ganz anderes als die Vision Quest der Krieger, weil Frauen ihre Visionen in ihrem Innern, im Bereich des Schoßes, ihrer Gebärmutter, erfahren. Männer hingegen – mit ihrem eher offenen, demonstrativen Wesen – suchen ihre Visionen, indem sie auf jegliche Aktivität, Nahrung und Wasser verzichten, überhaupt auf alles, was ihren Verstand der Vision im Wege stehen lässt. Damit das aktive männliche Prinzip über seine Grenzen hinausgehen kann, muss es zu Ruhe und Reglosigkeit diszipliniert werden. Wenn er dann die weibliche Seite seines Wesens erreicht, ist der Mann bereit, seine Vision zu empfangen.

Meine Vorfahren erklärten mir, dass wir Frauen schon genug unter Mondzyklen, Schwangerschaft, Wehen und Geburt litten. Es gebe keinen Grund, dass Frauen noch mehr leiden, nur um zu beweisen, dass sie mit den Männern mithalten. Und den ihnen innewohnenden großen Schatz, nämlich Leben spenden zu können, sollten sie auch keiner weiteren Gefahr aussetzen. Frauen würden ihre Kinder oder Mutter Erde niemals gefährden. Auch würden sie niemals verlangen, dass ein Kind leidet, nur um zu beweisen, dass es wert ist, geliebt zu werden. Das Große Geheimnis verlangt von keiner Frau weiteres Leid oder Schmerzen. Die Frauen leisten bereits ihren Beitrag, indem sie Kinder gebären, aber auch, indem sie die Träume der Menschheit gebären und für die jeweils nächsten Sieben Generationen die Vision von Fülle am Leben erhalten.

Für Frauen in unserer WHITE BUFFALO TRADITION stärkt und schützt eine Heilungssuche die Rolle der Frauen als Mütter der Schöpferkraft und erfordert ein Jahr Vorbereitung. In dem Jahr vor ihrer Healing Quest verbringt eine Frau mindestens drei Tage pro Monat in Stille –

jeden Monat, ohne Ausnahme. Diese drei Tage der Stille und Zurückgezogenheit fallen in ihre Mondzeit, brauchen aber nicht unbedingt auf die gesamte Mondzeit ausgedehnt zu werden – ihre Periode kann ruhig darüber hinausreichen. Hat sie keine Blutungen mehr oder wurde ihr die Gebärmutter entfernt, sind die Voll- oder Neumondphasen gut geeignet für diese Rückzugszeit, je nachdem, welche Mondphase ihrem Rhythmus und ihrem Gefühl eher entspricht.

Während des monatlichen Retreats stellt sich die Frau vor, wie sich ihr Schoß der Liebe des Großen Geheimnisses öffnet, auf dass das Samenkorn ihrer Träume mit Lebenskraft befruchtet wird. Sie öffnet sich Mutter Erde, die ihr Kraft spendet und Nahrung, um ihren Körper wieder zu regenerieren. Sie öffnet ihr Herz und ihren Verstand, um Visionen und Kreativität zu empfangen. Jede erlebt und empfindet das anders, doch diese Rückzugszeiten sind oft genauso kraftvoll und überwältigend wie eine Visionssuche. Die einzigen Aktivitäten während des Retreats kommen aus einem selbst. Kein Lesen, kein Fernsehen, keine Musik mit Text aus der Konserve, keine künstliche Anregung, kein Input von außen soll die Mondzeit stören. Selbst zu singen, zu trommeln, zu tanzen, zu danken, zu dichten, Kunst zu erschaffen und dergleichen ist in Ordnung, aber um sich selbst wieder aufzufüllen ist es kontraproduktiv, etwas anderes zu tun als sich durch sich selbst auszudrücken, Dank zu sagen oder Dank entgegenzunehmen.

Nahrung und Wasser sind während dieser Zeit der Reinigung und des Rückzugs sehr wichtig. Noch wichtiger ist es, sich leicht und natürlich zu ernähren, damit der Körper sich nicht auf die Nahrungsaufnahme und -verarbeitung fokussiert. Hunger und Durst blockieren die Fähigkeit der Frau, ihren Schoß zu reinigen und ihren Geist zu fokussieren, so dass auch dieser sich reinigen kann von Ballast und unnötigem Geplapper. Die Mondzeit ist für Körper, Geist und Seele eine Zeit des Genährtwerdens. Jegliche Art von körperlichem, geistigem oder seelischem Stress soll vermieden werden. Wir ziehen uns zurück, um zu empfangen, und alles, was uns davon ablenkt oder abhält, ist reine Energieverschwendung.

Nachdem sie ein Jahr lang dem eigenen Selbst diese besonderen Zeiten gegönnt hat, ist jeder Frau klar, dass sie auf sich vertrauen, sich auf sich einlassen, ihre empfängliche Seite öffnen kann, gut allein sein kann und sich alleine auch wohl fühlt. Der Lohn für diese Vorbereitung ist die Freude über die Verbindung zu ihrem ORENDA, ihrer geistigen Essenz und das Finden zu ihrem eigenen Körperrhythmus, zum Großen Geheimnis, zu ihren Totemtieren, zur geistigen Welt, zu Großmutter Mond und zu Mutter Erde.

Bei der Art, wie man mich lehrte, eine Vision Quest oder Healing Quest durchzuführen, ist es wichtig, Frauen niemals von den weiblichen Elementen Wasser und Erde zu trennen, weil sie von Natur aus empfänglich sind. Zur Aufgabe der Frau gehört es, zu empfangen, zu gebären und zu nähren. Daher müssen wir auf einer Healing Quest alle Teile des Selbst nähren, Visionen empfangen und Träume gebären. Die Frau errichtet eine einfache Schutzhütte oder ein kleines Wigwam, welches nur eine Person fasst, wo sie am äußeren Rand eines Kreises aus Steinen sitzt, der ihr drei Tage lang als SACRED SPACE– als Heiliger Raum und Kraftort dient. Im Innern ihres Kreises befindet sich ein kleinerer Kreis aus Steinen für das Lagerfeuer. Dieser kleinere Steinring symbolisiert die Ewige Flamme der Liebe, die das Große Geheimnis in ihrem Orenda entzündet hat. Nacht für Nacht bleibt sie wach, schürt das Feuer und nährt so das Feuer der Schöpfung in ihrem Inneren. Tagsüber schläft und träumt sie in ihrer Hütte.

Eine Frau auf Heilungssuche nimmt abgekochtes oder frisches Quellwasser zu sich, um den Gezeitenstrom ihrer Gefühle im Fluss zu halten. Die Gefühlsflut befördert ihre Intuition, und durch das Wasser im Schoß empfängt sie ihre Visionen und schenkt ihnen Leben. Genau wie beim Monatszyklus der Frau – im Gewebe der Gebärmutter lagert sich Wasser ein, um eine geeignete Umgebung für die Befruchtung zu schaffen. Das Wasser, das sie trinkt, stärkt den gesamten Körper. Bekommt ein weiblicher Körper zu wenig Wasser, geht meist die Verbindung zu den urweiblichen Elementen verloren. Dehydrierung kann Halluzinationen auslösen, welche den im Innern der Frau angelegten Samen der Visionen nicht dienlich sind, wodurch sie dann zu einer „Trockengeburt" werden. Alle Samen brauchen Wasser und Erde, um zu keimen, und so auch die Samen der Menschheitsträume im Körper einer Frau, um zu voller Blüte heranzuwachsen.

Cisi und Berta bestanden auch auf Maiskuchen als Nahrung für diese drei Tage. Zwei flache Maisfladen, knapp zehn Zentimeter im Durchmesser, werden pro Tag gegessen, weil der Mais die Körperwärme während der Nacht bewahrt und für das Element Erde steht. Sind keine Maiskuchen zur Hand, tut es auch Maisbrot, geröstete Maiskörner oder kleine, dicke, selbstgemachte Maistortillas. Wasser und Mais lenken eine Frau nicht von ihrer Heilungssuche ab, im Gegenteil, sie unterstützen ihren Körper so, dass sich alle VIER CHIEFS DER LUFT-, ERD-, WASSER- UND FEUERCLANS gerne in ihrem Sacred Space versammeln. In ihrem Steinring tut die Frau das, was ihre Suche befördert: Sie atmet die Luft, schürt das Feuer, segnet ihren Körper mit Wasser, sitzt auf der Erde und isst den Mais, um ihre Fruchtbarkeit zu nähren – die Samenkörner der Zukunft.

Nach drei Tagen und drei Nächten des Danksagens, Singens, Träumens und Visionsempfangens kommt die suchende Frau zum Ende ihrer Reise, indem sie den Östlichen Stein ihres Steinrings öffnet, ein abschließendes Dankgebet spricht und in das Lager zurückkehrt. Für diejenigen im Lager, die für die erfolgreiche Suche der Frau gebetet haben, ist es eine Ehre, zum heiligen Steinring ihrer Freundin zu gehen und ihr Bettzeug, ihre Trommel und sonstige Dinge aus ihrer Schutzhütte zu holen. Währenddessen heißt sie der Medizinmann oder die Medizinfrau – der oder die der Frau während ihres Retreats auf dem Hügel den Energieraum gehalten hat – rituell mit Salbei-

und Zedernrauch im Dorf willkommen. Der weitere Abschluss der Healing Quest ist individuell verschieden und hängt im Einzelfall von den Vorlieben, der schamanischen Ausbildung und der Tradition der Ausführenden ab.

Ein Jahr lang monatlich eine Mondzeit in Stille zu verbringen und eine Heilungssuche zu vollenden, bedeutet für das Selbst, in große Eigenverantwortung zu gehen. Dieser Prozess ermöglicht es jedoch jeder Frau, dieselbe Heilung und Fürsorge, die sie anderen spendet, durch Mutter Erde am eigenen Leib zu erfahren. Es versteht sich von selbst, dass diese Art weiblicher Medizin die Frauen lehrt, sich selbst und ihre Rolle im Leben zu achten und zu lieben und die Magie des Weiblichen wiederzuentdecken und zu kultivieren. Nach einer Visionssuche auf Kriegerart und sechzehn Heilungssuchen auf Frauenart kann ich nur bestätigen, dass mir die weibliche Variante wirklich Heilung gebracht, dem Weiblichen in mir neue Nahrung gegeben und mein Leben verändert hat. Es ist an der Zeit, dass Frauen aufhören, unnötig zu leiden, und dass sie sich endlich mit Mutter Erde verbinden, aus der alles Wohlbefinden, alle Lust und alle Freude erwächst.

Aufgrund der nährenden Qualität, mit der ich mich während meiner Vorbereitungszeit verwöhnte, empfing ich mühelos die freudvollen Visionen der dreizehn Medizinschilde. Zu mir kam die Liebe zum Leben, zum Menschsein, zum Frausein – und ich entdeckte die Magie und die Freude wieder, die das Leben mir immer wieder schenkte. Die Verschiebung meiner Wahrnehmung führte mich auf die Pfade der Großmütter zurück und ermöglichte mir, sie wieder zu spüren.

„Wir erwachsen aus den Knochen unserer Ahnen", höre ich Großmutter Cisi in meiner Erinnerung sagen. Dann sehe ich Großmutter Berta vor mir, die mir erzählt, dass in den Knochen der Tiere die Struktur steckt, die wir brauchen, um die Medizin, die innere Kraft zu erfahren, die uns das jeweilige Tier zu schenken bereit ist.

Ich verwende Tierknochen, um SPIRIT DOLLS, Geist-Püppchen herzustellen, ganz persönliche Figuren ähnlich den Katchinas der Pueblo-Indianer, welche die Ahnen darstellen, die mir in meinen Visionen erscheinen. In alter Zeit spielten indianische Kinder mit Pferden und Büffeln, die aus den beim Essen übriggebliebenen Knochen gefertigt waren. Darum entschloss ich mich, diese traditionelle Kunstform wiederzubeleben. Ich merkte, dass ich meine künstlerischen Bestrebungen noch weitertreiben konnte, indem ich Knochenpüppchen der Dreizehn Clanmütter herstellte. Der Gedanke, die Figurinen der Clanmütter während meines Heilungsprozesses bei mir zu haben, tat mir unglaublich wohl. Die Dreizehn Clanmütter besuchten mich eine nach der anderen und ich gab ihnen eine Form, indem ich ein Püppchen herstellte. Als ich die Berge und Täler des nördlichen New Mexiko durchstreifte, fand ich viele der Knochen, die ich brauchte, die restlichen tauschte ich ein. Jeder Wirbelknochen gab die Form der Maske vor, die ich für die Darstellung einer Clanmutter brauchte, jeder war anders, einzigartig, charakteristisch, so dass ich sie mit einem Blick auseinanderhalten konnte. Eine Beschriftung brauchte es nicht. Nachdem ich sechs oder sieben Figuren fertiggestellt hatte, wiesen mich die Spirits der Clanmütter an, Knochenmasken zu fertigen und an den einzelnen Schilden anzubringen. Jedes Medizinschild symbolisiert die geheimnisvolle Kraft der jeweiligen Clanmutter durch das Gesicht bzw. die Maske, die sie mir gezeigt hat und die das Geheimnis ihrer Medizin in sich trägt. Die Medicine Shields sind mir so zu einer Art persönlicher Landkarte geworden, die mich immer wieder zu den DREIZEHN ORIGINAL CLAN MÜTTERN führt und zu dem Punkt, an dem ich sie mit meinem Herzen hören kann. Jedes Mal, wenn Großmutter Nisa – Großmutter Mond – voll wurde, bekam ich ein weiteres Stück Schönheit des Weiblichen geschenkt, das mich auf meiner persönlichen Heilungsreise leitete.

Wenn wir die Schönheit in uns erkennen und die Weisheit, die das Weibliche uns lehrt, dann machen wir uns jene Dreizehn Schilde der Clanmütter-Schwesternschaft so zu eigen, dass sie uns Schutz und persönliche Kraftquelle sind. Und kommen an den Punkt, da wir selbst zu unseren Visionen werden. Die Vision und ich werden eins. Nach diesen dreizehn Stadien der Wandlung wird unser nächster Schritt sein, neue Landkarten des Lebens für die Menschheit zu schaffen und anderen zu vermitteln, wie man seine Kreativität als geheilte Heilerin einsetzt, ohne die schöpferische Kraft in uns an alte Beschränkungen zu verschwenden. Wir erschaffen nicht nur aus der Freude heraus, die in uns ist, sondern üben auch unser Recht aus, ohne jede Mühe zu erschaffen. Wenn aus dem Kampf, dem Leid und dem Schmerz der Menschheit die Heilung des Planeten erwächst und das Gleichgewicht, die Harmonie zwischen allen Dingen und Lebensformen wiederhergestellt ist, dann wird der Wunsch der DREIZEHN ORIGINAL CLAN MÜTTER Wirklichkeit, dann wird sich das, was sie als ihre gemeinsame Aufgabe ansehen, erfüllen.

Das Vermächtnis des Weiblichen – Wie alles begann

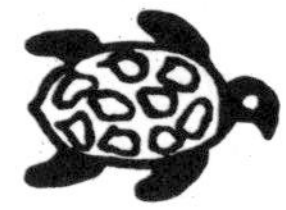

Die Erste Welt war eine Welt der Liebe, nachdem sie jedoch durch Feuer zerstört worden war, erschienen die DREIZEHN ORIGINAL CLAN MÜTTER als heilbringende Verkörperung von Großmutter Mond und Mutter Erde, als Inbegriff alles Schönen, das sich im Weiblichen offenbart. Als Teil des Urtraums kamen die DREIZEHN ORIGINAL CLAN MÜTTER auf die Erde und bildeten die SISTERHOOD, die Schwesternschaft, die alle Frauen als träumende Spiegel ihrer selbst zusammenführt, um den Urtraum, den tief empfundenen Wunsch nach Ganzheit, auf physischer Ebene zu bekunden. Die Samenkörner des inneren Friedens wurden in die weibliche Seite im Herzen eines jeden Menschen gelegt. Heute hegen die Herzen der Frauen weltweit diesen Urtraum von der Ganzheit. Durch ihre gemeinsame visionäre Kraft wird er geboren: Frauen öffnen all ihre Träume dem Licht der Liebe und lassen sie in greifbarer, materieller, realer Form wahr werden.

Als dieses Vermächtnis eines weiblichen Traums entstand, wurden die Gefühle, die alle Frauen gleichsam hegen und die notwendig sind, damit die Menschheit heilen und gesunden kann, in den Tränen der Erdmutter versiegelt. Diese Tränen waren die Medizin, die den Schmerz zu lindern vermochte, der entstanden war, als die Erste Welt, die Welt der Liebe, durch Gier zerstört wurde. Die Herzen der Menschen waren verwundet, und aus diesen tiefen Verletzungen entsprangen Furcht und Spaltung. Die zweibeinigen Kinder der Erde vertrauten einander nicht länger und hatten Angst, das Große Geheimnis und Mutter Erde habe sie im Stich gelassen. Aus diesem Grunde wurden die weiblichen Empfindungen Liebe und Mitgefühl geboren.

Daher schien es nun geboten, dass die weiblichen Erscheinungsformen von Mutter Erde die TRAUMZEIT verließen und auf die physische Ebene hinüberwechselten. Nur so konnten die Menschenfrauen ihren Platz als Hüterinnen und Mütter der Schöpferischen Kraft einnehmen. Die weibliche Vorstellung von der Ganzheit, die ihre Wurzeln in der spirituellen Welt hatte und deren Verbindung zur Erde durch die Dreaming Circles, die Traumkreise der Frauen bestand, kam in die physische Welt, damit sich das Versprechen des Heilens erfüllen konnte. Diese Heilung der Wunden des Erdenstamms wird so lange anhalten, bis sich der Urtraum von Mutter Erde in unserer Welt erfüllt. Vollkommener Frieden und Harmonie, Respekt gegenüber allem, was lebt, bedingungslose Liebe, Wahrheit als oberstes Gebot und Gleichheit aller sind nur einige Aspekte des Urtraums von der Ganzheit.

Die Heilung auf unserem Mutterplaneten setzt ein, als jener Bund der Urmütter das Vermächtnis des Weiblichen gründet und allen Frauen Gelegenheit gibt, ihre Rolle im Heilungsprozess der Erdenkinder zu finden. Die Dreizehn Clanmütter haben uns das wahre Geheimnis des Heilens offenbart: *Erst wenn wir uns selbst heilen, finden auch andere Heilung. Wenn wir unsere Träume nähren, gebären wir die Träume der Menschheit. Wenn wir liebevoll Mutter Erde verkörpern, werden wir zu fruchtbaren, Leben spendenden Müttern der Schöpferischen Kraft. Wenn wir unseren Körper, unsere Gesundheit und unsere emotionalen Bedürfnisse achten und ehren, schaffen wir Raum für unsere Träume, so dass sie überhaupt erst entstehen können. Wenn wir aus geheiltem Herzen die Wahrheit sprechen, kann ein Leben in Fülle auf unserem Mutterplaneten weiterbestehen.*

Dreizehn Monde vergehen pro Umlauf von Mutter Erde um Großvater Sonne. Dreizehn ist die Zahl der Wandlung, der Transformation, auch wenn dieser positiven Zahl in vielen auf Angst gegründeten Denkhaltungen Schlechtes nachgesagt wird. In jedem Jahr, das vergeht, vollzieht sich an Mutter Erdes Kindern ein Transformationszyklus des Wachstums, der Heilung und der Erleuchtung. Und jedes Mal, wenn Großmutter Mond voll wird, treten die starken, die kraftvollen Seiten des weiblichen Prinzips hervor.

Ganz am Anfang, als die Lebensformen die Erde zu besiedeln begannen, gab es nur einen grossen Kontinent. Dieses Land kennen wir unter dem Namen TURTLE ISLAND, die Schildkröteninsel. Für uns war und ist SCHILDKRÖTE das fruchtbarste Tier der Welt, das Tier mit der größten Schöpfungskraft. Die Zweibeinigen bekamen die Aufgabe, die Fruchtbarkeit von Mutter Erde zu bewahren, indem sie den Heiligen Raum aller Lebewesen in der physischen Welt respektierten. Im Gegenzug würde Mutter Erde all ihren Bedürfnissen gerecht werden. Als dieser Auftrag missachtet wurde, als Gier die Menschen der Ersten Welt dazu brachte, Frauen zu vergewaltigen und den Körper der Erdmutter nach Gold zu durchwühlen, wurde das Weibliche geschändet. Die DREIZEHN ORIGINAL CLAN MÜTTER waren noch nicht manifest in Erscheinung getreten, doch sie waren die höchsten Hüterinnen auf geistiger Ebene über die von Mutter Erde.

Aus jener Zeit großen Schmerzes stammt das Vermächtnis der Clanmütter, dass wir das Weibliche achten und der Menschheit Mutter Erde erhalten sollen. Als die Clanmütter die physische Ebene betraten, bauten sie ein COUNCIL HOUSE, ein Haus der Ratsversammlung in Form einer Schildkröte, um alle Frauen daran zu erinnern, dass, wenn die Kinder der Erde überleben wollten, die Frauen sich selbst und ihre wahre Mutter, die Erde, respektieren müssten. Die Ahnen des weiblichen Geschlechts kamen aus der Geistigen Welt auf die Erde, damit ihre Medizin verstanden und die Kräfte entwickelt würden, die man braucht, um die Herausforderungen des Menschseins zu meistern.

■■■

Die DREIZEHN ORIGINAL CLAN MÜTTER beschlossen, die Gemeinschaft der Schwesternschaft zu schmieden, die alle Frauen vereint. Die SISTERHOOD beruht auf einer Blutsbande – durch den weiblichen Menstruationszyklus. Dem weiblichen Zyklus liegt der achtundzwanzigtägige Mondzyklus zugrunde. Bis in unsere heutige, moderne Zeit hinein haben Frauen, die gemeinsam leben, träumen oder beten, ihre Mondzeiten, sprich ihre Menstuationszyklen zur selben Zeit, so dass sich ihr Schoß gleichzeitig öffnet für die Träume der Menschheit, die sich in ihrem Innern einpflanzen und in der Gruppe genährt werden.

Jede Frau trägt das Potential in sich, die Träume der Schwesternschaft zu gebären, unabhängig davon, ob sie Kinder gebären kann. Der Schossraum ist der Punkt im Körper, an dem die Schwerkraft ins Gleichgewicht findet, hier liegt der Kraftort der physischen Welt innerhalb des Körpers. Frauen, deren Gebärmutter entfernt wurde, können dennoch ihre Träume gebären, ihre Vorhaben umsetzen. Das physische Organ brauchen sie dafür nicht, denn der Ort an sich ist ja noch immer da. Die Sisterhood heißt jede Frau willkommen, die akzeptiert, dass alle Frauen gleichermaßen Respekt verdienen, und die ihre Stärken in den Dienst des großen Ganzen stellt. Mit ihrer ersten Monatsblutung, ihrer ersten Mondzeit werden kleine Mädchen zu Frauen und damit Teil der Schwesternschaft. Der Übergangsritus, also die Aufnahme in die Sisterhood, bedeutet für diese jungen Frauen, dass sie Mütter der Schöpferischen Kraft werden. Mit anderen Worten: Wenn junge Frauen in die Rolle eingeführt werden, die sie im Rahmen ihres Menschseins ausfüllen sollen, können auch sie zur Geburt der Träume beitragen, die die Zukunft unseres Planeten bestimmen. Die Aufgabe der Schwesternschaft ist es, junge Frauen in WEIBLICHER MEDIZIN zu unterweisen, bevor sie sich mit einem Partner verbinden und Kinder gebären.

Durch Übergangsrituale und die Ausbildung junger Frauen wird das Vermächtnis des Weiblichen fest in den Herzen und Köpfen zukünftiger Generationen verankert. Dadurch können alte Familienmuster und globale Zerrüttungen heilen. Das waren die ursprünglichen Ziele der Schwesternschaft, die sie den Frauen während der Eiszeit übermittelten, die auf die Zerstörung der Ersten Welt durch Feuer folgte. Aus jenem ersten Turtle Council House, dem Versammlungshaus unter dem Segen der Schildkröte, entsprangen alle Kreise und Zirkel, alle Medizinräder, alle Frauengesellschaften und Frauenclans. Die Medizinhütten, die Traumzirkel, die Totemclans, die Schwesternschaften und alle anderen Formen des Respekts und der Verehrung von Mutter Erde gehen auf die DREIZEHN ORIGINAL CLAN MÜTTER zurück. Diese Clanmütter gehörten keiner bestimmten ethnischen Gruppe oder Glaubensrichtung an und waren daher in ihrem Frausein in keiner Weise eingeschränkt. Sie sind die Mütter aller Völker und der heilenden Aspekte einer Weiblichkeit, die eine Heilkraft erschaffen hat, welche heute auf unserem Planeten allen zur Verfügung steht. Die Weisheitssysteme, die sie repräsentieren, bilden das Fundament der Wahrheit, die es allen Frauen erlaubt, Hüterin zu sein. Hüterin des großen Menschheitstraums, des Traums von der Ganzheit.

Als meine Mentorinnen, die beiden Kiowa-Großmütter, diese Lehren an mich weitergaben – ich war gerade 22 Jahre alt – fragte ich Großmutter Cisi, warum die Geschichte der DREIZEHN ORIGINAL CLAN MÜTTER ausgerechnet uns, dem Roten Volk, gegeben worden war. Sie meinte, unserem Volk, den Indianern, sei die Aufgabe übertragen worden, die Medizin der Erde und die Geheimnisse von Mutter Erde zu bewahren. Großmutter Berta erklärte, dass die vielen Puzzleteile des Rätsels um die Sisterhood von weisen Frauen aller Völker, Ethnien und Stämme gehütet würden, ihr Ursprung aber sei fast vergessen im Wandel der Traditionen und im Laufe der Zeit. Wie das erste Medizinrad der Schwesternschaft aussah, lebt in den Erzählungen fort, die, damit das Vermächtnis der Weiblichkeit überlebte, mündlich weitergegeben wurden in den Black Lodges, Moon Lodges und Medicine Societies der Frauen, den Schwarzen Hütten, Mondhütten und Heiltraditionen der weiblichen Ureinwohner Amerikas. Das ursprüngliche Medizinrad der Clanmütter war analog der dreizehn Monde eines Jahres aufgebaut – zwölf Positionen verteilen sich rund um das Rad, mit dem dreizehnten Mond als Zentrum in der Mitte.

Das Medicine Wheel der Dreizehn Original Clan Mütter beruht auf dem Credo: „Leben, Einheit und Gleichheit für alle Ewigkeit". Das Leben steht im Osten des Medizinrads, wo mit dem Aufgehen von Großvater Sonne der Tag geboren wird. Das Leben im Osten lehrt uns, dass die Sonne jeden Tag einen Neubeginn schenkt, Leben im Überfluss zur Verfügung steht und wir daran teilhaben mögen, indem wir alle unsere Stärken nutzen. Die Einheit steht im Süden des Medizinrads, wo Glauben, Vertrauen, Unschuld und Demut zur Erdenreise des körperlichen Lebens einladen und wir alle mit den Augen von Kindern sehen. Im Süden lehrt uns die Einheit, dass niemand gewinnt, wenn nicht alle gewinnen. Die Gleichheit steht im Westen des Medizinrads, wo alle unsere Träume geboren werden und alle unsere Zukunftsversprechen wohnen. Die Gleichheit im Westen lehrt uns, dass sich unsere Träume nur dann erfüllen, wenn wir anerkennen, dass alle Lebensformen gleichberechtigt existieren. Die Ewigkeit weilt im Norden des Medizinrads, dem Ort der Weisheit, und lehrt uns, dass Wandel ewig ist und die Lektionen der Wahrheit niemals aufhören, sondern sich durch alle Zeit hindurch fortsetzen. Jede Erkenntnis, jeder Wachstumsschritt bringt uns der Ganzheit näher und lehrt uns, dass unser Geist für immer mit Great Mystery – dem Großen Geheimnis verbunden ist – bis in alle Ewigkeit.

Im weiblichen Vermächtnis steht jede der Dreizehn Original Clan Mütter für einen anderen Teil der Wahrheit, der sich in unterschiedlichen Fähigkeiten äußert. Diese Gaben sind aus Großmutter Monds verborgenen Geheimnissen gewoben und werden durch Mutter Erde in der physischen Verkörperung des Weiblichen gespiegelt. Jede der Dreizehn Clanmütter trägt einen Teil der Wahrheit und entspricht einem der dreizehn Mondzyklen des Jahres. Der erste Mond gebärt die Fähigkeit, *die Wahrheit zu lernen* und erlangt diese Gabe von allen – allen Verwandten, allen Welten und allen Geheimnissen. Der zweite Mond bringt die Gabe, *die Wahrheit zu ehren* und wendet sie an für Möglichkeiten zur Selbstentfaltung.

Der dritte Mond gebärt die Fähigkeit, *die Wahrheit anzunehmen*, erweitert um die Aufgabe, für Gerechtigkeit, Selbstbestimmung und Balance zu sorgen. Der vierte Mond kreiert die Fähigkeit, *die Wahrheit zu sehen*, in allen Welten und durch Träume, Sinneseindrücke, Ahnungen und Prophezeiungen. Der fünfte Mond schenkt die Gabe, *die Wahrheit zu hören* in der physischen wie auch in der geistigen Welt, die Fähigkeit, Harmonie durch Zuhören zu erfassen und zu verstehen. Der sechste Mond bringt die Qualität, *die Wahrheit zu sprechen*, und damit verbunden zu vertrauen und in Demut zu sprechen. Der siebte Mond gebärt die Fähigkeit, *die Wahrheit zu lieben* in allem und daher alles und jeden zu lieben um der ihnen innewohnenden Wahrheit willen. Der achte Mond schenkt die Begabung, *der Wahrheit zu dienen*, indem man anderen vor allem durch die Künste des Heilens Gutes tut. Der neunte Mond schafft die Gabe, *die Wahrheit zu leben* durch Verlässlichkeit und Zuverlässigkeit, denn nur so kann eine Zukunft für die nächsten Generationen aufrechterhalten werden. Der zehnte Mond bringt die Fähigkeit, *mit der Wahrheit zu arbeiten*, indem man alle Aspekte der Kreativität nutzt, um die Wahrheit auf kreative Weise physisch auszudrücken. Der elfte Mond verbindet mit der Kraft, *zur Wahrheit zu stehen*, indem man durch gutes Beispiel vorangeht, Rückgrat beweist, standhaft bleibt und seinen Worten Taten folgen lässt. Der zwölfte Mond kreiert die Fähigkeit, *für die Wahrheit dankbar zu sein*, indem man grundsätzlich für alles Empfangene dankt; durch den Wunsch, seine Dankbarkeit zu zeigen, sind all die Zeremonien und Rituale, die mit dem Geben und Nehmen der reichen Erfahrungen und der Fülle des Lebens in Zusammenhang stehen, überhaupt erst entstanden. Der dreizehnte Mond schenkt die Gabe, *die Wahrheit zu sein*, was für Transformation und Wandlung steht, für das regenerative Wesen der Vollendung, für das Weitergehen zu einem neuen Startpunkt, um den nächsten Zyklus des Wachsens zu beginnen. Aus diesem Kreislauf, diesen Zyklen der Wahrheit schufen die DREIZEHN ORIGINAL CLAN MÜTTER die Schwesternschaft und das Vermächtnis des Weiblichen.

Jede der Clanmütter kam auf die Erde, um das Vermächtnis des Weiblichen zu ehren und die Sisterhood zu stärken. Als die weisen Großmütter ihren Platz im Rat der Schwesternschaft einnahmen, erhielten sie folgende Aufgabe: Sie sollen all ihre Stärken und Fähigkeiten entwickeln, so dass jede ihre eigene Medizin, ihre ganz besondere innere Kraft entdeckt. Und diese spezielle Medizin würde dann durch das Herstellen eines Medicine Shields allen Frauen zugänglich gemacht. Jede Frau, die dort nach der Wahrheit sucht, würde sie verstehen, weil jedes Medizinschild durch Farbe, Form und die Idee, die dahintersteckt, zu ihrem suchenden Herzen spricht. Die Frau müsste das Geheimnis eines jener Schilde jedoch erst tief im Innern spüren und empfinden, ehe sie es um Beistand und Kraft anrufen kann auf ihrer individuellen Reise zur Selbsterkenntnis.

So wie die ursprünglichen Großmütter die Pfade zum Selbst, die Wege der Selbsterkenntnis beschritten haben, bekommen auch zukünftige Generationen von Frauen niemals fertige Antworten, sondern vielmehr einen Plan, eine Landkarte oder Richtschnur, anhand derer sie ihre eigene Einzigartigkeit ausdrücken und auf individuelle Weise ihre eigenen Lektionen lernen können. Die ursprünglichen Medizinschilde der Großmütter sind längst verschollen, doch ihre Medizinkraft existiert immer noch und wirkt im Einklang durch alle Zeiten. Als ein leuchtendes Vorbild für die Sisterhood, sitzen die weisen Großmütter noch heute im Innern der Erde um das Ratsfeuer, und ihr WHIRLING RAINBOW DREAM, der Traum des Wirbelnden Regenbogens, manifestiert sich in der Aurora Borealis.

Die Gaben, die jeder Mond und jede der Clanmütter repräsentieren, enthalten die Fähigkeiten von jeder, und wie gut sie mit den Herausforderungen des physischen Lebens umgeht und ihre Talente einsetzt, um in Balance zu bleiben.

Die Aufgabe, die sich den heutigen Frauen immer noch stellt, hatten die Großmütter in ihren Herzen verstanden. Es geht um *„Leben, Einheit und Gleichheit für alle Ewigkeit"*. Die Schwesternschaft wurde gebildet, damit die Frauen alle Aspekte des Selbst als gleichberechtigt ansehen, damit sie begreifen, dass alle Begabungen und Veranlagungen, egal ob des Mannes oder der Frau, zum Ganzen beitragen. Wir sind aufgefordert, die Gaben der Frauen zu ehren und auf die Stärke unserer Schwestern zu vertrauen, um uns selbst zu entdecken. Der Kreis schließt sich, wenn jeder Mensch die Schönheit in sich selbst sowie in allen anderen erkennt. Erst wenn Konkurrenzkampf, Spaltung, Hierarchie, Eifersucht, Neid, Manipulation, Herrschaft, Egoismus, Gier, Abhängigkeit, alte Wunden und Selbstgerechtigkeit vollständig umgewandelt sind, werden wir Ganzheit erfahren. Diese Haltungen sind die Feinde der Menschheit und wir finden sie in unserem Schattenselbst – nicht außerhalb.

Während Frauen mehr und mehr ihren Platz in der modernen Firmen- und Geschäftswelt einnehmen, stellen sie fest, dass sie die Verbindung zum Weiblichen verlieren. Das wird beinahe erwartet, da die Geschäftswelt von Männern dominiert ist. Die Vorbilder der weisen Clanmütter können den modernen Frauen helfen, das Bewusstsein für ihr Selbst aufrechtzuerhalten und mit gutem Beispiel zu führen anstelle von Konkurrenzgebaren, Ellbogenmentalität oder Hinterhältigkeit. Dies funktioniert, wenn die Sisterhood stark ist und zusammenhält. Frauen müssen andere Frauen unterstützen, und diejenigen, die schwierige Pfade einschlagen, sollen lernen, ihre Schwestern um Hilfe zu bitten, damit ihr Gefühl dafür, wer sie sind und was aus ihnen werden kann, bestehen bleibt. Auf diese Weise können wir auch die Entwicklung der weiblichen Seite in unseren männlichen Pendants fördern und das Vermächtnis der Ganzheit an unsere Kinder weitergeben.

Die Medizin der Clanmütter ist zeitlos, sie passt immer, egal wie viele Generationen kommen und gehen, weil ihre Wahrheiten ewig sind. Wir sind die Mütter der Schöpferischen Kraft. Der Fruchtbarkeitsaspekt unseres Wesens rührt daher, dass wir in der Lage sind, die Wahrheit zu ehren, die wir in unseren Träumen finden, dass wir in der Lage sind, unsere Träume zu nähren, ihnen Leben einzuhauchen und sie dann in der physischen Welt umzusetzen. Nachdem die Träume geboren sind und wahr wurden, können wir unsere Erfahrungen weitergeben und die Fertigkeiten mit anderen teilen, so dass sie in der Lage sind dasselbe zu tun. All das ist Teil der zeitlosen Lehren, die uns unsere weisen Großmütter aus dem Turtle Council House anbieten.

In jedem Aspekt der Dreizehn Original Clan Mütter finden wir einen Teil des weiblichen Vermächtnisses, welches das Feuer unserer individuellen und gemeinsamen Schöpfungen schürt. Um diese Weisheit mit anderen Frauen und unseren Töchtern zu teilen, gibt es bei uns das Give-Away, die Zeremonie des Weitergebens. Das Geben/Give-Away lehrt uns, die Weisheit, die mit uns geteilt wurde, an andere weiterzugeben, damit die Lehren, die Traditionen und die Medizin für immer lebendig bleiben.

Das Vermächtnis des Weiblichen wird nie enden und die Bande der Schwesternschaft werden niemals zerreißen, selbst wenn manche Menschen darauf beharren, außerhalb jenes Kreises der Liebe und des Mitgefühls stehen zu wollen. Diejenigen, die außerhalb stehen, wollen wir weder hassen noch meiden. Sie sind die Children of Sorrow – Kinder des Kummers, die ihre wahre Mutter nie kannten. Sie sind das Ergebnis zerrütteter, dysfunktionaler Familien, unfähig, die Ketten zu sprengen, welche sie an ihren Schmerz fesseln. Ihre Herzen, die uns hart erscheinen, haben nie transformierende Tränen, liebende Hände und sanften Trost erfahren. Diese Kinder des Leids entstammen einer so tiefen Verletztheit, dass das Leben für sie einzig und allein darin besteht, ihren Standpunkt verteidigen zu müssen, weil sie fürchten, der Liebe unwürdig zu sein.

Mutter Erde liebt die Verwundeten, selbst wenn sie ihren Körper vergewaltigen und materielle Besitztümer beanspruchen, um sich eine Daseinsberechtigung zu verschaffen. Sie bietet ihnen Liebe und Erholung. Und sie bietet an, Augen zu heilen, die nicht sehen können, Ohren, die nicht hören können, und Herzen, die nichts verstehen können. Die Wasser von Mutter Erde sind bereit, die Erinnerung an Qualen und persönlichen Gram aus den Herzen der Menschen zu waschen. Wir hören die Stimme von Mutter Erde durch unsere weibliche Seite. Frauen haben die Möglichkeit, zur lebenden Verkörperung ihrer Liebe zu werden, indem sie sich selbst heilen. Als Menschen, die Heilung erfahren haben, können wir Horte der Sicherheit werden, Oasen, in denen andere, die noch verwundet sind, die Mittel finden, mit deren Hilfe sie sich selbst heilen können.

Als Frauen schreiben wir fortwährend weiter am Vermächtnis des Weiblichen. Wir können nicht mit dem Finger auf Männer oder aufeinander zeigen, ohne die Schmerzen vergangener Generationen anzuerkennen, die vergessen hatten, wie man menschliches Mitgefühl empfindet und andere dafür sensibilisiert. Unsere Stammbäume sind voll von Lernsituationen und tragischen Beispielen, wie unsere Vorfahren blind waren gegenüber der Wahrheit, die in der Liebe steckt. Heute liegt die Frage nach der Ganzheit, nach dem Schicksal der Menschheit, in den Händen der Schwesternschaft, weil alles, was geboren wird, aus dem Weiblichen kommt.

Die Dreizehn Original Clan Mütter lehren uns, wie wir eins werden mit unseren Visionen. Wie wir einander und unsere Welt heilen können. Früher bezeichnete man eine Frau, die alle Aufgaben des Medizinrades in ihrem Leben gemeistert hat, als weise Frau, als Heilige, Schutzpatronin, Göttin oder gab ihr Tausend andere Namen. Diese voll verwirklichten Frauen erfüllten im Laufe der Zeit unzählige Funktionen, und auch heute noch ist jede lebende Frau ein Rollenmodell für die Menschheit und hat eine Vorbildfunktion. Die Frauen, die anderen als Vorbild dienen, wurden alle von Mutter Erde geboren und verinnerlichten das, was ihnen deren dreizehn Aspekte, die DREIZEHN ORIGINAL CLAN MÜTTER mitgaben. Sie alle sind weise Großmütter, die die Netze unserer jetzigen Welt knüpften, um ihre Kinder aus der dunklen Nacht der Seele heraus zu gebären. Sie sind ewig und bieten ihre Kraft uns allen an, Männern und Frauen, im Geiste der Wahrheit und im Namen der Liebe.

Wir alle, die wir auf zwei Beinen auf Erden wandeln, sind eingeladen, zum Turtle Council House zurückzukehren, das innerhalb der Schale unseres Selbst existiert. Dort können wir unsere Begabungen, Fähigkeiten und Stärken entdecken und wiederentdecken. Die Fruchtbarkeit unserer Erdmutter und ALL UNSEREN VERWANDTEN – aller Lebewesen und Dinge – hängt davon ab, wie wir uns selbst heilen. Wenn wir Heilung erfahren haben, ist es unsere Aufgabe, neue Wege zu finden, zur Orientierung neue Pläne zu zeichnen, die uns zeigen, wie wir die Energie, die wir bisher auf Sorgen, Eile, Schmerz, Gram und Konflikte verschwendeten, nun sinnvoll einsetzen, um eine im Frieden vereinte Welt zu schaffen. Den Kern, der im Wunsch unserer wahren Mutter nach Frieden steckt, entdecken wir, wenn wir das h vom Ende des Wortes *Earth* an den Anfang verschieben – was wir erhalten, ist *Heart*.

TALKS WITH RELATIONS

Die Spürende

Naturmutter spricht mit ihren Verwandten.
Steinwesen,
Wildblume
und Wolf sind ihre Freunde.

Den Rhythmus der Jahreszeiten webend,
reitet sie auf dem Wind des Wandels,
öffnet ihr Herz voll Freude –
schenkt Zuflucht vor Hunger und Schmerz.

Hüterin dessen, was die Erde braucht,
sich mit allem verbindend,
im Großen und im Kleinen.
Mutter, ich sehe dich im Tautropfen,
ich höre dich in des Adlers Ruf.

Die Clanmutter des ersten Mondzyklus

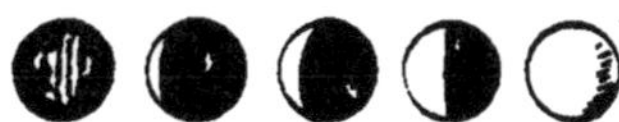

Talks with Relations – die die von allen lernt – ist die Clanmutter des ersten Mondzyklus und die Hüterin des Lernens der Wahrheit. Dieser erste Zyklus, bei dem es um das Erlernen der Wahrheit geht, fällt in den Januar. Grundlegend für diesen Zyklus ist die Erkenntnis, dass alles, was ein Wesen besitzt, also lebt, mit uns verwandt ist. Um uns das zu lehren, holt sich Talks with Relations ihre Verbündeten in der Natur zu Hilfe: die Vier Winde der Veränderung, das Wolkenvolk, die Donnerwesen, die Tierwesen, das Baumvolk, die Pflanzenwesen, das Kleine Volk der Devas und Feen, die Elementar- und Naturgeister, die Steinwesen, die Clan Chiefs der Luft-, Erd-, Wasser- und Feuerclans sowie alle anderen Lebens- und Daseinsformen. Denn auch diese Verwandten innerhalb unserer Planetaren Familie sind unsere Lehrer.

Durch Talks with Relations, die Mutter der Natur, lernen wir, dass wir als planetare Familie alle miteinander verwandt sind. Die Baumwesen, die Tiere, das Steinvolk und alle anderen Daseinsformen sind unsere Schwestern, Brüder und Lehrer. Unsere Tanten und Onkel sind die Vier Clanchiefs von Luft, Erde, Wasser und Feuer. Unsere Mutter ist die Erde, unser Vater ist der Himmel, und unsere Großeltern sind Großmutter Mond und Großvater Sonne.

Um *die Wahrheit zu lernen*, müssen wir uns den unermesslich weiten Welten innerhalb der Welten öffnen, die alle Teil der Schöpfung des großen Geheimnisses sind. TALKS WITH RELATIONS steht für die Seite von Mutter Erde, die den suchenden Geist, die Bereitschaft zu lernen und das Verständnis für den Rhythmus jeder Daseinsform in sich vereint. Dieser erste Zyklus steht unter dem Schutz der Farbe Orange. Orange steht für die Medizin des Verwandtseins mit allem Leben und allen Wesen, weil es die Farbe der Ewigen Flamme der Liebe ist, die das Große Geheimnis in die Herzen aller einzelnen Teile der Schöpfung gelegt hat. Immer, wenn wir eine Feder, einen Stein, eine Blume oder eine Muschel finden, an denen etwas orange ist, lehrt uns diese Schwester oder Bruder, Beziehungen einzugehen, neue Verwandte zu finden und ein gutes Verhältnis und Respekt zu allem, was lebt, aufzubauen. Durch das Lernen der Wahrheiten, die wir in jeder Lebensform der Planetaren Familie finden, bekommen wir die Chance, die Ähnlichkeiten zwischen uns allen zu erkennen. Selbst eine Blume oder ein Bach können so zu einem großen Lehrer werden. Wenn wir akzeptieren, dass alles in unserer Welt lebendig ist, können wir wieder Zugang erlangen zu den Bereichen unseres Selbst, die abgestumpft oder betäubt wurden, um sie zu heilen und unser Lebendigsein neu wahrzunehmen.

Verwandtsein spricht davon, gute Beziehungen zu haben – zur Schöpfungskraft, zum eigenen Selbst, zu unserem Orenda – unserer geistigen Essenz und spirituellen Kraft –, zu unserem Körper, zu Familie und Freunden, zu würdigen Gegnern und zu ALL OUR RELATIONS – All Unseren Verwandten in allen Teilen der Natur. Aus diesen guten Beziehungen erwachsen oft liebevolle, produktive Situationen, die uns die Möglichkeit bieten, Ideen auszutauschen und die Lektion des Teilens und der Einheit zu lernen, um mit der Wahrheit zu wachsen.

TALKS WITH RELATIONS ist die Mutter der Natur, die alle Lebensformen in ihrem Clan willkommen heißt. Sie erkennt in jedem Lebewesen etwas Schönes und würdigt die Gaben, die jeder und jede besitzt. Als Hüterin des Rhythmus lehrt sie uns, unseren eigenen Rhythmus zu finden, sowie den Rhythmus aller anderen zu respektieren.

Durch das Lernen der Wahrheit wird uns bewusst, dass jede Daseinsform einen Heiligen Raum und einen eigenen Rhythmus hat. Wollen wir in diese Heiligen Räume eintreten, sind wir gefordert, den Rhythmus dieser bestimmten Daseinsform zu ergründen. Wenn wir diesen Rhythmus erlernen und mit Respekt um Erlaubnis bitten, können wir die Welt jener Schwestern und Brüder erfahren, ohne die natürliche Ordnung zu stören. Talks with Relations lehrt uns jene Rhythmen und warum wild lebende Tiere manche Menschen ohne Furcht akzeptieren und vor anderen davonlaufen. Akzeptanz oder Nichtakzeptanz ergibt sich aus der Absicht und Bereitschaft des Menschen, den Rhythmus und den Heiligen Raum des Wesens zu respektieren – aus der Bereitschaft, die Wahrheit über diese Daseinsform zu lernen.

Talks with Relations ist die Hüterin des Wetters und der Jahreszeiten, sie kümmert sich um die Bedürfnisse der Erde. Diese Clanmutter weiß, wie sie die Vier Chiefs der Luft-, Erd-, Wasser- und Feuerclans dazu bringt, für das klimatische Gleichgewicht zu sorgen, welches notwendig ist, damit die Erde überlebt. Sie lehrt die Menschen, dass es äußerst heikel ist, sich mit den Kräften oder den Elementen anzulegen und sich einzumischen, weil jede Aktion eine Reaktion bewirkt. Das Ergebnis ist nicht immer gleich für alle sichtbar, wird sich aber definitiv auf das Gleichgewicht der komplexen Ökologie von Mutter Erde auswirken. Wenn Menschen wie die Regenmedizinleute das Wasser herbeirufen, ist es sehr wichtig, darauf zu achten, welche Menge der Boden aufnehmen kann und wie sich der Regen auf die Lebensformen flussabwärts auswirkt. Talks with Relations ist die Hüterin dieser Geheimnisse und nähert sich allem achtsam, damit die Rhythmen allen Lebens erhalten werden.

Das Eingehen von Verwandschaften

Talks with Relations staunt über das reiche Grün in Mutter Erdes Wäldern und Tälern. Die Großen Eisberge sind noch nicht allzu weit südlich vorgedrungen, und so blieben Teile der einzigen existierenden Landmasse Turtle Island erst einmal verschont. In jedem Winkel und auf jedem Fleckchen sonnenbeschienenen Bodens wimmelt hier das Leben, und soweit das Auge reicht, breiten sich Pflanzen aus. Sie streckt sich und erhebt die Arme zum Licht von Großvater Sonne. „Oh, was für eine Freude ist es, am Leben zu sein", sagt sie leise zu sich selbst.

In dem Moment bemerkt sie eine Bewegung, verstohlen und kaum wahrnehmbar. Sie atmet langsamer und hockt sich zwischen das dichte Büschel wilder Iris und die hochaufragenden Rohrkolben zu ihren Füßen. Sie wagt keinen Laut und wird so ruhig, bis sich ihr Körper durch keinen wahrnehmbaren eigenen Rhythmus mehr verrät. Sie will die Bewohner dieses engen bewaldeten Tals weder stören noch von ihren Tagesaktivitäten abhalten, die sie zum Bach führen, der ein ganzes Stück weiter links von ihrem Versteck sprudelt. Geduldig will sie abwarten, ob das Tier, das im Unterholz geraschelt hat, sich zeigt.

Es dauert gar nicht lange, da lugt ein winziger Rotfuchs um den Felsblock am Ufer des murmelnden Baches, huscht ans Wasser, nimmt einen Schluck und springt dann zurück in den sicheren Unterschlupf. Nachdem er entschieden hat, dass wohl trotz des seltsamen Geruchs, den die leichte Brise hin- und herweht, keine Gefahr droht, kommt der Fuchs zurück zum Wasser. Der kleine Geselle trinkt, schaut sich ab und zu um, wie um sich zu vergewissern, dass seine Sinne ihn nicht zu Selbstgefälligkeit verleiten. Plötzlich erschrickt er so sehr, dass er wie gelähmt ist. Er starrt in die freundlichsten Augen, die er je gesehen hat. Und die scheinen zu einem Zweibeinigen, einem Menschen zu gehören.

„Sei gegrüßt, Bruder Fuchs", sagt TALKS WITH RELATIONS mit sanfter Stimme. „Ich hoffe, ich habe dich nicht erschreckt."

FUCHS vergisst sich und platzt heraus: „Ich dachte, ich bin ein großer Meister in der Kunst der Tarnung. Du solltest ein Fuchs sein und keine Zweibeinige! Wie hast du das gemacht? Oh, du brauchst nicht zu antworten, ich weiß ja, wie's geht, ich tue es ja selbst."

„Nun, Fuchs, es mag dich überraschen, aber ich wandle schon viele Sonnen und viele Nächte auf der Erde, um ALL MY RELATIONS – All Meine Verwandten kennenzulernen", gibt sie zurück. „Es ist mir wichtig zu erfahren, wie all meine Kinder leben, ihre Gewohnheiten und Lebensweisen zu lernen, denn ich bin die Mutter der Natur und ich muss die Bedürfnisse jedes Tier-, Pflanzen- und Steinwesens in Erfahrung bringen, damit ich meiner Familie von Nutzen sein und ihr gut dienen kann."

Fuchs blickt TALKS WITH RELATIONS an und sieht, dass sie die Wahrheit spricht. Er beginnt zu überlegen, wieso diese schöne und großherzige Zweibeinige nun ausgerechnet mit ihm spricht, traut sich aber nicht, danach zu fragen. Ihr Lachen, welches das Tal mit wunderschönen melodischen Tönen erfüllt, die fast wie Gesang klingen und die er so noch nie gehört hat, verblüfft ihn – er ist sprachlos.

„Oh, Fuchs", sagt sie, „du bist ein Meister der Unsichtbarkeit, aber du hast vergessen, deine Gedanken zu verstecken. Weißt du denn nicht, dass ich die Wahrheit erkannt habe, die in den Herzen und Köpfen jedes lebenden Wesens wohnt? Du brauchst keine Angst zu haben, mich irgendetwas zu fragen, egal, was es sei. AUERHAHN hat mir beigebracht, wie ich in die Heilige Spirale des Rhythmus eintauche, damit ich in Harmonie mit allen meinen Kindern sein kann. Seit ich die Wahrheit der Rhythmen kenne, kann ich unsere Gedanken und Herzen so miteinander verweben, dass es nichts Trennendes mehr zwischen uns gibt."

In diesem Augenblick kommt Schwester TAUSENDFÜSSLER auf dem Baumstamm herzugeeilt, der beim letzten heftigen Regen umgestürzt ist und nun über den Bach ragt. Ihre vielen Beine, sie sich bisher rhythmisch im Takt bewegt haben, scheinen plötzlich übereinander zu stolpern, als sie sich tapfer und heldenhaft müht, vor TALKS WITH RELATIONS zum Stehen zu kommen. Durch den plötzlichen Halt wölbt sich ihr langer Rücken, ihr Hinterende kringelt sich nach oben wie ein trokkenes Blatt im Herbst, bevor sie zum Stehen kommt. „Meine Güte", haucht sie, leicht außer Atem, „dachte ich's mir doch. Dein süßes Lachen, Mutter, das war's, was ich vernahm. Diesen wohlklingenden Ton würde ich überall heraushören. Was für eine freudige Überraschung!"

Fuchs' Blick wandert von TALKS WITH RELATIONS zu Tausendfüßler. Er fragt sich, wieso die beiden sich kannten. Dann setzt er sich kurzerhand auf den Felsbrocken am Bach, um sich ein wenig zu sonnen. Dieses Wiedersehen würde wohl noch ein Weilchen dauern und seine Füße sind kalt geworden, als er so im Wasser steht und TALKS WITH RELATIONS zuhört.

„Tausendfüßler, es ist ja nun schon wieder viele lange Monde her, dass wir miteinander sprachen. Ich muss dir danken, dass du mir beigebracht hast, wie ich meine Körpermitte und die richtige Gangart finde. Die langen Wanderungen zum Meer und zu den Ebenen und Prärien nahmen viele Sonnen und Nächte in Anspruch, aber meine Arme und Beine bewegten sich in Harmonie zueinander. Es fühlte sich herrlich an, wie alle Teile meines Körpers im Rhythmus zueinander funktionierten. Wir wissen ja beide noch, wie es war, als meine Arme und Beine das blanke Chaos veranstalteten, über jeden Kieselstein stolperten und an jedem Busch entlangschrappten, was?", sagt Talks with Relations.

Tausendfüßler kichert und gibt zurück: „Na ja, ich hab' mich so gefreut, dich wiederzusehen, dass ich diesen Pappelstamm fast heruntergepurzelt bin. Wenn ich aufgeregt bin, vergesse ich doch glatt meine eigene Medizin. Mir wachsen auf meine alten Tage immer noch neue Beine und wie es scheint, muss ich den neuen immer und immer wieder beibringen, mit den alten in Einklang zu kommen."

Talks with Relations lächelt und sagt: „Ich verstehe sehr gut, wie du dich fühlst, many Legs. Den Rhythmus der Jahreszeiten festzulegen ist auch nicht einfach. Mutter Erde ändert immer noch ihren Pfad, wenn sie das Reich des Himmels durchquert, und die Grünen Monde der neu wachsenden Gräser verkürzen sich, während die Weißen Monde mit ihrem Schnee und Eis immer länger zu werden scheinen."

Fuchs meldet sich zu Wort und fragt: „Ist das der Grund, warum sich so viele der Tiere der Steppe zu uns auf den Weg machen?"

Tausendfüßler nickt und Talks with Relations stimmt zu. „Weißt du, Fuchs, Mutter Erde hat mich beauftragt, die Bedürfnisse aller Stammesmitglieder der Erde zu ergründen, damit ich ihr helfen kann, den richtigen Weg durch die Himmel zu finden. Schließlich wird es Vier Jahreszeiten und Vier Winde des Wandels geben, die uns allen helfen werden, zu den Rhythmen der Harmonie zu finden. Die drei Weißen Monde werden uns eine Auszeit der Ruhe bescheren, während der die Eiswesen den Boden bedecken. Danach beginnen die Grünen Monde und hauchen dem Pflanzenvolk neues Leben ein. Anschließend bringen die drei Gelben Monde eine Zeit des Reifens und der Fülle. Die drei Roten Monde folgen mit einer Zeit des Erntens. Der Dreizehnte Mond ist der Blaue Mond, in dem sich alle Kinder der Erde ihrer natürlichen Fähigkeit bewusst werden, sich zu verändern oder ganz zu transformieren."

Tausendfüßler seufzt und lächelt: „Das wird richtig gut werden, Mutter, und am Ende danken wir dir alle für die Mühe, die du um unseretwillen auf dich nimmst."

Talks with Relations freut sich, dass sie die Wahrheit erkennt, wie die Bedürfnisse aller Kinder der Erde zu erfüllen und ihre Medizin zu verstehen seien. Das Leben ist schön und jeden Tag gibt es Neues zu lernen, neue Wahrheiten zu erkunden und dem Ganzen neue Rhythmen hinzuzufügen. Sie entdeckt, dass sie jedes Lebewesen zu einem Verwandten machen kann, wenn sie in den Flow der Rhythmen dieser Lebensform eintaucht und den inneren Trommelschlägen ihres Herzens lauscht. Und so erinnert sie sich an das erste Mal, da sie diese Lektion lernte. Sie schließt die Augen. Großvater Sonne schickt mit seinem Licht warme orange Strahlen durch ihre geschlossenen Lider und sie lässt ihre Gedanken zu jenem längst vergangenen Mond zurückschweifen, und sieht, wie Schwan sich auf einem Bergsee treiben lässt.

Der Tag ist ungewöhnlich warm gewesen. Talks with Relations hat mit Blauhäher gesprochen, der sie über die besondere Medizin der Standing People – der Bäume – unterrichtet. Blauhäher spricht nicht für die Standing People, weil die Bäume selbst sprechen können. Talks with Relations hat Blauhäher gebeten, mitzukommen, weil seine Medizin darin besteht, *sich beim Aussprechen der Wahrheit von Intuition leiten zu lassen*, und in diesen frühen Tagen lernt sie gerade erst, wie sie mit ihrem menschlichen Körper Dinge erspüren kann. Und da sie sich ihrer neuen Fertigkeiten noch nicht ganz sicher ist, hat sie Blauhäher gebeten, sie zu begleiten. Stundenlang haben die beiden Freunde bei den Bäumen gesessen und gelauscht, wie der Wind Clan sanft durch die Äste der Bäume bläst und ihre Stimmen zum Leben erweckt.

An diesem Tag hat Talks with Relations zum ersten Mal erlebt, was es heißt, frustriert zu sein – ein durch und durch menschliches Gefühl. Die Medizin von Espe kann sie mühelos erfassen: Espe ist die

Seherin und trägt die Medizin des *Beobachtens* in sich. Talks with Relations eigene Augen nehmen die augenartigen Formen wahr, die dort erscheinen, wo sich ein Ast von Espes Stamm gelöst hat und zu Boden gefallen ist. Auch kann sie die Medizin des *Inneren Friedens* verspüren, wenn sie sich mit dem Rücken an den kräftigen Stamm von KIEFER lehnt. Sie fühlt HARTRIEGELS innere Kraft der *Ausgewogenheit*, wenn sie sich die Blüten ansieht, die die vier Richtungen des SACRED HOOP – des Medizinrads nachbilden. Als sie jedoch die Sprache der Standing People – der Bäume verstehen will, lässt ihre Intuition sie im Stich.

Blauhäher ist sehr rücksichtsvoll und nachsichtig mit Talks with Relations und entscheidet, dass es Zeit für eine Unterrichtspause sei. Er kann sehen, dass sie vor lauter Frust den Tränen nahe ist.

„Wie menschlich sie doch ist, und doch wie unmenschlich in ihrer Entschlossenheit, allem mit derartigem Respekt zu begegnen", denkt er bei sich. „Ich habe keine Angst, ihr gegenüber die Wahrheit auszusprechen, weil sie ja mehr als alles andere die Wahrheit kennenlernen will. Meine Intuition sagt mir, dass sie auch lernen muss, wie wichtig es ist, sich auszuruhen, wenn sie die Rhythmen ihres Körpers überanstrengt hat. Es muss schwierig für sie sein, nicht länger die Form eines Geists zu haben und sich auf die Wahrnehmungsfähigkeiten eines menschlichen Körpers zu beschränken."

Blauhäher nimmt TALKS WITH RELATIONS den Berg mit hinab zum See und heißt sie sich in den Sand am Ufer zu setzen, wo Büschel weichen Grases, grünen Kissen gleich, zu einem Nickerchen geradezu einladen. Während sie sich an einem dieser grasbedeckten Hügel ausstreckt, meint Blauhäher zu ihr, er wolle eine Freundin herholen und sie solle sich ausruhen.

TALKS WITH RELATIONS ist so in ihrem Frustriertsein gefangen, dass sie gar nicht hört, was Blauhäher sagt. Der Gedanke, wie sie die Sprache der Standing People – der Bäume lernen könne, kreist immerzu weiter in ihrem Kopf. Sie bemerkt nicht einmal, als Blauhäher mit seiner Freundin SCHWAN zurückkehrt. Schwan ist ohne jede Anstrengung über den See geglitten und schwimmt nun vorsichtig ans Ufer. Sie wartet geduldig. Schließlich beginnt Blauhäher eine heftige Kreischtirade, um TALKS WITH RELATIONS' Aufmerksamkeit zu erregen.

„Nun, Schwester Schwan, wir könnten sie in den See schubsen, um den Frust aus ihrem Kopf zu waschen, oder wir könnten STRAUSS rufen, um ein Loch in den Sand hier zu buddeln, und dann könnten wir drei ihren Kopf eingraben", krakeelt er, aber von TALKS WITH RELATIONS kommt noch immer keine Reaktion. Blauhäher sieht Strauß am anderen Ende des Ufers und ruft sie. Während sie herübertrottet, macht er mit seinem spöttischen Monolog weiter.

„Hallo, hier kommt also Schwester Strauß. Wir werden dir schon zeigen, wie man den Kopf im Sand vergräbt, anstatt in sinnlosem und unnötigem Frustriertsein", sagt Blauhäher so laut, dass Strauß ihn hören kann.

TALKS WITH RELATIONS ist noch immer in ihrem Gedankenkarussell gefangen, während Strauß heranschlendert und mit den Schultern zuckt. Was soll er auch von so einer jungen und bekümmerten Frau halten? Schwan wartet geduldig, während Strauß und Blauhäher einen Plan aushecken, wie man die Aufmerksamkeit der Frau erlangen könne. Mit einem verschwörerischen Kichern setzt sich Blauhäher auf ein Stück Treibholz, während Strauß sich herabbeugt und Talks with Relations in die Nase zwickt. TALKS WITH RELATIONS erschrickt so sehr, dass sie laut aufschreit, nicht vor Schmerz – Strauß ist sehr behutsam gewesen –, sondern vor Schreck, weil sie plötzlich aus nächster Nähe in riesige Augen mit übergroßen Lidern blickt.

Alle brechen hemmungslos in Gelächter aus, so dass sie sich die Bäuche halten – außer TALKS WITH RELATIONS, die ganz benommen in Stille erstarrt einfach nur dasitzt. Blauhäher bemerkt dazu, ihre eigenen Machenschaften hätten sie wohl zu sehr gefesselt. Schwan erwidert, STRAUSS, deren innere Kraft darin besteht, *mit anderen durch*

Kommunikation zu interagieren, könne nun, da sie TALKS WITH RELATIONS‘ Aufmerksamkeit haben, ruhig mal mit anpacken und helfend eingreifen. Mit jedem Kommentar prusten die drei erneut los, bis die junge Frau sieht, wie lächerlich das alles ist, und herzlich mit ihnen lacht.

Zwischen schallenden Lachsalven erklärt ihr Schwester Strauß, dass, wenn andere nicht deutlich kommunizieren oder bei einer Interaktion nicht alle beteiligen, sie selbst ebenfalls gerne den Kopf in den Sand steckt. Wenn auch nur eine einzige Person von einer Gruppe ausgeschlossen wird, imitiert Strauß diejenigen, die nicht alle anhören wollen, indem sie den Kopf so lange in den Sand steckt, bis es jemandem auffällt. Und wer sich mit Schwester Strauß’ in die Luft ragendem Hinterteil konfrontiert sieht, muss einfach innehalten und bekommt eine Vorstellung davon, was sie von solchen Leuten hält. Hier aber hat Strauß ihren Kopf nicht in den Sand stecken müssen, weil TALKS WITH RELATIONS ihren eigenen Kopf ja schon im Sand des Frustriertseins versenkt hat.

Das viele Lachen wendet die Stimmung des Nachmittags zum Guten und TALKS WITH RELATIONS fühlt sich nun erfrischt und kann sich wieder konzentrieren, anstatt darüber nachzugrübeln, warum die Begrenztheit des Menschseins ihre natürlichen Fähigkeiten, Dinge einfach so zu wissen, derart zu beschneiden scheinen. So lernt sie, wie man die menschlichen Sinne benutzt. Das Lachen fühlt sich gut an, wie es ihr einfach von den Lippen kullert und ihren Bauch zum Wackeln bringt. Ihr Herz spürt die Wärme der Freundschaft und ihre Haut prikkelt unter dem Wasser, das Schwester Schwan vor lauter Aufregung mit ihren Flügeln verspritzt hat. Wie gut es doch tut, sich den Freuden eines menschlichen Körpers bewusst zu sein! Sie ist glücklich und genießt es, am Leben zu sein.

Strauß und Blauhäher sehen still zu, als Schwan besänftigend mit TALKS WITH RELATIONS spricht, während sie sanft über das glasklare

Wasser gleitet und die Stimmung sich erneut verändert. „Siehst du, wie sich mein Körper anmutig bewegt und dreht, wenn ich über das Wasser gleite, und wie sich mein Hals dabei herabneigt und wellenförmige Bewegungen macht?" fragt sie. TALKS WITH RELATIONS nickt und Schwan fährt fort: „Die Geister des Wassers setzen der Bewegung meines Körpers keinen Widerstand entgegen. Im Gegenteil, sie helfen mir, den Fluss ihrer Strömungen, ebenso zu spüren wie meine eigenen Bewegungen. Schau, wie ich auf den See hinaus gleite und beobachte die Anmut meines Halses, während ich Dir den Wassertanz zeige."

TALKS WITH RELATIONS schaut Schwan zu und ihr Körper beginnt, sich im selben Rhythmus zu wiegen. Es scheint, als wolle eine leichte Brise die Wellenbewegung der Wassergeister in TALKS WITH RELATIONS' Körper tragen. Die hypnotischen Bewegungen von Schwans Körper lehren sie, sich hinzugeben, und so lässt sie sich treiben und beginnt zu träumen.

Als sie aufwacht, hat sie begriffen, wie sie die Sprachen aller Lebewesen lernen kann. Sie kann mehr tun, als von ihrem eigenen Standpunkt aus zu beobachten und zu fühlen. Sie hat gelernt, ihren eigenen Heiligen Raum und ihre eigene Heilige Perspektive aufzugeben. Sie hat auch gelernt, andere um Erlaubnis zu fragen und wenn diese gewährt wird, den Heiligen Raum eines anderen Wesens zu erfahren und so dessen Sprache zu lernen.

Aufgeregt erzählt sie Schwan, Blauhäher und Strauß von ihrer Traumzeit-Erfahrung. In ihrem Traum ist sie mit FALKE geflogen und hat seine Medizin kennengelernt, *nach Lösungen zu jagen* – Lösungen zu suchen und auch zu finden. Falke hat sie tief in die Urwälder von Turtle Island geführt und ihr das dampfende Grün dichter Vegetation gezeigt. In diesen spiegelt ihr Mutter Erde die rauchigen Schwaden menschlicher Verwirrungen und Frustrationen. Zusammen sind sie durch das neblige Wirrwarr ihres Traums geflogen, bis beide klarsehen konnten. Der Schnee glitzerte auf fernen Gipfeln, und unter sich haben sie die von dichtem Urwald bedeckten Berge gesehen und die großen Menschenaffen, die hier leben.

Gorilla ist der Geschichtenerzähler ohne Worte, der seine Geschichte so lange durch Gesten und Mimik durchspielt, bis der Beobachter die Lösung oder den Kernpunkt von selbst erkennt. Im Traum umkreisen Falke und Talks with Relations Gorilla und beobachten seine Pantomime von allen Seiten. Schon bald bewirkt Gorillas starke Medizin *der Kommunikation und des Unterweisens durch Taten*, dass Talks with Relations tief im Herzen versteht. Seine Bewegungen wirken zunächst erst einmal lustig, doch dann begreift sie, wie er den anderen seines Stammes dadurch beibringt, eine bestimmte Aufgabe zu vollbringen. Sie erkennt daraufhin, dass er einen jüngeren Affen imitiert hat, um seine Aufmerksamkeit zu erregen, und das Spiel dann so lange auf die Spitze treibt, bis der Junge ihn imitiert.

Ihr wird klar, dass Falke ihr eine Lösung zu ihrem Problem aufgezeigt hat. Sie braucht sich nicht getrennt von anderen Lebensformen zu fühlen, nur weil sie einen menschlichen Körper hat. Sie kann deren Gewohnheiten imitieren und so feststellen, wie es sich anfühlt, wie sie zu sein. Indem sie andere Lebewesen imitiert, kann sie sich den Gefühlen hingeben, die sie empfindet, wenn sie wie sie war. Egal ob Pflanze, Stein, Tier, Wolke, Wind- oder Wassergeister – sie alle waren ihre Lehrer. Bis sie deren Sprachen verstand, würde es eine Weile dauern, aber je mehr sie wie sie wird und je mehr sie begreift, dass und warum deren Dasein gar nicht so viel anders ist als ihr Eigenes, umso leichter kann sie erkennen, wie jede dieser Daseinsformen kommuniziert.

Strauß, Blauhäher und Schwan sind sehr froh, dass Talks with Relations den Frust überwunden und sich dem Verstehen geöffnet hat. Die vier kehren in den sanften Schatten des Waldes zurück, Talks with Relations geht voran. Sie ist fest entschlossen, mit Hilfe ihrer neuen Erkenntnisse nun endlich mit den Standing People – den Bäumen zu kommunizieren. Bisher hat sie sie lediglich beobachtet und den

Windgeistern gelauscht, die sanft durch die smaragd- und jadegrünen Blätter der Standing People streichen. Nun gilt es, die neu erworbenen Kommunikationskünste anzuwenden und weiterzuentwickeln.

Die Freunde sitzen um sie herum und sie beginnt mit einer Rede an die Bäume: „Ich habe gelernt, mich den Rhythmen der Heiligen Räume um mich herum hinzugeben, und jetzt möchte ich mit eurer Erlaubnis wie eine von euch werden, wie eine Standing Person."

Die uralte Kiefer lässt einen Zapfen fallen, der ihr zu Füßen rollt. Ein Freundschaftsangebot. Voll Freude nimmt sie das Geschenk an. TALKS WITH RELATIONS kniet sich hin und gräbt ein Loch in den weichen, dicht von Nadeln bedeckten Boden, so tief, dass ihre Füße bis zu den Knöcheln darin verschwinden. Dann richtet sie sich auf, steht gerade, stolz und aufrecht, breitet ihre Arme wie Äste aus, die sich durch das dichte Grün des Waldes nach den Sonnenstrahlen strecken. Stille breitet sich in den hier Versammelten aus, sie schließt die Augen und wird zu einem menschlichen Baum. Und plötzlich kann sie die Stimmen der Standing People hören, die aus ihren hölzernen Herzen zu ihrem Herzen sprechen.

„Unsere Sprache *hört man mit dem Herzen*, nicht mit den Ohren. Wir sprechen über alles, was wir an einem Ort sehen, denn wir sind stille Beobachter der Erde. Unsere Wurzeln schöpfen tief aus dem Quell der Liebe, der sich im Boden unserer Mutter Erde findet, und unsere Äste reichen jeden Tag ein Stück weiter hinauf zum Licht von Großvater Sonne. Wir sind die lebende Balance zwischen Mutter Erde und Vater Himmel, weiblich und männlich, Nehmen und Geben. Von allen Lebensformen sind wir den Menschen am ähnlichsten, weil wir ihnen zeigen, das Gleichgewicht von Himmel und Erde in sich selbst zu wahren. Wir zeigen ihnen durch unser Beispiel, wie man das Leben still beobachtet, wie man aufrecht steht, wie man gibt und wie man empfängt."

Obwohl sich im Wald nichts und niemand rührt, kein Lufthauch durch die Blätter der Baumwesen streicht, hört TALKS WITH RELATI-

ONS die Stimme des ehrwürdigen MAMMUTBAUMS, die ihr erklärt, dass ihr Körper mit nach oben gebogenen Armen zwei Kreise bildet, angeordnet wie bei einer Acht. Der obere und der untere Kreis treffen sich im Herzen. Der obere umschließt das Reich des Himmels, der untere stellt die Verbindung her zum Kern von Mutter Erde. Es ist, als stünde sie oben auf einem Kreis, hielte den anderen über sich, und ihr Körper wäre das Verbindungsstück zwischen beiden.

„Dies sind die beiden Medizinräder des Lebens", sagt Mammutbaum. „Wie wir Bäume haben die Menschen die Fähigkeit zum Ausgleich zwischen Erde und Himmel. Wenn die Zweibeinigen nach dem Höchsten ihrer Selbst streben, schenkt ihnen das Himmelsrad die Botschaften der geistigen Welt durch ihre menschlichen Herzen. Das Erdrad erlaubt es den Pflanzen, Steinen, Tieren und Naturelementen, im Namen von Mutter Erde als Lehrer und Dolmetscher zu fungieren und ihre spirituellen Botschaften zu übersetzen. Die Menschen spüren und verstehen die Botschaften des Großen Geheimnisses, indem sie genau beobachten, was diese irdischen Repräsentanten tun. Beide Medizinräder kreuzen sich im Herzen und zeigen, dass Himmel und Erde, das Spirituelle und das Materielle, gleichwertig und eins sind. Siehst du, TALKS WITH RELATIONS, die einzig wirkliche Begrenztheit des Menschseins besteht darin, wenn das Herz verschlossen ist. Wer sein Herz öffnet, der kann Zugang zur gesamten Schöpfung erhalten und ihre Geheimnisse verstehen. Du bist jetzt zu dieser Balance zwischen Himmel und Erde geworden und es wird dir von großem Nutzen sein."

Mit der Erinnerung an diese Zeit und an das, was sie damals alles lernte, durchströmt ein Gefühl der Wärme den Körper der Mutter der Natur und bringt sie sanft in die Gegenwart zurück. Der orange Schein, welcher das Licht von Großvater Sonne auf ihren Lidern reflektiert, ist zu einem dunkleren, tief lachsfarbenen Schimmer geworden und zeigt an, dass dieser Tag sich dem Ende neigt. Sie hört, wie die Forelle im melodisch murmelnden Bach nach Fliegen springt. Sie riecht den betörenden Duft des Nachtjasmin und kostet von der Feuchtigkeit, die sich auf den Steinen am Wasser sammelt. In ihrem Kopf tanzen die Bilder all dieser Wandlungen mit Hunderten anderen Wahrnehmungen. Sie vernimmt Fuchs' leises Schnarchen, der eingeschlummert ist, und Tausendfüßlers viele Beine, die den Pappelstamm entlangschrappen.

„*Ja*", denkt sie, „*ich habe viel gelernt. Die Wahrheit spricht nun zu mir auf Hunderte Arten, durch alle Sinne meines Körpers, meines Herzens und meines Geistes. Ich kann nun über den Boden den Rhythmus von Tierpfoten spüren, die sich dem Wasser für ihren Abendtrunk nähern. Ich spüre das Licht der Sterne, noch ehe sie Löcher in die purpurne Decke des frühen Abendhimmels brennen. Mit jedem Rhythmuswechsel um mich herum nehme ich wahr, wie mir das Leben Gefühle sendet, die tief in meinem Bauch flattern und vibrieren. All diese Veränderungen verspüre ich in mir, denn ich bin die Ausdehnung von all dem.*"

Die Augen noch immer geschlossen, tastet TALKS WITH RELATIONS vorsichtig und in Ruhe nach dem Steinwesen, das an einer Schnur um ihren Hals hing. Der Stein besaß ein natürliches Loch, entstanden durch permanentes Tropfen von Wasser Hunderte von Sonnen und Nächten hindurch. Der Name dieses Steinwesens war Song oder ONEO was „Lied" bedeutet. Dieser ganz besondere Medizinstein singt für sie und zeichnet alles auf, was ihr Herz fühlt und was sie erlebt. Damit erinnert er sie an die Geschichte, die sie durch ihr Leben erschafft. Das natürliche Loch in Oneos Körper zeigt an, dass er ein Schutzstein ist. Weil das Loch durch Wasser entstanden ist, hilft der Stein Talks with Relations, in Kontakt mit ihren Gefühlen zu bleiben und achtsam zu sein, falls Gefahr droht. Der Stein besteht aus denselben Mineralien wie TALKS WITH RELATIONS' Körper und hilft ihr, mit dem Herzschlag von Mutter Erde in Einklang zu bleiben.

Das Steinvolk, das wie eine Bibliothek die Geschichte unserer Erde aufzeichnet, hatte ihr beim Erlernen ihrer Sprache sehr geholfen. Im Laufe ihrer Wanderungen hatte sie gelernt, die Spuren auf den Körpern der Steine zu deuten – ähnlich wie sie die Sprachen der Bäume gelernt hatte. Dank der Steinleute hatte sie begriffen, dass alles in der Natur auf Kreisläufen beruht und dass sich diese Kreisläufe widerspiegeln in allem, was wächst. Sie kann jetzt auf alles zurückblicken, was jemals auf der Erde geschehen ist. Sie ist sich der natürlichen Evolution aller Lebensformen gewahr, denn die Steine haben es aufgezeichnet.

Ihre Cousins in den Ozeanen, die Muscheln und Meeresschnecken, haben ihr beigebracht, auf den Rhythmus der Gezeiten zu hören und auf die Kreisläufe ihres eigenen Körpers. Die Wolkenwesen haben ihr die Gesichter und Formen aller Wesen und Dinge in der natürlichen Welt gezeigt. Wenn eins der vielen Kinder der Erde in Gefahr ist, zeigt sich das Gesicht des Hilfe Suchenden in den Wolken. Die Chiefs der Luft-, Erd-, Wasser- und Feuerclans überlagern sich vor ihren Augen und trennen sich wieder, um sie auf die ursprünglichen Kräfte der Schöpfung hinzuweisen, welche in der Natur wirken. Mit all diesem Wissen, fest verwurzelt in ihrem Herzen, kann TALKS WITH RELATIONS über das Wetter gebieten, Leben spendenden Regen herbeiführen oder neue Lavaströme, um so immer wieder das Gleichgewicht herzustellen, welches für unseren Planeten so wichtig ist.

„Die Wahrheit zu lernen ist ein fortwährendes Abenteuer und eine Quelle der Erfüllung, die nie versiegt", dachte sie versonnen. *„Ich wurde mit Wissensdurst und Lernhunger gesegnet, mit der Freude am Entdekken und dem Verlangen, meinen Verwandten zu dienen. Ich habe die Sprachen aller Völker auf unserer Erde gelernt. Jeden Tag empfinde ich mehr Fürsorge und Mitgefühl, was mir ermöglicht, noch mehr zu lernen. Leben erzeugt mehr Leben, und so feiere und preise ich alles, was ich gelernt habe, um alle meine Kinder für immer daran teilhaben zu lassen."*

TALKS WITH RELATIONS öffnet die Augen und sieht, dass der TAG die Pfeife still und leise an die NACHT weitergereicht hatte. Auf der nächtlichen Medizinschale des Sternenhimmels ercheint eine schmale

Mondsichel und die Nachttiere beginnen ihr reges Treiben. Tausendfüßler und Fuchs haben geduldig gewartet, dass Talks with Relations von ihrem Ausflug in die Innere Stille zurückkehrt, und sind keinen Zentimeter von ihren Plätzen fortgerückt. Großmutter Monds blausilbriges Licht spielt auf den Wellenkämmen des Bachs, der weiter über die runden Flusskiesel in seinem Bett rauscht, und die Wassergeister stimmen leise murmelnd ein Lied an, welches von ihrer nächtlichen Reise kündet.

Als Talks with Relations wieder das Wort an ihre Freunde richtet, flüstert sie: „Wie schön, dass ihr auf mich gewartet habt, Kinder. In meiner Inneren Stille habe ich daran gedacht, wie viel ich gelernt habe von den Wahrheiten, die aus jedem Teil der Schöpfung sprechen, und wie viel mehr ich noch lernen kann, während unsere Welt sich weiterdreht."

Tausendfüßler rollt sich zu einer Kugel zusammen und den Baumstamm hinab, um Talks with Relations näher zu sein. „Mutter, vielleicht verhält es sich mit deiner zunehmenden Weisheit wie mit meinen zunehmenden Beinen", flüstert sie. „Vielleicht wachsen mir ja zusätzliche Beine, weil ich älter und weiser werde. Ich denke, alle unsere Verwandten messen die Strecke, die sie auf der Good Red Road, unserer Straße des Lebens gereist sind – jeder auf seine Weise."

Talks with Relations erwidert: „Ja, Many Legs, jeder von uns hat seine ganz eigene Art, Weisheit um Weisheit zu wachsen, aber der Schlüssel zum gemeinsamen Wachstum als globale Familie liegt darin, die Sprache des anderen zu verstehen und unsere Einsichten und unser Wissen um die Dinge mit allen zu teilen."

Fuchs lacht und seine Barthaare zucken, dann wirft er ein: „Ich verstehe diesen Schlüssel, Mutter. Fuchs ist der Beschützer der globalen Familie, weil niemand die Medizin und die Sprache der Natur lernt, der nicht das sieht, was direkt vor seiner Nase ist. Alle Weisheit bleibt verborgen und getarnt, so wie ich. Solange die Menschen nicht an die unsichtbare Welt glauben, die nur sichtbar wird, wenn sie ihre Herzen öffnen, um die Wahrheit zu erkennen und zu verstehen."

Die Clanmutter des ersten Mondzyklus lächelt. Als Mutter der Natur ist sie regelrecht dazu berufen, ihren natürlichen Impulsen zu folgen. In diesem Moment ist ihr Herz so voll, dass sie die Liebe in ihrem Herzen einfach überquellen und in die Welt hinausfließen lässt, auf dass alle Kinder der Erde wissen, sie sind nicht vergessen und für sie würde immer gesorgt.

Talks with Relations hat die Wahrheit darüber gelernt, was es bedeutet, in einem menschlichen Körper zu sein. Nun war es an ihren Menschenkindern, das gleiche selbst zu entdecken. Wo und wann auch immer ein einzelner Mensch, egal ob Frau oder Mann, sein Herz öffnet, bereit, die Wahrheiten der globalen Familie zu erlernen, würde sie da sein, um ihn anzuleiten. Wenn die Menschheit ihre Herzen mit Respekt vor allen anderen Lebensformen öffnet, würde sie da sein, um die Menschen auch zu Respekt vor sich selbst zu erziehen. Wenn die Kreisläufe und Jahreszeiten Leid über die Menschen bringen, würde sie die heilende Salbe sein, die die Menschen in ihrer der natürlichen Umgebung finden.

Die immaterielle geistige Welt, die sich innerhalb der materiellen Welt befindet, wartet darauf entdeckt zu werden. Ihre menschlichen Kinder würden die letzten sein, die diese Wahrheiten erlernen sollten. Im Wissen, dass die Arroganz des Menschen eines Tages verfliegen, sich in Nichts auflösen würde, findet sie Trost und Freude. Im Wissen, dass Großvater Sonne aufgeht, wenn diejenigen, die ihren Schmerz hinter sich zu lassen bereit sind, durch die Kreisläufe und Jahreszeiten hindurch nach Hause finden zu ihren Herzen.

„Ja, das Leben ist schön", haucht sie in die sternenhelle Nacht, gerade laut genug, dass diejenigen, welche ihre Herzen bereits geöffnet hatten, es hören konnten.

Talks with Relations - Die Spürende

▪▪

WISDOM KEEPER

Die Weisheitshüterin

Flüst're mir deine Weisheit zu,
oh, Hüterin uralten Wissens,
auf dass ich das heilige Geheimnis
des Lebens immer erinnere.

Die Geschichten der Großmütter,
kühne Taten, große und kleine,
das Schreiten der Edlen,
die den Ruf uns'rer Mutter erhören.

Zyklen und Zeiten,
die uns wachsen lassen,
Visionen, die sich neu gebären
Wiedergewonnener Geist, der wir sind.

Wahrheit erringt den Sieg
über den Krieg, der in uns wohnt,
ladend die Herzen der Menschen
zur großen Feier.

Die Clanmutter des Zweiten Mondzyklus

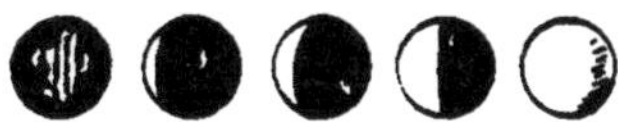

WISDOM KEEPER – die die Weisheit hütet – ist die Clanmutter des Zweiten Mondzyklus und die Geschichtsschreiberin unter den 13 Clanmüttern, betraut mit allen Aufzeichnungen der Erde. Sie hütet die Bibliotheken der Steine, beschützt Heilige Traditionen und wacht über das Erinnern und das Gedächtnis der Erde. Sie lehrt uns, unser Selbst zu entfalten, indem wir in allem *die Wahrheit ehren*. Ihr Monat ist der Februar und grau ihre Farbe, über die wir uns mit Wisdom Keepers Medizin und Mondzyklus verbinden können.

WISDOM KEEPER ruft uns ins Bewusstsein, dass alle Geschichte in den Bibliotheken der STONE PEOPLE – der Steinwesen – aufbewahrt wird und dass wir, um Zugang dazu zu erhalten, den Stimmen des ROCK TRIBE – des Felsenvolks – lauschen müssen, die alle Erinnerungen für Mutter Erde aufzeichnen. Wollen wir die Wahrheit all dessen, was war, wirklich ehren, genügt es nicht, nur den menschlichen, kulturellen Traditionen oder Geschichten zu lauschen. Alles, was auf unserem Planeten je geschehen ist, haben die Steine aufgenommen und bewahrt. Wer willens ist, die Sprache der Steinwesen zu lernen, erlangt Zugang zu den Erinnerungen von Mutter Erde.

WISDOM KEEPER achtet die Wahrheit so, wie sie jedes Individuum aus seiner eigenen Perspektive sieht. Der SACRED POINT OF VIEW – die individuelle Perspektive ist ihr heilig. Denn jede und jeder einzelne erlebt die Ereignisse des Lebens auf eine andere Weise. In ihrer Weisheit versteht diese Clanmutter, dass im Lebensweg jedes Wesens Wahrheit enthalten ist. In unserer Arroganz sind wir Menschen die einzige Lebensform auf der Welt, die darauf besteht, dass ihre jeweilige Religion, Weltanschauung oder Tradition als Einzige die Wahrheit und den Weg zur Weisheit enthält. Aus diesem Grunde ist Wisdom Keeper auch die Mutter der Freundschaft, die uns zeigt, wie man selbst zum Freund oder zur Freundin wird und diese Freundschaften auch pflegt.

Wisdom Keeper lehrt uns, dass Wissen und Weitsicht die Schlüssel zur Selbstentfaltung der Planetaren Familie sind. Sie lehrt uns, die Wahrheit zu ehren, die jedem Volk, jeder Kultur, jeder Konfession, jeder Lebensweise, jeder Gesellschaft, jeder Tradition innewohnt – indem wir erkennen, welche Ähnlichkeiten sie miteinander verbinden. Die Farbe Grau ist nicht bedrohlich, sondern neutral. Sie steht für Freundschaft. Durch die Farbe Grau lehrt uns Wisdom Keeper , mit anderen zu interagieren und dabei den Heiligen Raum und die Heilige Perspektive des jeweils anderen zu respektieren, ohne das Gefühl zu haben, den eigenen Standpunkt verteidigen zu müssen. Wenn wir unsere eigenen Wahrheiten achten, entwickeln wir unser Bewusstsein für das Selbst und gestatten anderen, dasselbe zu tun. Jedes neue Verständnis, das wir für die Wahrheiten anderer aufbringen, mehrt unser persönliches Wissen und unsere individuelle Weisheit, wodurch sich das richtige Verhältnis zu All Our Relations – All unseren Verwandten weiterentwickelt, so, wie wir es in unserem Innern, in unserem Selbst erleben.

Wir können die Medizin von Wisdom Keeper anrufen, um Freundschaften wiederherzustellen. Sie hilft uns, die Wahrheit in allem zu achten, uns die Geschichte der Erde zu erschließen, unser Selbst zu verwirklichen und unsere Erinnerungsfähigkeit zu erweitern. Menschen, die während des zweiten Mondzyklus oder im zweiten Monat geboren sind, leiden mitunter unter kurzzeitigem Gedächtnisverlust, weil sie die Gabe, die ihnen durch die natürliche Verbindung zu Wisdom Keeper mit auf den Weg gegeben wurde, nicht zu nutzen verstehen. Wisdom Keepers Medizin vermag es jedoch, den Gedächtnisverlust der Children of the Earth – Kinder der Erde zu heilen.

Wisdom Keeper hilft uns, Erinnerungen wachzurufen und alles, was wir dort finden – Gefühle, Weisheit, Tastsinn, gesprochenes Wort, Ideen – für unser inneres Wachstum und Entwicklung zu nutzen. Diese Clanmutter lehrt uns, dass wir alles, was wir je erlebt haben, aus unserem Gedächtnis abrufen können – zu jeder Zeit, auch in Zukunft –, so dass es uns bei den Lektionen, die das Leben bereithält, unterstützt. Wisdom Keeper achtet auf Details und zeigt uns, wie uns erinnerte Einzelheiten als Richtschnur dienen können, unsere Wahrnehmungsfähigkeit so weit zu verfeinern, dass wir die Medizin erlangen, in jedem Moment vollkommen präsent zu sein. Wenn wir auf die Details im Hier und Jetzt achten, verlieren wir uns nicht in der Sorge um die Vergangenheit oder Zukunft. Dadurch lernen wir die Kunst der Ausdehnung durch Selbstentwicklung.

Auf dem Pfad der Weisheit

Wisdom Keeper läuft durch das flirrende Morgenlicht, das über den sonnenbeschienenen Mesas liegt, und sieht Großvater Sonne zu, wie er seine Strahlen auf den hoch und steil aufragenden schneebedeckten Felsentürmen tanzen läßt, die die Wüste wie einen Kessel umgeben – einer Wüste, die mit ihren bunt geschichteten Tafelbergen wie verzaubert ausschaut. Mutter Erde trägt eine rötlich, orange und gelblich schimmernde Patchwork-Decke aus riesigen Felsformationen. Die tiefen Schatten in den Canyons, Arroyos und Trockentälern weben blassblaue und lila Töne ins Weiß der Eiswesen, die sich mit den Grüntönen der Zypressen, Zedern und Kiefern vermischen. Das Baumvolk des High Desert – der Wüstenhochebene – übernimmt gerne die Aufgabe einer stehenden Verbindung zwischen Mutter Erdes vielfarbigem Mantel und dem leuchtend blauen Baldachin von Vater Himmel. WISDOM KEEPER spürt auf ihrer morgendlichen Wanderung, die sie zu einer Reihe verborgener Höhlen führt, dieselbe ruhige Verbindung. Diese Öffnungen in Mutter Erdes Leib liegen in einem Wüstencanyon, der als besonderer Kraftort gilt – im CANYON DER ZEIT.

Als sie die Weggabelung erreicht, wo ein Pfad hinauf zu den Höhlen führt, bemerkt sie eine riesige, hochgewachsene Ponderosa-Kiefer, die einen purpurnen Schatten wirft. Dort, im frostigen Halbdunkel, sieht sie einen der Stone People liegen, ein flacher Stein, der ihre Aufmerksamkeit erregt. Um sich die Oberfläche des tischartigen Steins näher anzusehen, geht sie um den Stamm des Baumriesen herum, berührt zum Gruß seinen mächtigen Stamm und steigt vorsichtig über einen eisigen Haufen geschmolzenen und neu vereisten Schnees. Auf dem Stein nimmt sie eine einzelne wie perfekt gefrorene Schneeflocke wahr. Sie scheint mit ihrem geometrischen Muster wie über der blaugrauen Oberfläche des Steins zu schweben.

WISDOM KEEPER beugt sich zu ihr herab, darauf bedacht, mit ihrem warmen Atem das zarte Netz aus Eis, das da im Frost des frühen Morgens glitzert, nicht zum Schmelzen zu bringen. „Oh, Schneeflocke", flüstert sie mehr zu sich selbst, „ was für ein seltenes Geschenk des Winters du doch bist."

Die Schneeflocke überrascht WISDOM KEEPER, indem sie die hingehauchten Gedanken aufgreift und antwortet, während das Herz der Clanmutter beginnt, schneller zu schlagen. „Ich heiße ICE WEB – Eisnetz, Mutter. Als Großmutter SPINNE das Netz der Schöpfung webte, schuf sie Schneeflocken als Symbol für die Netze der Träume, die von der Traumzeit auf die Erde finden, um zu lebendigen, physischen Erfahrungen zu werden."

Wisdom Keeper ist noch nie einer sprechenden Schneeflocke begegnet, und so drängt es die Hüterin des Erdgedächtnisses in ihrer Neugier, Ice Web weitere Fragen zu stellen, um die Rolle, die das Große Geheimnis den Eiswesen des Winters zugedacht hatte, besser zu verstehen.

„Was für eine außergewöhnliche Aufgabe du hast, Ice Web. Erzählst du mir mehr davon? Was trägt deine Medizin zu unserer Planetaren Familie bei? Ich möchte das gern verstehen, dann kann ich es auch an die Zweibeinigen weitergeben."

„Ja natürlich, Wisdom Keeper. Ich wurde im Frost konserviert, damit meine Reise durch dein Leben nicht unbemerkt bleibt. Du magst die Bedeutung meiner Existenz festhalten, damit jedes Kind der Erde begreift, dass seine Träume und Visionen das spirituelle Wachstum der gesamten Planetaren Familie befördern.

Mutter, jedes einzelne der Erdenkinder hat Träume und Gefühle, die seinem Platz in der Natur entsprechen. Zusammengenommen ergeben all diese Empfindungen und Träume das, was die Kinder der Erde für ihr Leben brauchen. Die Schneeflocken sind die Boten, die diese Bedürfnisse überbringen, denn in unseren Körpern stecken die Muster jedes einzelnen Traums. Wenn die Wärme von Großvater Sonne unsere Körper zu Wasser zergehen lässt, ergießen sich die gesammelten Träume in den Boden von Mutter Erde und lässt sie verstehen, was sich ihre Kinder insgeheim am sehnlichsten wünschen."

Wisdom Keeper ist beeindruckt, wie klar Ice Web alles darlegte und wie einfach der Plan des Großen Geheimnisses doch war, Mutter Erde über die Bedürfnisse ihrer Kinder auf dem Laufenden zu halten – was eine weitere Frage aufwirft: „Da ja die Flüsse und Bäche auf Mutter Erdes Körper die Gefäße, die Adern sind, die ihre Gefühle in Form von Wasser weiterleiten, meinst du damit, ihre Gefühle bestehen aus der Summe der Wünsche und Emotionen aller ihrer Kinder?"

▪▪

„Genau! Und jetzt weißt du auch, warum die Muster des Schneeflockenvolks so wichtig sind. Mit jedem Tag machen die Kinder der Erde neue Erfahrungen, entsprechend ändern sich ihre Gefühle täglich. Was sich ein Erdenkind fürs Leben wünscht, wird in eine einzelne Schneeflocke übersetzt – gleichsam in ein Schneeflocken-Medizinrad –, welches das Herz von Mutter Erde erreicht, sobald die Schneeflocke schmilzt", gibt Ice Web zurück. „Während der Grünen und der Gelben Monde, der Zeit des Reifens von Träumen, übernehmen Regentropfen diese Funktion. Wir, die Schneeflocken, sind die Boten der Weißen Monde, weil die Träume so lange in kristallisierte Form gegossen werden müssen, bis die Jahreszeit der Ruhe und des Nachdenkens vorüber ist. Dann, in den Monden, da es wärmer wird, tauen die in Frost erstarrten Visionen und Traummuster auf und ergießen sich in die Erde.

Jede Schneeflocke repräsentiert ein Netz aus Lebenslehren, welches eines der Erdenkinder gewebt hat. Jedes Mitglied unseres Schneeflockenclans reflektiert eine individuelle Sicht auf die Dinge, auf das Netz des Lebens, so wie es eine einzelne Person auf unserem Planeten geträumt hat. Jede Lebensform, jedes Geschöpf ist ein Teil des Großen Ganzen, was jedoch den Blick auf das Leben angeht, nimmt jedes eine eigene, sehr individuelle Perspektive ein, einen Sacred Point of View. Die Träume, welche eine Person lehren, durch das Treffen von Entscheidungen ihr Leben zu leben, entspringen dem Heiligen Raum und der ureigenen Perspektive des jeweiligen Individuums."

Wisdom Keeper lächelt, weil sie eine Ahnung davon bekommt, warum sie sich an diesem frostigen Morgen überhaupt zu den geheimen Höhlen aufgemacht hat. Die Clanmutter spürt, dass das Zusammentreffen mit Ice Web kein Zufall war ist. Um das, was sie intuitiv weiß, bestätigt zu bekommen, entscheidet sie sich eine Frage zu stellen.

„Ice Web, in deinem Muster spiegeln sich meine Träume und meine sehnlichsten Wünsche, richtig?"

Ice Web lobt den scharfen Verstand der Clanmutter und bittet darum, an ihren weiteren Gedanken teilhaben zu dürfen.

„Um meine Mission als Hüterin der Erdgeschichte zu erfüllen, muss ich diesen Weg weitergehen und die geheimen Höhlen weit über uns im Canyon der Zeit besuchen. In diesen Höhlen nimmt mich Mutter Erde mit auf eine Reise, die mein Verständnis erweitern soll. Das wird eine Herausforderung für mich, aber ich werde den letzten Übergangsritus im Rahmen meiner Ausbildung auf mich nehmen. Ich bin bereit, die Fähigkeiten auszuprobieren, an deren Entwicklung ich so ausdauernd gearbeitet habe. Wenn Mutter Erde befindet, ich habe meine Lehrzeit erfolgreich abgeschlossen und besitze nun das, was es braucht, um eine weise Frau zu sein, dann nehme ich meine Rolle als Hüterin der Heiligen Traditionen ganz an und ehre die Wahrheiten, die ich in mir trage. Nach dem Übergangsritus werde ich die heilige Kraft des Erinnerns unserer Planetarischen Familie in mir tragen. Die Medizin des Planetarischen Gedächtnisses besteht aus allen Wahrheiten, die im Sacred Point of View – in der Heiligen Perspektive jedes einzelnen Lebewesens zum Ausdruck kommen, das je auf Mutter Erde gelebt hat, zu allen Zeiten und in allen Welten."

Wisdom Keeper begreift, dass Ice Webs Muster die Träume, Bestrebungen und all das Wissen spiegelten, das die Clanmutter in den früheren Abschnitten ihrer Wanderung auf Erden gesammelt hatte. Nun kommt die Zeit, ihre Vision und ihre Erkenntnisse anderen zu öffnen, ihre Weisheit mit den Kindern der Erde zu teilen. Ice Web sollte ihren Weg kreuzen, um die Clanmutter an die Kreise innerhalb der Kreise zu erinnern in allen Lebensformen, die auf ihre Weisheit angewiesen waren. Und daran, wie gut sie ihre Fertigkeiten entwickelt hatte.

Ice Web bewahrte Wisdom Keepers geheimste Wünsche in ihrem gefrorenen Muster, und so war es nicht weiter verwunderlich, dass die Schneeflocke die Gedanken der Clanmutter lesen konnte. Ice Web spürt Wisdom Keepers Vorahnungen und antwortet auf die unausgesprochenen Worte der Clanmutter.

„Mutter, die Schritte, die du mit diesem Übergangsritus gehst, bringen deine Ausbildung zum Abschluss und sind sehr wichtig. Meine gefrorenen Muster bewahren deine früheren Träume. Sie werden schmelzen und zu Mutter Erde zurückkehren. Vielleicht möchtest du ja diese Muster, die in dir sind, loslassen, bevor du die Höhlen im Canyon der Zeit betrittst. Wenn du noch einmal die Schritte und Lektionen Revue passieren lässt, die dich bis zu diesem Punkt gebracht haben, befreit dich das und du kannst der Zukunft klar ins Auge blicken. Das Erinnern trägt eine eigene Medizin in sich, die dir Zugang zu all den Orten, Einsichten und Situationen ermöglicht, die dich zu der Frau gemacht haben, die du jetzt bist. Indem du dir alles, was einmal war, noch einmal in Erinnerung rufst, findest Du Deinen Platz im Hier und Jetzt und bist damit im Besitz all dessen, was Dich ausmacht. Du wirst ganz du selbst."

Ice Web hat vollkommen recht. Wisdom Keeper nimmt sich daher die nötige Zeit, um sich auf den Eintritt in die Höhlen vorzubereiten. Das Erinnern geht weit über das Aufzeichnen der Geschichte von Mutter Erde hinaus. Es ist ein wesentlicher Teil ihrer eigenen Medizin, der es ihr ermöglicht, zum nächsten Lernabschnitt weiterzugehen, ohne sich von den alten Mustern oder auch Erfolgen der Vergangenheit fangen zu lassen. Wisdom Keeper kann sehen, wie wichtig es ist, all den Schritten, die sie bisher gegangen war, noch einmal nachzuspüren und das Wohlgefühl, das sie hervorgerufen hatten, noch einmal auszukosten und für sich festzuhalten. Denn dann erst würde sie nach vorn blicken und vorwärtsgehen können und ihr Recht auf die Ganzheit einfordern, die sie erreicht hatte.

Die Clanmutter taucht aus ihren Gedanken auf, schaut zum Himmel und spricht: „Großvater Sonnes Strahlen berühren die Muster in deinem Körper. Mutter Erde wird bald meine geheimsten Gefühle in ihrem Herzen aufnehmen, wenn deine gefrorene Form sich in Flüssigkeit verwandelt und ins Herz dieses Steinwesens sickert und dann weiter in den Boden darunter. Ice Web, ich möchte dir danken, dass du mein Lehrer bist und deine Weisheit mit mir teilst. Ich verabschiede mich jetzt und wandere weiter auf meinem Weg. Mein Herz wird sich immer voller Dankbarkeit an dich erinnern."

WISDOM KEEPER winkt Ice Web zum Abschied zu und setzt ihren Weg hinauf zum Canyon of Time fort. Bald schon wird der Weg immer steiniger und sie findet sich umgeben von schroff hervorspringenden Felsblöcken, die rostrot bis bernsteinfarben leuchten. Hier und da grüßt sie Vertreter der Standing People – der Bäume, die auf den steilen Klippen im Canyon der Zeit wachsen. Es ist schon nach Mittag, als sie die senkrecht aufragenden Wände am hinteren Ende des Canyons erreicht. Allem Anschein nach geht es hier nicht weiter, doch sie umrundet einen Felssporn, dem die meisten Menschen keine Beachtung geschenkt hätten. Dahinter erhebt sich eine steile Felswand aus Kalkstein, die den Eingang zu den geheimen Höhlen umrahmt. WISDOM KEEPER bringt der Erde zu ihren Füßen etwas Maispollen als Opfergabe dar und bittet andachtsvoll die Geister als Hüter der Heiligen Höhlen um Einlass. Als ihr eine sanfte Brise übers Gesicht streicht, deutet sie dies als Zeichen, dass sie in den Höhlen willkommen ist.

Still steht sie auf einer der Felsplatten, die hier oben den Boden des terrassenförmigen Canyons bildeten und blickt zum Eingang der sieben Höhlen. Dann nähert sie sich der Felsöffnung. Die sieben Höhlen symbolisieren die SIEBEN HEILIGEN RICHTUNGEN: OSTEN, SÜDEN, WESTEN, NORDEN, OBEN, UNTEN UND INNEN. WISDOM KEEPER dreht sich um, kniet vor dem Eingang, beugt sich herab und küsst die Erde. Auf den Knien bleibend richtet sie den Oberkörper auf und streckt ihre Arme FATHER SKY – Vater Himmel entgegen. Dabei stimmt sie ein Lied des Dankes an dafür, dass sie die Möglichkeit bekommt, ihren letzten Übergangsritus zum Abschluss zu bringen. Als sie ihr Dankeslied beendet hat, bleibt sie in Stille vor dem Eingang zur ersten Höhle sitzen.

Wisdom Keeper beginnt den Akt des Erinnerns mit einer Rückschau über ihre ersten Erlebnisse in einem menschlichen Körper. Jede Erfahrung vergegenwärtigt sie sich noch einmal bewusst bis zum Schluss, um sie sich zu merken. Die Tiere, die ihr in jenen Sonnen und Nächten als Lehrer zur Seite standen, tauchen vor ihrem Auge auf, und sie lässt alles, was sie von jedem einzelnen gelernt hat, noch einmal Revue passieren.

Schwein hatte sie gelehrt, *Intellekt und Verstand zu gebrauchen.* Maus hatte ihr beigebracht, *auf das kleinste Detail zu achten, indem man alles ganz genau und sorgfältig prüft, sich jedoch gleichzeitig nicht zu überfordern, sondern immer nur eine Aufgabe auf einmal zum Abschluss zu bringen.* Chipmunk – das Streifenhörnchen hatte ihr seine Medizin vor Augen geführt, die darin besteht, *auch die kleinsten Glieder der Natur zu respektieren, indem man gegenseitig miteinander in Beziehung tritt und sich als gleichwertig betrachtet.* Chipmunk hatte sie gelehrt, die Parallelen zu sehen zwischen der Welt der Natur und den Vorstellungen der Menschen, und ihr beigebracht, dass alle Blickwinkel ihre Berechtigung haben. Von Turteltaube hatte sie gelernt, *den Traum vom Frieden zu hegen und zu nähren* und diesen Frieden im eigenen Inneren zu finden. Jedes ihrer Totemtiere hatte ihr von der Weisheit geschenkt, die es in sich trägt, auf dass sie das Beste aus ihren Talenten machte. Still dankt sie jedem einzelnen und geht dann weiter in ihrer Erinnerung zu all den Lektionen, die sie gelernt hat.

Nachdem Wisdom Keeper all des Guten, das ihr im Leben widerfahren war, gedacht und die Vergangenheit frohgemut losgelassen hat, ruft sie Mutter Erde an und bittet um Erlaubnis, die erste Höhle zu betreten. Ein Blatt, auf einem sanften Windhauch vom Baum über ihr in den Höhleneingang geweht, bedeutet ihr, einzutreten. Wisdom Keeper nimmt eine Handvoll Erde auf, berührt damit ihr Herz und wirft die Erde nach hinten über die Schulter als Zeichen dafür, dass sie die äußere Welt und ihre früheren Erfahrungen hinter sich lässt. Sie holt tief Luft, um das Manna des Lebens in sich aufzusaugen, und betritt lautlos die Höhle.

Sofort dringt Mutter Erdes Stimme in ihre Ohren. „WISDOM KEEPER, du bist jetzt in der Höhle des Ostens. Der suchende, männliche Teil deines Wesens, welcher nach Erleuchtung und Klarheit strebt, wohnt hier und in deinem menschlichen Körper. Durch die Lehren des Ostens hast du die Fähigkeit erworben, Beschützerin der Heiligen Traditionen zu werden. Was hast du gelernt?"

„Mutter, ich habe die Wahrheit gesucht und habe gelernt, dass alle Lebewesen neue Traditionen erschaffen, wenn sie das Heilige und Erhabene ehren, das genauso im Individuellen steckt wie in der Schöpfung als Ganzes. Ich habe erlebt, wie klar sie alles sehen, wenn sie Weisheit ebenso stark ersehnen wie den Atem des Lebens. Ich weiß jetzt, dass alle Heiligen Traditionen entstehen, wenn der oder die Einzelne einen Weg sucht und findet, um sich mit der Liebe des Großen Geheimnisses rückzuverbinden. Ich verstehe, dass meine Rolle, diese Heiligen Traditionen zu schützen, darin besteht, unseren menschlichen Kindern beizubringen, dass jedes einzelne von ihnen die Chance hat, seine Verbindung zum Großen Geheimnis für sich selbst zu entdecken. Ich muss des Großen Geheimnis' Heilige Tradition des freien Willens schützen, indem ich den Menschen beibringe, dass jeder Einzelne das Recht hat, sich auf eine ganz eigene, individuelle Weise mit dem Schöpfer zu verbinden. Das Orenda jedes Menschen sollte ihm dabei Leitidee und richtungsweisende Kraft sein. Wahre Erleuchtung finden die, die respektieren, dass jeder Mensch das Recht auf eigene, persönliche Wahrheiten hat und der Stimme seiner eigenen Spirituellen Essenz folgt. Ich habe gelernt, dass die Heiligen Traditionen erhalten werden können, wenn man die rigiden menschlichen Regeln ignoriert, die entstehen, wenn ein Mensch andere dazu bringen will, einer

Führung – in welcher Form oder Person auch immer – zu folgen anstatt der Stimme der Wahrheit, die aus dem Orenda jedes einzelnen spricht."

Der Durchgang von der ersten zur zweiten Höhle erhellt sich – ein Zeichen, dass WISDOM KEEPER weitergehen möge. Als sie die zweite Höhle betritt, sagt Mutter Erdes Stimme zu ihr: „Tochter meines Geistes, dies ist die Höhle des Südens. Wem zu vertrauen hast du gelernt?"

WISDOM KEEPER antwortet: „Mutter, ich habe gelernt, der Wahrheit in mir zu vertrauen. Ich habe gelernt, der Unschuld der Jugend und der im Herzen Junggebliebenen zu vertrauen. Ich habe gelernt, dass alle Weisheit, Erkenntnis und Geschichte aus der Wahrheit entspringt, die sich in den individuellen Perspektiven aller Lebensformen in der physischen Welt äußern."

„Ich habe entdeckt, dass in Unschuld und Demut eine große Kraft liegt, die Selbstüberhebung transzendiert, jene Maske, hinter der die Menschheit ihre Unsicherheit und ihren Schmerz zu versteckt. Ich habe herausgefunden, dass in Glauben und Vertrauen das Geschenk der Vergebung enthalten ist und dass die Menschen durch Vergebung die Weisheit kindlichen Staunens wiedererlangen können."

Der Eingang zur dritten Höhle erhellt sich und WISDOM KEEPER tritt ein. Als sie sich der Mitte der dritten Höhle nähert, fragt Mutter Erdes Stimme: „Mein Kind, was kannst du mir zu den Lehren des Westens sagen, die das Menschsein betreffen?"

WISDOM KEEPER antwortet: „Ich habe erkannt, dass die Zukunft vom weiblichen Prinzip in allem und jedem abhängt, weil alle aus dem Weiblichen geboren werden. Ich habe die Schönheit zu schätzen gelernt, die im Nähren und im Mitgefühl liegt, weil ich diese Fähigkeiten in mir selbst geboren habe. Ich habe gelernt, die Samen der Weisheit solange in mir zu tragen, bis sie endlich reif sind, um geteilt zu werden. Ich habe meinem weiblichen Körper Achtung entgegengebracht, indem ich sexuelle Freuden nur mit denen teile, die meinem gesamten Wesen mit größtem Respekt begegnen. Ich habe gelernt, dass der Ort aller Zukunft, der Westen, ein Ort der Dunkelheit ist, wo es keine Angst vor dem Unbekannten gibt, weil es sich anfühlt, als kehre man in die Medicine Bowl – den heiligen Schoß der Mutter aller Dinge zurück. Ich habe Stärke in Zurückgezogenheit und Stille gefunden, weil beides die weibliche Kraft der Innenschau freisetzt, die es ermöglicht, Antworten zu erhalten. Es tat gut, die Kunst der Selbsterforschung zu erlernen, denn durch das weibliche Prinzip habe ich die Weisheit erlangt, mich selbst zu lieben."

Der Durchgang zur vierten Höhle erhellt sich, WISDOM KEEPER holt tief Atem und tritt hinein. In der Höhle des Nordens spricht Mutter Erde zu ihr: „Sage mir, Kleines, welche Weisheit hast du vom Norden erlangt?"

„Am Ort der Heilung und der Dankbarkeit habe ich die Weisheit jener entdeckt, die das menschliche Sein ganz und vollständig annehmen. Was sie auf ihrem Lebensweg gelernt haben, hat ihnen gute Dienste erwiesen. Ich habe gelernt, für alle Gelegenheiten dankbar zu sein, an denen ich innerlich wachsen konnte. Manche waren schwierig, manche voller Freude, aber alle haben meine Weisheitslehren erweitert, denn ich habe gelernt, jede Gelegenheit zu ergreifen, noch tiefer zu verstehen und unserer Welt Mitgefühl zu schenken. Ich habe gelernt, dass Heilung zu jenen kommt, die nicht dem Leben die Schuld geben, sondern stattdessen dankbar sind für das Entwicklungspotential, das sich ihnen bietet. Ich habe festgestellt, dass man Weisheit aus persönlichen Erfahrungen gewinnt. Ich habe erkannt, dass Heilung aus der richtigen Geisteshaltung und Lebenseinstellung erwächst, und ich habe gelernt, für all das zutiefst dankbar zu sein."

Der Durchgang zur fünften Höhle erhellt sich und WISDOM KEEPER tritt ein. Sie bemerkt eine Felszeichnung an der hinteren Wand, einen Wal. Mutter Erde spricht zu ihr: „Dies ist die Höhle des Oben, meine Tochter. Was hast du über die Weisheit herausgefunden, die im Oben steckt?"

WISDOM KEEPER antwortet ohne lange zu überlegen: „Mutter, ich habe entdeckt, dass unsere Seelen durch die SKY NATION – dem Himmelsvolk zur Erde finden. Wie Sternschnuppen reisen wir aus der geistigen Welt in unsere Körper. Das Feuer in unseren Herzen ist die Ewige Flamme der Liebe, sie wird eines Tages zur nächtlichen Medizinschale des Sternenhimmels zurückkehren. Ich habe begriffen, was Schicksal bedeutet. Jedes menschliche Wesen bekommt die Gelegenheit, dem Großen Geheimnis für die herrliche Schöpfung zu danken, von der jeder und jede ein einzigartiger Teil ist – indem man sein Bestes gibt und sein Möglichstes tut. Wenn jeder Mensch die Gaben, die ihm zuteilwerden, wertschätzt, weiterentwickelt und zu voller Blüte bringt, dann erfüllt er damit sein Schicksal. WHALE SONG – der WALGESANG ist ein Medizinlied von Sirius, dem Hundsstern. Es lehrt die Menschenwesen unter dem nächtlichen Himmel, sich ihrer Begabungen zu erinnern und mit deren Hilfe die Ganzheit wiederzuentdecken, die ihnen vorbestimmt ist und die ihrem Geist innewohnt."

In der Stille, die folgt, erhellt sich der Durchgang zur sechsten Höhle und WISDOM KEEPER tritt ein. Mutter Erdes Stimme hallt sanft durch den Raum: „Dies ist die Höhle des Unten, liebe Tochter. Welche Weisheit hast Du aus dieser Richtung gewonnen?"

WISDOM KEEPER bemerkt den elfenbeinernen Stoßzahn eines großen Mammuts, das die rechte Hälfte der Höhle ausfüllt, lächelt in sich hinein und antwortet: „Die Weisheit des Unten besteht darin, alles Gelernte anzuwenden beim weiteren Beschreiten des eigenen Lebensweges. Wie das MAMMUT mächtig ist, ist auch *die Kunst des Erinnerns* eine mächtige Medizin. Nichts geht jemals verloren, wenn die Menschen die Informationen, die sie sammeln, und das, was sie das Leben lehrt, in Ehren halten und als heilig genug ansehen, um sie im Gedächtnis zu bewahren. Wenn sie die Weisheiten den nachfolgenden

Generationen übergeben, ist sichergestellt, dass die Lehren für immer lebendig bleiben. Ich habe gelernt, dass das Wissen auf Erfahrung beruht, nicht auf Glauben und Bekenntnissen. Die Zweibeinigen müssen das Erinnern und die spirituelle Weisheit auf den Weg nach Unten bringen und diese selbst verkörpern."

Der letzte Durchgang erhellt sich und WISDOM KEEPER betritt die siebte Höhle. Der Geist ihres Totemtiers erfüllt die Höhle und sie spürt die Anwesenheit von LYNX – dem LUCHS, als wieder Mutter Erdes Stimme zu vernehmen ist: „Dies ist die letzte Höhle, die des Innen. Was hast du über das Leben, welches in dir ist, gelernt, mein Kind?"

WISDOM KEEPER spricht: „Mutter, ich habe gelernt, dass jedes lebende Wesen ein Herz voller Liebe, Wünsche, Träume, Pläne und großer Medizin besitzt. Für mich selbst habe ich gelernt, dass die unausgesprochene Weisheit meines eigenen Herzens wie ein seltenes Juwel ist, das mir erlaubt, mich zu freuen, dass ich am Leben bin. Ich habe gelernt, diese Weisheit nur dann zu teilen, wenn ich darum gebeten werde. Ich habe gelernt, dass es im Universum keine Geheimnisse gibt, weil alle Antworten innen zu finden sind. Wer Weisheit sucht, hat jederzeit Zugang zu diesen Geheimnissen – sie oder er braucht nur in sich zu gehen und das Licht der Ewigen Flamme der Liebe zu suchen. Wie Luchs – man nennt ihn auch den, der die Geheimnisse kennt – das innere Wissen bewacht, spiegelt das Funkeln in den Augen jedes Erdenkindes das verborgene Feuer der Weisheit, das ihm innewohnt. Der Zugang zu den Geheimnissen aller Welten erfolgt über das Herz – wenn der Suchende bereit ist, sich zu öffnen und zu empfangen."

Mutter Erde spricht abermals: „Du hast viel gelernt, meine Tochter. Ich freue mich, dass du diese Möglichkeiten und Wege gefunden hast, die Wahrheit zu ehren. Du bist auf dem Pfad der Weisheit gewandelt und hast herausgefunden, dass du dich auf die Führung durch die Stimme deines Orenda verlassen kannst. Du hast erkannt, dass der Pfad der Weisheit immer zur WITHIN DIRECTION – nach innen führt

– zu deinem Herzen. Mit dem vollständigen Durchlaufen der Sieben Heiligen Richtungen der Weisheit findet dein letzter Übergangsritus seinen Abschluss und ermöglicht dir, das menschliche Leben zu verstehen. Hast du auch herausgefunden, warum diese Höhlen hoch oben über dem Canyon der Zeit liegen?"

„Ja, Mutter, ich habe erkannt, dass im Laufe der Zeit jeder Mensch Weisheit erlangen muss, wenn er die Kreisläufe, das Wachstum und den Wandel in der physischen Welt erkennen will. Die Erdenreise ermöglicht es den Zweibeinigen, alle Richtungen des WHEEL OF LIFE – des Lebensrads zu erfahren und dort zu verweilen. Zu gegebener Zeit, wenn sie bereit sind und die Stimme ihres Orenda vernehmen, spüren sie, wie ihre Seele sie zum inneren Wachstum drängt. Ohne die Erfahrungen, welche ihre Zeit brauchen, um verarbeitet und ganz verstanden zu werden, wäre die Lektion jeder Heiligen Richtung unscharf und vage. Das Große Geheimnis hat uns die Zeit geschenkt, damit wir unseren Lebensweg und inneres Wachstum in aller Tiefe erfahren können. Die dadurch gewonnene Weisheit liegt, wie diese Höhle hier, hoch oben über dem Canyon der Zeit, weil es eine ewige Weisheit ist, für immer aufgezeichnet und festgehalten im Orenda des jeweiligen Menschen."

Mutter Erde segnet den Teil ihrer selbst, der in dieser Clanmutter des Zweiten Mondzyklus verkörpert ist, indem sie WISDOM KEEPER mit Liebe umhüllt. Eine Ahnung von Vollständigkeit und Ganzheit breitet sich in WISDOM KEEPERS Herzen aus und und erfüllt sie mit Visionen des WHIRLING RAINBOWS– des Wirbelnden Regenbogens. Das Gefühl inneren Friedens durchströmt ihre Adern. Sie ist bereit, die Höhlen zu verlassen und in Großvater Sonnes Licht zu treten, um ihre Reise unter den Zweibeinigen fortzusetzen und ihnen weiter zu dienen.

Als WISDOM KEEPER aus der Höhle tritt, wird sie gewahr, dass eine Nacht vergangen und der Morgen angebrochen ist. Großvater Sonne erfüllt die Welt mit den Farben des neugeborenen Tages. Sie hebt ihre

Arme den Strahlen seines feurigen Lichts entgegen, und singt ein Willkommens- und Dankeslied. Dann kniet sie sich nieder und küsst die Erde, den Körper ihrer Mutter. Der Weg war lang gewesen, der Prüfungen viele, aber nun versteht sie, warum das Große Geheimnis nie die Stärken, sondern nur die Schwächen der Menschen auf die Probe stellt. Der Pfad der Weisheit kann nur durch Erfahrung beschritten werden – durch Versuch und Irrtum. Sie hat das Recht erworben, sich Beschützerin der WISDOM ROAD – des Weisheitspfades zu nennen, weil sie ihn gegangen war, indem sie der Wahrheit in sich selbst die Ehre schenkte.

WISDOM KEEPER – Die Weisheitshüterin

WEIGHS THE TRUTH

Die Gerechte

Beschützerin der Schwachen,
wägt die Wahrheit auf der Waage
Alle können es sehen
Ausgleich und Gerechtigkeit
Geist kann frei bestehen

Sie wägt in all dem Chaos
irdischer Verwicklungen.
Hohes Licht, gerechte Sicht,
Mitgefühl in ihrem Herzen.

Schaut hinter die Masken
von Täuschung, Hass und Gier
findet klare Antwort, wenn Menschen,
Stämme, Völker sich darin verlieren

Hüterin der Gesetze des Großen Geheimnisses,
Wir ersuchen dich um weisen Rat.
Mögen wir stets akzeptieren,
wie die Wahrheit durch dich spricht.

Die Clanmutter des Dritten Mondzyklus

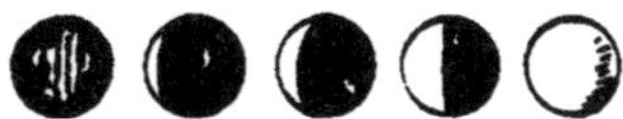

Weighs the Truth – die die Wahrheit wägt – ist die Clanmutter des Dritten Mondzyklus, die uns das Heilige Gesetz des Höchsten Wesens lehrt. Sie ist die gerechte Richterin, die die Menschenrechte abwägt, ist die Hüterin der Gleichheit, die Bewahrerin der Gerechtigkeit. Sie fällt kein Urteil über unsere Taten, indem sie uns Strafen auferlegt, sondern lehrt uns die Prinzipien der Heiligen Gesetze. Unsere Taten beruhen auf unseren Entscheidungen. Wenn wir bewusst die Entscheidung treffen, einander zu verletzen, haben wir unbewusst auch entschieden, unsere Lektion darüber zu erhalten. Weighs the Truth lehrt uns, dass wir selbst entscheiden müssen, was wir lernen wollen aus unserem Tun, um für das Wandeln auf krummen Wegen Wiedergutmachung zu leisten.

Die Hüterin der Gerechtigkeit sieht alle Aspekte einer Gegebenheit in voller Klarheit, sie lässt sich nicht von Halbwahrheiten oder Lügen zum Narren halten. Als Beschützerin der Schwächeren, der Benachteiligten, der Underdogs lässt sie sich nicht von persönlichen Meinungen beeinflussen und tilgt die Illusion von Klassenunterschieden und Hierarchien, von Reichtum, vermeintlicher Macht und Popularität. Sie verlangt, dass Gerechtigkeit und Gleichheit für alle Geschöpfe gleichermaßen gelten. Diese Clanmutter beobachtet in jeder Situation das, was wirklich da ist, und gleicht somit die Selbstherrlichkeit aus, die das menschliche Ego gerne aus dem Gleichgewicht bringt. Sie schult uns, indem sie uns ihre Demut zeigt. So können wir unsere Arroganz erkennen.

Weighs the Truth lehrt uns, wie wichtig es ist, beim Entfalten unserer Selbstbestimmtheit mehr Verantwortung zu übernehmen. Das Abwägen aller Facetten einer Situation dient dieser Clanmutter dazu, über die Wahrheit zu entscheiden. Selbstbestimmtheit kann man auch als unsere Fähigkeit sehen, auf alle Aspekte des Lebens zu reagieren, all unsere Stärken zu berücksichtigen und die Wahrheit zu akzeptieren, die wir finden, auch wenn sie uns nicht gefällt. Wer selbstbestimmt ist, deckt die Täuschung auf, hat die Wahrheit bezüglich dessen, was ihm oder ihr Freude bereitet, akzeptiert, und lässt sich nicht davon beeinflussen, wie andere uns gerne hätten. So kommen wir dem größten Wunsch unseres Herzens nach und finden Glück durch die Entscheidungsfähigkeit, die aus dem eigenen Wohlbefinden erwächst.

Der Mondzyklus dieser Clanmutter fällt in den März und wird durch die Farbe Braun versinnbildlicht, die für den fruchtbaren Boden von Mutter Erde steht. Dieser wiederum steht für die Verbindung von Mutter Erde mit dem Heiligen Gesetz. Der Wahrheitszyklus des dritten Mondes lehrt uns, *die Wahrheit anzunehmen*. Weighs the Truth lehrt uns, nicht nur die äußere Wahrheit zu anzunehmen, die sich in den Erfahrungen und Erlebnissen äußert, die uns im Leben widerfahren, sondern gleichermaßen die innere, die Wahrheit in uns: Betrachten wir uns einmal nüchtern und sachlich und akzeptieren dann, was wir da sehen, lässt diese Wahrheit, dieses Wissen um unsere Stärken und Schwächen die Selbsttäuschungen zerplatzen, die unser Potenzial einengen.

Weighs the Truth lehrt uns, dass wir uns nicht so sehr mit dem beschäftigen sollen, was an uns schwach oder falsch sein mag, sondern viel mehr mit dem, was uns stark macht und sich richtig anfühlt. Durch das Heilige Gesetz erkennen wir, dass unser Universum der Polaritäten, unsere Welt der Gegensätzlichkeiten tatsächlich von Ursache und Wirkung bestimmt wird. Wenn wir das Negative füttern, indem wir an allem etwas auszusetzen haben, wird die Schattenseite unseres Charakters, die dunkle Seite unseres Wesens genährt. Wenn wir hingegen das Positive würdigen und an unseren Stärken arbeiten, dann kann sich unser Orenda, unsere Spirituelle Essenz ausdehnen und entfalten.

Die Trägerin des Bürdekorbs

WEIGHS THE TRUTH sitzt in ihrem Wigwam und starrt die Wände aus Lehm, Gras und Blättern an. Gebogene Birkenstämme tragen ihre kreisrunde, kuppelförmige Behausung. Hier und da schimmert ein Stück weiße Rinde durch und reflektiert das Licht von Großmutter Monds vollem Gesicht, das durch die Rauchabzugsöffnung in der Mitte des gewölbten Daches fällt.

Da die Nacht warm ist, hat sie kein Feuer brennen. WEIGHS THE TRUTH sitzt zufrieden einfach nur da und genießt TIYOWEH, die Stille. Der Gedanke, hier in der Stille ihres suchenden Herzens jederzeit BIRKE anrufen zu können, deren innere Kraft darin besteht, *die Wahrheit zu entdecken*, hat etwas Tröstliches. Der Geist von SCHNEE-EULE ist in dieser Vollmondnacht bei ihr, in der sie eine Entscheidung bezüglich der Gerechtigkeit treffen muss. Eins der schemenhaften weißen Birkenrindenstücke scheint Eules Gestalt im weiten Rund ihrer Hütte zu spiegeln. WEIGHS THE TRUTH findet Trost in Schnee-Eules Medizin, die die Kraft besitzt, *Lügen und Betrug auszuschalten*. Eule ist ein Wisdom Keeper, eine Hüterin der Weisheit. Als Totemtier begleitete der Geist von Eule sie seit den ersten Tagen ihrer Wanderung auf Erden, hatte all die Prüfungen und Strapazen, das Leid und die Drangsal mit ihr geteilt und sich ihr Vertrauen und ihre Freundschaft verdient.

In dieser Sommernacht nun, bei einem vollen Mond, sieht sich WEIGHS THE TRUTH mit einer Situation konfrontiert, die all ihre Fähigkeiten auf die Probe stellt, der Gerechtigkeit Genüge zu tun. Vor fünf Sonnen hatten zwei Frauen des Stammes WEIGHS THE TRUTH aufgesucht und um ein Urteil gebeten. Running Water beschuldigte Blue Goose, sich mehr aus dem gemeinschaftlichen Lebensmittelvorrat zu nehmen, als ihr zustand. Blue Goose beschuldigte Running Water, ihre Nase in Angelegenheiten zu stecken, die sie nichts angingen, Gerüchte zu streuen und ihre Augen und Ohren nicht vom Heiligen Raum anderer fernzuhalten. WEIGHS THE TRUTH brauchte vier Sonnen und Nächte, um sich mit der Hilfe magischen Rauchs in die Situation hineinzudenken. Wenn Großvater Sonne ein fünftes Mal aufstieg, würde die Clanmutter ihre Entscheidung vor dem Stammesrat vortragen.

Im Rauch waren ihr Bilder erschienen, welche die schwierige Situation illustrierten. Um hinter diese Illusionen zu blicken, hatte sich Weighs the Truth in der Morgendämmerung des ersten Tages ihrer Entscheidungsfindung gen Osten gewandt. Sie hatte Großvater Sonne ihre Pfeife dargeboten und um Klarheit und spirituelle Erleuchtung gebeten. Dann hatte sie dem Ostwind vorab gedankt für die Gabe des Klarsehens, mit der sie fest rechnete, noch ehe seine Botschaft sie tatsächlich erreichte. So hatte sie dafür Platz geschaffen in ihrem Herzen. Danach hatte sie ihre Pfeife gestopft, in Tiyoweh – in der Stille, dagesessen und zugesehen, wie ihr die Geister all der verwandten Wesen, die sie mit Hilfe des Tabaks zu sich eingeladen hatte, im Pfeifenrauch erschienen. Mit jedem Zug spürte sie, wie die Medizin und die Kraft der Geister des Ostens in ihren Körper strömte. Der Pfeifenrauch stieg zur Sky Nation, dem Himmelsvolk auf, kräuselte sich im Ostwind und brachte die Klarheit, nach der sie suchte. Der Ostwind rief ihr ins Bewusstsein, was sie längst ahnte: Wer mit bedingungsloser

Liebe um Klarheit bat, den bestärkte Großvater Sonne mit seinem Licht, die nun deutlich erweiterte Sicht auf die Dinge ohne Vorurteile anzunehmen.

Als sich in jener ersten Nacht die samtige Decke der Dunkelheit violett wie die Blüte des Salbeis über die Welt breitete und WEIGHS THE TRUTH zur nächtlichen Medizinschale des Sternenhimmels aufsah, wurde ihr Erleuchtung zuteil. Später im Schlaf füllten sich ihre Träume mit weiteren Visionen und allerlei Erhellendem über Blue Goose und Running Water.

Als die zweite Sonne anbrach, wiederholte sie das Ritual und lud die Geister des Südens ein, ihr etwas Verlässliches zur Situation und zu den beiden Frauen mitzuteilen. An jenem Abend hielt sie wieder am Nachthimmel nach Vorboten, Hinweisen und Zeichen Ausschau. In ihren Träumen ging es um Lektionen von Unschuld und Demut, die es in dieser Sache zu lernen galt.

Als der dritte Tag heraufdämmerte, trug WEIGHS THE TRUTH ihre Pfeife auf den Kamm des Heiligen Bergs und wiederholte die Zeremonie, mit der sie die Geister rief. Diesmal rief sie den Westwind an und bat um Kraft, in sich zu gehen und dort nach den Antworten zu suchen, die sie die Zeichen und Botschaften, die sie bisher erhalten hatte, noch besser verstehen ließen. Auch bat WEIGHS THE TRUTH den Westwind, ihr zu zeigen, welchen Einfluss ihre Entscheidung auf die Zukunft der beiden Frauen, ihren Stamm und die nachfolgenden, noch ungeborenen Generationen hätten. Am Abend und in der Nacht erhielt WEIGHS THE TRUTH erneut die Antworten, nach denen sie suchte, durch die Betrachtung des Nachthimmels und durch Träume, die im Schlaf zu ihr kamen.

Zur vierten Morgendämmerung rief sie die Geister des Nordwinds an – WEIGHS THE TRUTH stand wieder auf dem Kamm des Heiligen Bergs, trat an die Felskante und bat um Weisheit. Die große Dankbarkeit, die sie für die bereits empfangenen Antworten verspürt, sandte sie dem Großen Geheimnis entgegen, ebenso einen Dank für die Weisheit, die noch zu ihr finden würde. Weighs the Truth bat um Heilung für alle an dieser Sache Beteiligten und darum, dass die Güte, die sich im Heiligen Gesetz fand und sich in Lektionen wie dieser äußerte, das Leben aller Beteiligten bereichern möge. In dieser Angelegenheit hatte sich ihr erneut die Chance geboten, ihre eigene Wahrheit und die der anderen noch besser akzeptieren zu lernen. Auch dafür entbot sie ihren Dank.

Weighs the Truth sitzt nun in ihrem Wigwam und denkt über die Zeichen nach, die sie an diesem Abend in der nächtlichen Medizinschale des Sternenhimmels gesehen hat, und über all die Botschaften der vergangenen vier Sonnen und Nächte. Sie ruft den Geist von Schnee-Eule an, der das Oben ihres Heiligen Raums bewacht, und bittet darum, er möge sich in ihrer Hütte offenbaren. Dann ruft sie Wiesel an, der das Unten ihres Heiligen Raums bewacht. Zuletzt ruft sie Krähe an, die Hüterin des Heiligen Gesetzes und Wächterin über die Within Direction – die siebte Richtung, die in das Innere ihres Herzens weist. Sie sitzt in der Stille der Dunkelheit mit geöffneten Augen, bereit eine Vision zu empfangen.

Dann sieht sie, wie ein Geist erscheint und sich auf einen hervorspringenden Ast setzt, der aus der runden Wand herausragt. In die lehmbedeckten Wände des Wigwams waren mehrere Äste eingelassen, um als Haken zu dienen für Haushaltsgegenstände, Leggins, Beutel mit getrockneten Essensvorräten und Medizinbündel. Eule lässt sich auf einem freien Ast nieder, schreit einen kurzen Gruß und wartet auf das Erscheinen der anderen Totemgeister.

Wiesel setzt sich auf einen Baumstumpf, der der Clanmutter als Tisch dient, und nickt ihr zum Gruß still zu. Der Geist von Krähe kommt über den Rauchabzug oben in der Mitte des gewölbten Wigwamdachs herein und nimmt auf einem Ast auf der anderen Seite der Hütte Platz, gegenüber von Schnee-Eule. Mit ihrem gekrächzten Gruß gibt Krähe das Signal, dass alle vier Freunde anwesend und bereit seien, ihr Powwow, ihre Zusammenkunft beginnen zu lassen.

Weighs the Truth ist dankbar, dass die Totemgeister erschienen sind, um ihr bei der abschließenden Entscheidungsfindung im Fall von Running Water und Blue Goose beizustehen. Sie zollt ihren Totems Respekt, indem sie jedem von ihnen die nach oben geöffneten Hände entgegenstreckt und per Zeichensprache ihre Dankbarkeit bekundet und ihr Gewilltsein, den Rat anzunehmen, den ihr die Totemtiere in ihrer Weisheit geben würden.

Krähe macht den Anfang. Sie erinnert alle Anwesenden daran, dass das Heilige Gesetz im Gleichgewicht besteht, das sich in jedem einzelnen Bestandteil der Natur und überall in der Schöpfung des Großen Geheimnisses äußert – und nicht in den Gesetzen, welche die Menschen machen. Zusammen sollen die vier Freunde nun die Antworten finden, die dem Heiligen Gesetz entsprechen, und gleichzeitig der Gerechtigkeit und Fairness allen Beteiligten gegenüber Rechnung tragen, um deren Leben wieder ins Gleichgewicht zu bringen. Krähe bittet Wiesel darum, die Wahrheit aufzuspüren. Wiesel ist der Detektiv im Reich der Tiere. *List, Verborgenheit, Einfallsreichtum und die Fähigkeit, das Offenkundige zu sehen* gehören zu seiner Medizin, um die Wahrheit ans Licht zu bringen.

Krähe bittet Eule, ihre Medizin, *die Kraft der Weisheit, des Scharfblicks und des Entlarvens von Täuschung* einzubringen, damit sie die ganze Wahrheit sehen können. Wenn Eule in der Wildnis seinen Ruf ertönen lässt, fragt sie zwar nur nach dem „Who?" – „Wer?" erhält aber immer auch die Antworten nach dem Wann?, Wie?, Warum? und Was? Schnee-Eule findet die Antworten auf all jene Fragen, weil sie problemlos den Unterschied zwischen Wahrheit, Halbwahrheit und Lüge aufzudecken vermag. Die vier Freunde überlegen und wägen ab, wie der Gerechtigkeit am besten gedient sei. Über dieser schwierigen Frage vergeht die Zeit.

▪▪

Nachdem sie alle Fakten vorgebracht und erörtert hatten, stehlen sich die Totemgeister davon und verschwinden in der Dunkelheit. So kann WEIGHS THE TRUTH noch einmal in die Stille gehen. Sitzend nimmt sie die Körperhaltung der großen Eidechse ein, die unter dem Namen KROKODIL bekannt ist, um dessen Medizin heraufzubeschwören. Denn die Kraft des Krokodils besteht darin, *die Wahrheit zu verdauen und zu assimilieren.*

Wie die großen Echsen in den Flüssen nimmt sie ihre Gedankenmahlzeit unter Wasser ein, im Wasser ihrer persönlichen Gefühle, und verschlingt jedes Krümchen Wahrheit, damit nichts, aber auch gar nichts von dem, was sie gelernt hat, außer Acht bleibt. Die Clanmutter legt sich in ihren Schlafkleidern auf den Bauch und ruht. Dabei sendet sie ihre geistige Nabelschnur tief in den Körper von Mutter Erde hinein. Die Fasern aus Licht, aus denen diese Nabelschnur besteht, durchströmen sie mit einem Gefühl von Wärme, welches tief aus dem Erdboden kommt, während ihr im Traum verschiedene Lösungen erscheinen.

In ihrem Traum sitzt sie auf dem Rücken des schwarz und weiß gestreiften Ponys mit dem Namen ZEBRA. Zebra erinnert sie an seine Medizin: *Nichts ist endgültig oder absolut in der physischen Welt, nichts ist nur hell oder nur dunkel, schwarz oder weiß*. Im Traum reitet sie über Ebenen, auf denen windgepeitschte goldgelbe Gräser und pilzförmige Bäume stehen, deren Silhouetten sich gegen den Horizont abheben. Schneller und schneller reitet sie durch die Traumlandschaft, bis sich die Streifen an Zebras Körper in eine Masse strahlenden Lichts verwandeln und zusammen mit ihrem frei im Wind wehenden Haar und mit ihrem Körper, der mit dem dahingaloppierenden vierbeinigen Gefährten vollkommen zu verschmelzen scheinen, eine Einheit bilden. Plötzlich ändert sich die Landschaft und sie finden sich in einer völlig neuen Umgebung wieder.

Zebra bleibt vor einer mit Farnkraut überwucherten Grotte stehen, aus der sauberes, klares Wasser fließt und über eine Kalksteinstufe in ein weiter unten gelegenes Becken von glasklarem Wasser fällt. WEIGHS THE TRUTH steigt ab und lauscht dem Wasserfall. Winzige blaue Blumen und das leuchtende Orange der Prärieblume Castilleja, auch bekannt als Indian Paintbrush, sprenkeln das Felsgeröll rund um die Grotte. Hinter dem Wasserlauf nimmt WEIGHS THE TRUTH eine Bewegung wahr. Schwester WASCHBÄR kommt hervor. Hinter der schwarzen Banditenmaske funkeln ihre Augen, und sie lächelt, als hätte sie auf die Clanmutter gewartet.

„Hallo, Mutter. Es ist schon lange her, dass wir einander in die Augen blickten. Ich sehe, dass du es dir gut geht", sagt Waschbär.

Tief in ihrem Bauch spürt WEIGHS THE TRUTH die Wärme von Waschbärs Willkommen und tritt einen Schritt vor, um die alte Freundin zu begrüßen. „Du erfüllst mein Herz, kleine Banditin", gibt die Clanmutter zurück. „Es tut gut, dir mal wieder in die Augen zu schauen. Welche Worte der Weisheit hast du heute für mich?"

„Nun ja, Mutter, ich bin immer noch *die Beschützerin der Underdogs, der Schwachen, Gebrechlichen und Alten*. Meine Medizin wird jeden Tag stärker, während Gier und Ungleichheit weiter die Herzen der Menschen gefangen halten. Ich wollte dir nur sagen, dass du, wenn du mit dem Aufsteigen von Großvater Sonne deine Entscheidung triffst, die Rechte derer nicht vergessen solltest, die von den gemeinschaftlichen Lebensvorräten abhängig sind, sich aber nicht alles nahmen, was ihnen zustand, um anderen mehr zu lassen. Diese Stammesmitglieder haben genauso viel gepflanzt, geerntet, gesammelt und eingelagert wie die anderen, aber in ihrer Großmut und Bescheidenheit haben sie weniger als ihren Anteil genommen, um für andere zu sorgen, die in Not sind."

Waschbär hatte das Puzzleteil entdeckt, das bei der Betrachtung des Streits zwischen Blue Goose and Running Water noch fehlte – die Rechte jener, die durch das Vorgehen beider Frauen versehentlich betroffen waren, mussten ebenfalls in Betracht gezogen werden. In ihrem

Traum sieht Weighs the Truth Zebra schnauben und mit den Hufen scharren, um ihre Aufmerksamkeit zu erregen. Zebra wiehert und spricht: „Nichts ist nur schwarz und weiß, nicht wahr, Mutter?"

Der Traum verblasst und Weighs the Truth löst sich von der Traumlandschaft. Ihre Gedanken kehren zu der von Mutter Erde gespeisten Wärme in ihrem Bauch zurück. Die Nabelschnur aus Lichtfasern verschmelzt nun alle Gefühle miteinander, die sie in den vier vorangegangenen Sonnen und Nächten erlebt hatte, mit der Weisheit, die ihr die Geister ihrer Totemtiere geschenkt hatten, und dem, woran sie in ihrem Traum erinnert worden war. All die vielen Gefühle, Eindrükke, Tatsachen und Weisheiten wirbeln im Bauch der Clanmutter herum. Ehe Großvater Sonne aufging, würde sie wohl noch allerhand zu verdauen haben.

Weighs the Truth schaut sich Running Waters Anklage noch einmal genau an. Running Water hatte gesagt, Blue Goose habe mehr genommen von den Nahrungsmitteln, die von allen Mitgliedern des Stammes gesät, gepflanzt, gehegt, geerntet, gesammelt und eingelagert worden waren, als ihr zustand. Hatte Blue Goose tatsächlich gehamstert und mehr für ihre Familie gehortet als ihren rechtmäßigen Anteil, dann musste die Clanmutter ergründen, was dahintersteckte. Warum sollte Blue Goose so etwas tun? Wiesel hatte Weighs the Truth auf den Schmerz in Blue Gooses Herz hingewiesen, die vor zwei Wintern ihr Kind verloren hatte – es war verhungert. Eule hatte Blue Gooses Täuschungsversuch oder besser ihr Ablenkungsmanöver durchschaut, als sie Running Water bezichtigte, ihre Nase in Dinge zu stecken, die sie nichts angingen. Sie hatte damit ihre Ängste zu verbergen gesucht – die, entdeckt zu werden, und die, ein weiteres Kind an den Hunger zu verlieren. Blue Goose war über den Verlust ihres Kindes nicht hinweggekommen, hatte ihren Schmerz nicht heilen können, weil sie sich Vorwürfe machte, für ihre Familie nicht genug zu essen herbeigeschafft zu haben.

▪▪

Running Water war ein ganz anderer Fall. Getreu ihrem Namen erklang ihr Lachen wie das Lied des munter glucksenden Bachs. Jedoch hatte sie eine Schwäche – wie fließendes Wasser überall herumzulaufen und sich über andere zu verbreiten, egal, wie nichtig deren vermeintliche Vergehen waren. Es stimmte, Running Water behielt weder etwas für sich noch ihre Augen und Ohren bei sich. Unter den Bedingungen eines Zusammenlebens auf engstem Raum, wie es in der Stammesgemeinschaft üblich war, wurden der Heilige Raum und die Privatsphäre jedes Einzelnen dadurch gewahrt, dass man ein gewisses Maß an Höflichkeit walten ließ, indem man die Augen abwendete, wenn das Privatleben anderer ins Gesichtsfeld rückte. Eine gute Regel, die ein unbeschwertes Zusammenleben ermöglichte, und deren Einhaltung von jedem Stammesmitglied erwartet wurde. Sollte doch einmal etwas unbewusst im Vorbeigehen aufgeschnappt werden, galt das als vertraulich und war aus Respekt dem Heiligen Raum des anderen gegenüber für sich zu behalten.

Running Water allerdings mischte sich gerne überall ein und hatte aus ihrem Drang heraus, wahrgenommen zu werden und Aufmerksamkeit zu erregen, in der Vergangenheit schon mehrfach für Ärger gesorgt. Ihr Benehmen rührte daher, dass sie als Kind nie beachtet worden war. Sie waren viele Geschwister und die Eltern viel zu beschäftigt gewesen, sich um die physischen Belange der Familie zu kümmern, als dass sie den emotionalen Bedürfnissen der Kinder Beachtung hätten schenken können. Schon als Kind entwickelte sich Running Water zur Petze, die meinte, Aufmerksamkeit sei dadurch zu erlangen, dass sie sich zu benehmen wusste und gleichzeitig mit einer gewissen Selbstgerechtigkeit auf die Vergehen anderer hinwies. Doch die Aufmerksamkeit, die ihr zuteilwurde, äußerte sich dadurch, dass man sie mied und ihr misstraute. In ihrem wirren Ringen um Beachtung hatte sich Running Water den Weg zu wahrer Freundschaft wirkungsvoll selbst gekappt.

▪▪

Blue Goose handelte aus einer alten, nicht heilen wollenden Wunde heraus und aus Angst – Running Water handelte aus Verletztheit und dem Bedürfnis nach Anerkennung, unbedingt gemocht zu werden. Jede der beiden Frauen saß auf ihrer Seite des Großen Rauchenden Spiegels, der das, was jede für die Wahrheit hielt, als ein Bild in den Rauch projizierte, das selbst den hellsichtigsten Betrachter verwirrt zurückließ. WEIGHS THE TRUTH lässt sich jetzt weiter von der geistigen Nabelschnur nähren, die sie mit Mutter Erdes Körper verbindet. Sie lässt das Problem los und schläft ein, tief und fest, bis der Morgen graut.

Kurz vor Mittag zieht sich WEIGHS THE TRUTH um, legt ihre alltägliche Wildlederkleidung ab und ihre Festkleidung an. Das feine Hirschkuhleder ihres Zeremonialgewands war nach dem Gerben mit Holzkohle und Talg behandelt worden, und aus dem nunmehr dunklen, ja beinahe schwarzen Leder hatte sie Kleid, Leggins und Mokkasins gefertigt. Die Clanmutter fasst hinter ein aus Lehm geformtes Regal und holt ein besonderes Bündel hervor. Vorsichtig wickelt sie die Krähenmaske aus, die sie vor so langer Zeit geschnitzt hatte, und sieht ihr ins Gesicht. Die schwarzen Federn waren mit einem Leim an der Krähenmaske befestigt, den WEIGHS THE TRUTH aus den Hufen von BISON gefertigt hatte – zu Spänen zerrieben und dann in Wasser gekocht. Zwei Monde lang hatte sie mit diesem schöpferischen Wirken verbracht und war selbst jetzt, so viele Winter später, noch immer zufrieden mit dem Ergebnis. Der Schnabel der Maske war gelb, was dafür stand, dass dem Heiligen Gesetz des höchsten Wesens mit bedingungsloser Liebe Genüge getan werde. Gelb wie Großvater Sonne. Die Augen waren rot und symbolisierten das Vertrauen und den Glauben an das Heilige Gesetz, dessen Hüterin wusste, dass die Wahrheit zu akzeptieren ein Akt der Demut war.

Als Großvater Sonne im Zenit seiner Reise durch das blaue Land des Himmelsvolks steht, nimmt WEIGHS THE TRUTH im Zeremonialgewand in der Mitte des Stammesrats Platz. Running Water und Blue

Goose sitzen der Clanmutter gegenüber, umringt von den Stammesältesten, den Hütern und Hüterinnen der Weisheit. Dahinter stehen alle anderen Stammesmitglieder, still darauf wartend, dass man beginnen möge. Worte des Dankes werden von WEIGHS THE TRUTH gesprochen. Sie bedankt sich für die Gelegenheit zum miteinander Teilen und zur Heilung, die der vorliegende Fall biete. Dann wird brennendes Süßgras herumgereicht, auf dass der Rauch die Anwesenden von aller Bitterkeit und einer vielleicht negativen Einstellung den beiden um Recht ersuchenden Frauen gegenüber reinigen möge.

WEIGHS THE TRUTH beginnt mit den Worten: „Nach den vom Stammesrecht geforderten vier Sonnen und Nächten des Abwägens bin ich in dieser Sache zu einer Entscheidung gelangt. Ich habe die Totemgeister, die nächtliche Medizinschale des Sternenhimmels, die Vier Winde des Wandels, die Ahnen, die Vier Häuptlinge des Luft-, Erd-, Wasser- und Feuerclans und schließlich Swennio, das Große Geheimnis, befragt. Mutter Erde hat mich genährt, Vater Himmel hat mich gesegnet. Ich habe in die Herzen dieser beiden Frauen geblickt und die Lösung gefunden. Ich weiß nun, was nötig ist, damit unser Stamm Heilung findet und das Gleichgewicht wiedererlangt."

„Blue Goose nahm mehr als ihr zustand aus unseren Nahrungsvorratslagern, weil sie befürchtete, ein weiteres Kind an den Hunger zu verlieren. Sie gibt sich die Schuld, verspürt aber auch die Hilflosigkeit einer Mutter, deren Kind vom Tod fortgenommen wird. Sie war zwar von Scham und Angst getrieben, dennoch war ihr Verhalten egoistisch, weil es die Rechte jener missachtete, die genauso hart gearbeitet hatten, um die Wintervorräte anzulegen, von denen wir alle abhängen. Damit Blue Goose wieder auf dem Pfad der Schönheit wandeln kann, muss sie das Zuviel, dass sie sich genommen hat, zurücklegen. Dann muss sie in die Wälder gehen und die doppelte Menge dessen sammeln, was sie heimlich aus unseren Stammesvorräten stahl. Die Beeren, wilden Knollen, Nüsse und Kräuter, die sie sammelt, sind unter allen Familien gleichmäßig zu verteilen, die im letzten Hungermond einen geliebten Menschen verloren haben. Wenn diese Aufgabe erfüllt ist, wird Blue Goose eine Sonne mit jeder dieser Familien verbringen, die Geschichte ihres Verlusts erzählen und die Geschichten vom Verlust jeder dieser Familien vernehmen. In den nächsten dreizehn Monaten wird sich Blue Goose um die Kinder kümmern, die ihre Eltern an den Hunger verloren. In jedem Mondzyklus um ein anderes Kind. Sie wird das jeweilige Kind, das sie umsorgt, wie ihr eigenes behandeln."

„Running Water war mit Sprechen gar nicht an der Reihe, als sie Blue Goose verpetzte, niemand hatte sie danach gefragt. Sie hat das naturgegebene Recht jedes einzelnen Stammesmitglieds verletzt, gemäß seines oder ihres „SACRED POINT OF VIEW" für sich selbst zu entscheiden, was er oder sie als korrektes Verhalten ansieht. Die Perspektive des Einzelnen ist unbedingt zu respektieren, sie ist uns heilig. Running Water wird Blue Goose als stille Gefährtin begleiten, ihr beim Sammeln helfen und auch zu all den trauernden Familien mitgehen. Running Water ist es in dieser Zeit, da sie Blue Goose zur Hand geht, nicht erlaubt zu sprechen, und auch in Zukunft wird sie nie wieder über etwas sprechen, das sie beiläufig hört oder sieht. In den nächsten dreizehn Monden wird Running Water überhaupt nicht reden, sie wird zuhören. Sie wird Medicine Woman und mich beim Heilen und Beraten unterstützend begleiten, aber es ist ihr nicht erlaubt, über das, was sie sieht oder hört, auch nur ein Wort zu verlieren, auch nicht in der Zukunft. Beide Frauen werden in dreizehn Monden wieder vor diesem Rat erscheinen. *Da Naho*, es ist entschieden."

Die dreizehn Monde vergingen schnell und der Stammesrat trat wieder zusammen. WEIGHS THE TRUTH sitzt wieder in ihrem Krähengewand in der Kreismitte und bittet Blue Goose zu erzählen, was sie auf ihrer Heilungsreise gelernt hatte.

„Ich habe gelernt, dass jedes Stammesmitglied Verluste zu beklagen hat, Mutter. Ich habe meinen Kummer mit ihnen geteilt und sie ihren mit mir, und mir wurde klar, dass wir nicht ohne Grund zusammenarbeiten. Einheit und Verbundenheit, zu teilen und füreinander zu sorgen – darin liegt die Kraft, die uns zusammenhält und eins werden lässt. Ich habe meine Angst vor dem Mangel aufgegeben und habe das Vertrauen wiedergefunden, das mich einst verlassen hatte. Ich habe keine Angst mehr, alleine alt zu werden, sollten meine Kinder vor mir sterben und in die geistige Welt reisen. Ich habe mit mir Frieden geschlossen und trage nicht länger die Schuld oder Scham in mir, welche meinen Verstand trübten. Ich habe meine Familie über die Grenzen der Blutsverwandtschaft hinaus erweitert und jedes Kind geliebt, das mich brauchte. Durch unseren Verlust sind wir, die trauernden Erwachsenen wie die Kinder, eine Verbindung miteinander eingegangen, ein Band, das sich bildete, als wir unseren Kummer beiseitelegten und Freude, Trost und Verständnis in der Gesellschaft des anderen fanden."

Weighs the Truth dankt Blue Goose und bittet nun Running Water, zu erzählen, welche Lektionen sie in den vergangenen dreizehn Monaten gelernt hatte. Running Water hatte seit dem letzten Mal, da sie vor dem Stammesrat erschienen war, nicht mehr gesprochen, und ihr Unbehagen war nicht zu übersehen. Sie mühte sich, ihrer Kehle ein Wort zu entlocken – vergebens, nicht einmal ein Krächzen kam heraus. Ein paar Minuten vergingen und sie versuchte es noch einmal. Schließlich fand sie ihre Stimme und die Sprache wieder.

„Diese dreizehn Monde haben meine Haltung, meinen Pfad, mein Verständnis und mein Selbstgefühl verändert. Ich möchte dir meinen Dank aussprechen, Mutter. Dadurch, dass ich anderen zuhörte, habe ich die Geschichte meines eigenen Weges vom Verwundetsein zum Heilwerden gesehen und gehört. Indem ich anderen gegenüber fürsorglich war, habe ich Sanftheit, Güte und Mitgefühl mir selbst gegenüber gelernt. Ich weiß jetzt, wie töricht mein früheres Bedürfnis nach Anerkennung war, mein dringender Wunsch, als wertvoller Mensch zu gelten. Ich fühlte mich wertlos, weil ich mein Potential, meine Stärken und Begabungen nie sah, ich kannte nur die Stimme der Kritik in meinem Kopf, die mir weismachte, ich sei nicht gut genug. Weil ich glaubte, es nicht wert zu sein, geliebt zu werden, schadete ich anderen, indem ich sie auf einen Pfad zu drängen versuchte, der aus denselben schmerzvollen Regeln bestand, die ich mir selbst auferlegt hatte. Von Blue Goose und den anderen, die den Schmerz in ihren Herzen miteinander teilten, lernte ich Mitgefühl. Ich lernte, den Groll gegen das Urteil, das du vor dreizehn Monaten fälltest, zu überwinden. Unserer Medizinfrau bei ihrer Kunst des Heilens über die Schulter schauen und Zeuge deiner Fairness, deines gesunden Menschenverstands, deiner Beratungskunst und deiner mitfühlenden Weisheit werden zu dürfen, war ein großes Privileg für mich. Dafür und für die Heilung meines Herzens bin ich sehr dankbar."

Weighs the Truth geht das Herz über. Freudenschreie und Siegesgeheul erfüllen die Morgenluft. Die Stammesmitglieder jubeln und machen ihren Gefühlen lautstark Luft. Jeder hatte die Veränderung an den beiden Frauen wahrgenommen und diesem Tag erwartungsvoll entgegengeblickt. Der Pfad der Schönheit steht nun allen wieder offen, und das ohne ungerechte Strafen oder Entscheidungen, die den Stamm vielleicht entzweit hätten. Dem Heiligen Gesetz der Balance und Ausgewogenheit war Genüge getan. Beide Frauen hatten die Wahrheit, die hinter ihrem Verhalten steckte, akzeptiert und Möglichkeiten gefunden, alte Wunden zu heilen, aus denen jene krummen Wege erwachsen waren. Das Leben war wieder schön und die Fülle, welche diese Stammesfamilie umgab, in der man füreinander sorgte, wieder im Gleichgewicht.

Weighs the Truth sieht, dass Running Water und Blue Goose begriffen hatten, wie kostbar es war, sich bei aller Verschiedenheit als Schwestern zusammenzufinden. Denn genau das steckte hinter der Idee der Schwesternschaft. Beide Frauen waren gezwungen, einander zu vertrauen und sich aufeinander zu verlassen, Parallelen zu erkennen und Urteile zu hinterfragen, um eine Bindung aufzubauen. Daraus war eine Freundschaft erwachsen, die ehemalige Feindinnen zu Schwestern machte. Running Water hatte die erste echte Freundschaft in ihrem Leben gefunden und Blue Goose hatte ihre Angst vor dem Verlassensein überwunden.

Weighs the Truth dankt Swennio, dem Großen Geheimnis, für das, was sie über ihre Rolle als Trägerin des Bürdekorbs gelernt hatte. Die Clanmutter empfindet ihre Aufgabe, Recht zu sprechen, nicht länger als Bürde. Ihr ist bewusst geworden, dass alle Zweibeinigen die Bürde der Verantwortung für ihre Taten selber tragen. Wer als Mensch wachsen und sich weiterentwickeln will, muss Lehren ziehen – welche er für sich für nötig befindet, entscheidet jeder selbst und legt die Erfahrungen in den Bürdekorb, den er auf seiner Lebensreise zu tragen hat. Ob er die Wahrheit, die in all diesen Lehren steckt, akzeptiert oder nicht, das liegt in der Verantwortung eines jeden selbst. Hier entscheidet sich, ob dieser Mensch seine Erfahrungen als belastend oder als befreiend empfindet.

Von diesem Tag an würde sich Weighs the Truth immer wieder Krähes Worte ins Bewusstsein zurückrufen. Zu allen Menschen, allen Völkern, egal welchen Glaubens, welchen Weltbilds oder welcher Hautfarbe, trägt der Wind ihren Ruf: „Wenn wir unsere Herzensgüte nähren und die Schatten aushungern, die durch alte Wunden fortbestehen wollen, wird das Heilige Gesetz All Our Relations – All unseren Verwandten ein erfülltes Leben zuteilwerden lassen. Erst dann wird die Menschheit die Wahrheit akzeptieren und verstehen, dass das Große Geheimnis alle Zweibeinigen schuf, um als lebende Gefäße der Liebe in Schönheit zu wandeln – to Walk in beauty"

Weighs the Truth - Die Gerechte

LOOKS FAR WOMAN

Die Seherin

Mutter, lehre mich zu sehen
das leuchtende Licht der Sterne,
die Gesichter der Ahnen
in allen Welten nah und fern.

Zeige mir,
voll Freude Visionen zu empfangen
Wahrheit klar zu sehen
und jedes Geheimnis zu entschlüsseln

Führe mich durch die Traumzeit,
wo Zeit und Raum verschwimmen,
auf dass ich die Visionen
mit allen Menschen teile.

Hüterin der Pforte zu allen Dimensionen,
schenke mir von deiner Kraft,
um meine Visionen
mit dem Hier und Jetzt zu verbinden
und die Wahrheit in mir zu erschauen.

Die Clanmutter des Vierten Mondzyklus

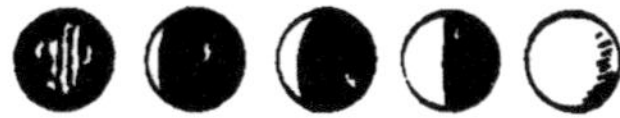

Looks Far Woman – die die Wahrheit sieht – ist die Hüterin des Vierten Mondzyklus, der in den April fällt. Die Farbe dieses Zyklus und dieser Clanmutter ist nicht eine, sondern das gesamte Spektrum der Pastellfarben, weil sie die Medizin der Prophezeiung in sich trägt und *die Wahrheit in all ihren Farben sieht*. Sie ist die Torwächterin am Spalt im Universum und steht an der Goldene Pforte der Erleuchtung, die zu allen anderen Dimensionen des Bewusstseins führt. Sie hütet diesen Übergang zu den anderen Welten im Universum und begleitet die Menschen, deren Seele während der Traumzeit in diese Dimensionen reist, und geleitet sie auch wieder sicher nach Hause, zurück ins Hier und Jetzt und in das Gewahrsein ihres Körpers.

Diese Clanmutter ist eine Seherin, ein Orakel, eine Träumerin und Visionärin. Sie lehrt uns, dass all unsere Empfindungen, Träume, Visionen und Vorahnungen ihre Berechtigung haben, weil sie Teil unseres inneren Potentials sind. Looks Far Woman lehrt die Menschen, die Symbole ihrer übersinnlichen Eindrücke zu enträtseln. Sie lehrt uns, die Wahrheit zu sehen in jeder Vision, die uns geschenkt wird, in der materiellen wie der geistigen Welt. In ihrer Weisheit steht Looks Far Woman jedem Suchenden bei, der die Samen der Prophezeiung – persönlicher wie globaler – zu finden gewillt ist, die das Große Geheimnis in alle Menschen gelegt hat. Sie weiß, dass es allen Zweibeinigen möglich ist, die Wahrheit in all ihren Dimensionen zu erkennen – wenn sie entschlossen sind, das Licht der Ewigen Flamme der Liebe zu suchen und bereit sind, die Visionen zu empfangen, die sich einstellen, wenn man sein Herz öffnet.

Looks Far Woman weiß, dass alle Möglichkeiten und Wahrscheinlichkeiten in der Zukunft existieren. Sie lehrt uns, dass reale Ereignisse allein durch frei getroffene Entscheidungen des Einzelnen geschehen. Jeder Mensch kann mit Hilfe der Informationen, die er im Traum erhält – sei es im Schlaf oder in Wachträumen und Traumzeitvisionen – den Kurs ändern, den seine persönlichen Erfahrungen nehmen. Looks Far Woman sieht alle potentiellen Wahrheiten und auch, ob ein Einzelner die Omen und Vorzeichen, die sich ihm zeigen, ignoriert oder ihnen Beachtung schenkt. Looks Far Woman ist bereit, den Menschen zu zeigen, wie auch sie jene Wahrheiten – unter Nutzung ihrer eigenen Fähigkeiten – erkennen können. Sie wird jedoch auf die Frage einer oder eines Einzelnen, was die Zukunft für sie oder ihn denn bereithalte, niemals eine Patentantwort geben.

Looks Far Woman lehrt uns, dass alles um uns herum wichtig ist, dass wir jedes Detail beachten und im Hinterkopf behalten sollten. Mit Freude lehrt uns diese Clanmutter, alles, was wir gesehen haben, zu erinnern, um später nützliche Informationen zu rekonstruieren. Looks Far Woman erklärt uns, wie wir die materiellen und spirituellen Seiten unserer Wahrnehmungen unterscheiden können, wenn wir das Zweite Gesicht entwickelt haben und die Fähigkeit, gleichzeitig in beide Welten zu sehen. Während wir die Gabe des Zweiten Gesichts verfeinern, bringt sie uns bei zu erkennen, welche Vision eine echte Prophezeiung ist und welche nur eine Wahrscheinlichkeit. Wenn wir das, was uns diese Clanmutter lehrt, beherzigen, vermögen wir letztlich die Zeichen, Ahnungen, Omen und Symbole zu deuten, die sich uns zeigen.

Looks Far Woman lehrt uns ebenfalls, Grenzen zu respektieren. So wäre es keineswegs in Ordnung, ohne Einladung in den Heiligen

Raum einer anderen Person, in ihre Privatsphäre zu schauen, es sei denn, wir sind von dieser dazu eingeladen. Sie zeigt uns die Fallstricke, denen man begegnet, wenn man zu schnell zu weit blickt – und so die Schönheit eines Moments zerstört. Wenn wir unsere Fähigkeit vergessen, den freien Willen einzusetzen, und uns dazu hinreißen lassen, ein konkretes Ergebnis vorauszusagen, verfangen wir uns leicht in Projektionen und Erwartungen, so dass uns günstige Gelegenheiten entgehen. Wenn wir die Chancen, die sich uns bieten, durch Erfahrung zu lernen, ablehnen, holen sie uns zu einem späteren Zeitpunkt ohnehin wieder ein, meist in einer anderen Form. LOOKS FAR WOMAN zeigt uns, wie wir jede Gelegenheit genau beobachten, um zu erkennen, wann wir einem Pfad folgen sollten und wann nicht. Ob der einzelne Mensch die Dinge klar wahrnimmt, hängt von seiner Fähigkeit ab, das Offenkundige zu sehen. Nur so können wir persönliche Entscheidungen treffen, um unseren SACRED PATH – den eigenen Weg bewusst zu ändern und innerlich zu wachsen. Diese Clanmutter zeigt uns, die Wahrheit in allen Situationen des Lebens zu sehen.

Torwächterin am Spalt im Universum

LOOKS FAR WOMAN sitzt in der Dunkelheit der Höhle und schaut in das dunkle Wasser ihrer schwarzen Medizinschale. Der Schein des Feuers flackert und spiegelt sich in Wellen voller Licht auf der Wasseroberfläche. Sie hat das Gefühl, in ihr Spiegelbild hineingezogen zu werden, ihre Augen spiegeln eine bodenlose Tiefe, das Wasser scheint sich zu teilen und gibt eine weitere Ebene unermesslichen Raums frei.

Sterne erscheinen in der indigoblauen Weite, die aus der Stille des Wassers auftaucht und so kann sie ihren Geist auf eine Reise in das Universum schicken, welches vor ihren Augen erscheint.

Sie segelt in ihrem Orenda, von ihrer Geistigen Essenz umhüllt wie von einem Mantel, in die Welt hinein, die sich ihrem Blick geöffnet hat – eine Welt innerhalb von Welten. Während sie an Planeten, Sternen, Kometen, Energiewirbeln und anderen Himmelskörpern vorübergleitet, fühlt sie sich eins mit der Schöpfung. Sie sieht, wie das Große Geheimnis mit jedem Atemzug neue Welten in die leeren Weiten des Alls haucht. Sie reist weiter und nimmt all die Wunder der nächtlichen Medizinschale des Sternenhimmels in sich auf.

Sie kommt an zig Millionen von Lagerfeuern vorbei, die einen großen Bogen über den Sternehimmel bilden. Sie sieht die Geister der Ahnen am Lagerfeuer der Sterne sitzen, Rat haltend und zum Gruß die Hand hebend, als sie vorübergleitet. Einige SPIRIT WARRIORS – Geistkrieger – preschen auf ihren weißen schemenhaften Pferden heran und reiten bis zum nächsten Lager neben ihr, andere folgen auf den Winden dahinjagend.

Wie ein Schwamm saugt LOOKS FAR WOMAN jede neue Perspektive, jede neue Aussicht auf, die in ihr Blickfeld kommt. Das Licht von tausend Sonnen erhellt die Oberflächen von Planeten, die an ihr vorbeiziehen und leuchtende Farben in allen Schattierungen zurückwerfen – ein wahres Fest für die Augen. In der Ferne meint die Clanmutter zuckende Blitze zu sehen. Feuerstöcke krachen aneinander, bekämpfen sich im maulbeerfarbenen leeren Raum und locken sie, sich den erratischen, stillen Explosionen der im Zickzack hin- und herspringenden Silhouetten zu nähern. Mitten im Kreis der Feuertänzer nimmt sie ein Bild wahr. Ein Spalt tut sich auf, bewegungslos inmitten all der tanzenden Blitze, und lenkt ihren Blick ins Zentrum der rohen, schöpferischen Kräfte, die hier vor ihren Augen einen Tanz aufführen. Sie hört die die Stimme von Mutter Erde: „LOOKS FAR, was Du hier siehst, ist das Heilige Feuer der Schöpfung. Vertraue, folge dem Flow, sieh und erkenne. Der Spalt im Universum birgt die Goldene Pforte der Erleuchtung, die zu allen anderen Ebenen des Bewusstseins führt. Du bist in die unermessliche Weite der Welten mit deiner Geistigen Essenz, in deinem Orenda gereist. Die Welten innerhalb der Welten, die den Heiligen Raum deines eigenen Seins ausmachen, warten darauf, von dir entdeckt zu werden. Du wirst die Hüterin der Pforte sein, die durch den Spalt in das Universum der Gegensätze führt. Durch die Erkundung des eigenen Orenda wird jedes Mitglied des Menschenstamms seine Fähigkeit entdecken, die Wahrheit im Einssein zu sehen."

Die Stimme verklingt und LOOKS FAR WOMAN gleitet weiter in den knisternden, explosiven Tanz des Heiligen Feuers hinein. Ihre geistige Gestalt schwebt durch die glühenden Lichter, ohne die Hitze und das Brennen zu spüren, und erreicht den zeitlosen dunklen Abgrund im Spalt des Universums. Nach und nach erscheint die Goldene Pforte mit einem gleißend hellen, goldenen Licht – ihre Strahlen durch den geistigen Körper von LOOKS FAR WOMAN sendend, die Dunkelheit des tiefen Abgrunds erleuchtend. Sie hält inne, während die Goldene Pforte sich auf sie zu bewegt und unmittelbar vor ihr zum Stehen kommt.

Die Stimme von Mutter Erde spricht sanft zu ihrem Herzen: „Tochter meines Geistes, hier wirst du nun für alle Zeit stehen und andere lehren, die Wahrheit in sich selbst und in allen Dingen zu sehen. Um über die Begrenztheit des Menschseins hinauszuwachsen, müssen alle Kinder der Erde ihrer Begrenztheit, ihrem Zaudern und Zögern ins Auge blicken. Sie werden zu dir kommen und die Wahrheit in sich selbst durch deine Augen sehen, die keine Grenzen kennen. Wenn sie bereit sind, ihre Illusionen und Selbsttäuschungen aufzugeben, mögen sie die Goldene Pforte passieren und zur nächsten Ebene des Erkennens und Begreifens aufsteigen. Wenn sie jedoch Angst vor ihrer eigenen Stärke verspüren, mögen sie so lange zu dem Ort der Geborgenheit in sich selbst zurückkehren, bis sie bereit sind für den nächsten Schritt.

Die Erfahrung, die absolute Wahrheit in der unendlichen Weite des Orenda zu sehen, und die Wahrheit aller Welten zu sehen, die innerhalb der schöpferischen Kraft jener Geistigen Essenz existieren, kann überwältigend sein. Es braucht viele Umdrehungen des Lebensrads, um diese Stufe zu erreichen. Viele werden kommen, viele werden umkehren, viele werden zögern und dann doch die Goldene Pforte passieren, aber du musst die Tür offenhalten für alle, die den Mut zum Sehen haben."

LOOKS FAR WOMAN hat die Worte von Mutter Erde verstanden und ist von der ihr zugedachten Rolle angetan. Das gleißende Licht der absoluten Wahrheit erleuchtet jeden Winkel ihrer Geistigen Essenz. Sie gleitet durch die Goldene Pforte, sieht das ganze Potential der Schöpfung und schreibt all dies unauslöschlich in ihrem Herzen fest.

Als die Clanmutter wieder zu Bewusstsein kommt und in ihren menschlichen Körper zurückfindet, hat die Zeitlosigkeit ihrer Reise ein Ende. Hunderte von Mondzyklen sind seit ihrem letzten Übergangsritus vergangen, bei dem LOOKS FAR WOMAN die Wahrheit entdeckt hatte, die in den Welten innerhalb der Welten verborgen liegt. Das Wasser in ihrer Medizinschale ist längst verdunstet, die Asche ihres Feuers vom Höhlenboden aufgesogen, das Tropfen des Kalkwassers hat neue Felsen entstehen lassen, ihr Körper jedoch, der nicht alterte, ist noch immer derselbe. Sie ist aus dem Spalt im Universum zurückgekehrt und nun bereit, ihren menschlichen Kindern zu dienen, indem sie sie lehrt, die Wahrheit zu sehen.

LOOKS FAR WOMAN erkennt, dass sie ihre Fähigkeit, die Wahrheit zu sehen, in kleine, handhabbare Einblicke verfeinern muss, um die Kapazitäten ihrer menschlichen Kinder nicht zu überfordern. Sie ist dankbar dafür, dass sie gelernt hat, die Wahrheit mit den Augen anderer zu sehen. Die Gabe durch die Augen eines anderen zu sehen, schenkt ihr die Fähigkeit, den Grad der Wahrheit zu verdoppeln, ohne diesem Individuum zunächst zu viel zuzumuten. Sie hatte gelernt, ihren menschlichen Kindern die Selbsttäuschungen und Illusionen zu zeigen, die auf ihrem Weg liegen, und kann sie so sanft durch jeden Zyklus des inneren Wachstums und Wandels geleiten.

Looks Far Woman weiß, wie wichtig es ist, keinen Schritt im Großen Medizinrad des Lebens auszulassen. Einige würden versuchen zu schnell voranzukommen und dabei ihre menschlichen Körper verbrennen, andere würden ihren natürlichen Fortschritt durch Ängste einschränken. Looks Far jedoch sieht die Wahrheit im Mitgefühl und ist bereit, jedem Zweibeinigen auf dem Weg seiner spirituellen Entwicklung beizustehen. Es geht nicht darum, das Große Geheimnis zu lösen. Das gleiche Geheimnis offenbart sich in jedem Baustein der Schöpfung und ermöglicht es jeder Lebensform, sich zu gegebener Zeit in der ihr eigenen Schönheit zu entfalten.

Looks Far Woman's Wunsch ist es, anderen zu helfen, die Lektionen der physischen Welt zu begreifen und die Wahrheiten, die sie dort finden, auf sich selbst zu anzuwenden. Auch die Tiere können den Zweibeinigen als Lehrer dienen und ihnen zeigen, wie sie ihre physischen Körper – und ihre Charaktereigenschaften nutzen, um zu überleben und ein langes Leben zu führen. So mögen die Zweibeinigen lernen, die Lebenskraft, die ihrem Körper innewohnt, zu beherrschen, indem sie die schöpferische Kraft der Elemente der Natur entdecken, die ihre menschliche Erscheinungsform ausmacht. Wenn die Menschen diese Wahrheiten erkennen, können sie auch das ausgedehnte, riesige Bild erfassen, das ihr Geist ihnen präsentiert. Sie würden schließlich verstehen, dass allem, was lebt – sie eingeschlossen –, auch eine geistige Erscheinungsform innewohnt.

Sobald sie die Lektion von der Lebenskraft verinnerlicht haben, könnten die Menschen lernen, in die Stille einzutreten, um die Geheimnisse des Geists zu erkunden und die Kraft zu entdecken, die sich beim Erkunden der unsichtbaren Welten offenbart. Der Zugang zum Reich des Spirituellen und seinen Weisheiten erfolgt über die Natur.

Die SPIRITS aller Lebensformen der physischen Welt sind bereit und willens, den Zweibeinigen als Lehrer zu dienen, die sie um Führung ersuchen. Die Wahrheitswelten, für die jeder Verwandtenkreis steht, führen zu neuen Medizinrädern der Erfahrung in den Welten innerhalb der Welten.

Vor ihrem geistigen Auge kann LOOKS FAR WOMAN förmlich sehen, wie sich die Muster geistiger Entwicklung spiralförmig entfalten und die mögliche Zukunft der Menschheit erschaffen. Die Rolle, die ihr bei der Evolution des Menschenvolks zugedacht war, machte sie glücklich und wärmte ihr Herz, denn sie würde das Wachstumspotential ihrer menschlichen Kinder und aller Lebensformen befördern können. *Die Wahrheit zu sehen* ist eine Gabe, die sich beständig weiterentwickelt und eine immer stärkere Durchdringung des Großen Geheimnisses mit sich bringt: die Erkenntnis, dass innerhalb der Urquelle alles beständig wächst, sich entwickelt und verändert.

LOOKS FAR WOMAN verbrachte viele Winter damit, die Wunder des Lebens auf dem Mutterplaneten neu zu entdecken. Sie lehrte ihre menschlichen Kinder, die Wetterwechsel zu beobachten, durch die Elemente der Natur zu weissagen, in den Gesichtern der Wolkenwesen zu lesen und die Botschaften zu deuten, die ihnen im Laufe des Lebens gesandt wurden. Sie lehrte ihre menschlichen Kinder, das überall in der Natur sich offenbarende Geschenk der Lebenskraft als Wegweiser auf ihrem persönlichen Heiligen Pfad zu deuten.

Manchen Menschen fiel es nicht leicht, sehen zu lernen. Behaupteten diese sturen, eigensinnigen Zweibeinigen doch allen Ernstes, wenn sie die ganze Wahrheit nicht mit einem einzigen Blick erfassen könnten, dann sei sie nicht da. LOOKS FAR WOMAN kümmerte es nicht, dass manche Menschen gewillt waren, genauer hinzusehen, und andere nicht. Die Angst vor dem Unbekannten bereitete den Menschen Probleme, weil sie nicht die Fähigkeit entwickelt hatten, die Wahrheit überall zu sehen und aus allem seine Lehren zu ziehen. In ihrem tief empfundenen Mitgefühl nährte die Clanmutter die Ängstlichen und geleitete sie sanft durch eine Vielzahl von kleinen heilenden Schritten, die ihnen erlaubten, ihre Ängste loszulassen – sie sollten immer nur so weit gehen, wie sie sehen konnten, wie sie zu sehen bereit waren.

Eines Tages, Looks Far Woman verbringt gerade eine gewisse Zeit allein und in Abgeschiedenheit, kommt ein Junge den holperigen Weg heraufgestolpert, der von den heißen Quellen zu ihrer Höhle führt. Er trägt den geschundenen Körper eines Mädchens auf seinen müden Armen und erzählt ihr, seine Schwester sei von durchreisenden Jägern vergewaltigt, geschlagen und dem Tode nah liegengelassen worden. Der Junge legte ihren leblosen Körper Looks Far Woman zu Füßen und wollte wissen, ob seine kleine Schwester jemals wiederkehren würde aus dem Land der Ewigkeit. Die Augen des Mädchens waren weit aufgerissen, der Blick leer, der Schock hatte ihr Gesicht zu einer angsterfüllten Grimasse verzerrt, und die Kinnlade wie eingefroren erstarren lassen. Das Mädchen hatte vierzehn Winter gesehen, aber es war fraglich, ob sie auch nur eine weitere Sonne überlebte. Sie hatte, seit ihr Bruder sie fand, weder gesprochen, gegessen, getrunken noch sich gerührt. Er war drei Sonnen und Nächte unterwegs gewesen, um das Mädchen zu Looks Far Woman zu bringen. Sie ist seine letzte Hoffnung.

Looks Far Woman verbirgt ihr Entsetzen, als sie das Mädchen untersucht. Die Clanmutter schaut an ihren eigenen Gefühlen der Wut und des Herzschmerzes vorbei, um herauszubekommen, ob der Geist des Mädchens für immer gebrochen sei. Das Licht der Ewigen Flamme schimmert schwach im Orenda des Kindes, doch immer, wenn der Junge sie anspricht, flackert es leicht.

Looks Far Woman tut alles, damit das Mädchen mit dem Namen Star Fire nicht seine Verbindung zum Leben verliert. Sie fürchtet, Star Fires Geist könnte durch den Spalt im Universum driften, und sie würde vergessen, wer sie war und ins Ewige Land treiben ohne Hoffnung, jemals zurückzukehren. Star Fires Bruder, Little Eagle, führt aus, was die Clanmutter ihm aufträgt. Er sammelt Steine aus Lavagestein, die Vertiefungen aufweisen und als Lampen dienen können, füllt sie mit getrocknetem Gras, das er in geschmolzenes Kiefernharz taucht, und stellt die Schalen rund um den Rand der heißen Quelle auf, die im hinteren Bereich der Höhle sprudelt, welche Looks Far Woman als Wohnung dient. Little Eagle arbeitet zügig, macht Feuer und entzündet die Lämpchen. Gemeinsam lassen sie Star Fire ins warme Wasser gleiten und halten ihren Körper so, dass er wie schwerelos in ihren Armen schwebt.

Während Looks Far Woman für den Geist von Star Fire singt, verschafft das Thermalwasser dem Körper des Mädchens Linderung und Entspannung – wie in der Sicherheit und Geborgenheit einer Gebärmutter. Looks Far Woman ist zwar geistig anwesend und sich dessen, was sie singt, des Kindes in ihren Armen und der Anwesenheit des Jungen Little Eagle bewusst, gleichzeitig steht ein anderer Teil von ihr am Spalt im Universum und sorgt dafür, dass Star Fires Geist nicht hineingleitet. In Momenten wie diesen ist die Seherin dankbar dafür, dass sie es mühelos beherrscht, die vielen Stufen des Bewusstseins in den sichtbaren und nicht sichtbaren Welten gleichzeitig zu erfahren.

Viele Monde vergehen, während Little Eagle und Looks Far Woman um das Leben von Star Fire kämpfen. Langsam bringen sie den Geist des Mädchens wieder zurück vom Abgrund in das Land der Ewigkeit. Die Clanmutter besteht darauf, dass Little Eagle während des Heilungsprozesses seiner Schwester nicht von ihrer Seite weicht, da seine Stimme ihr etwas Vertrautes bietet, das sie ergreifen und anhand dessen sie sich durch die Leere hangeln kann, die auf die ihr angetane Gewalt gefolgt war. Die Brutalität dieser traumatischen Erfahrung hatte ihren Sinn für das Sein erschüttert und ein Loch in ihren Heiligen Raum gerissen, wodurch Fragmente ihres Geistes zerstoben waren und sich in der Weite des Nichts verloren hatten. In dieser Dunkelheit, ohne eine intakte Geistige Essenz, bestand ihre Verbindung zur physischen Welt, zu ihrem genesenden Körper und ihrem lädierten Verstand nur aus einem dünnen Faden.

Looks Far Woman reist regelmäßig in die weite Leere und sammelt zerstreute Teile von Star Fires Geist ein. Jeden Tag und jede Nacht geleitet die Seherin die Fragmente des Geistes zurück ins Orenda des Mädchens. Looks Far Woman legt rund um Star Fires Körper ein Medizinrad aus Steinwesen und Medizinbündeln aus, um die Teile ihres Geists in diesem dafür erschaffenen Heiligen Raum zusammenzuhalten, so lange bis eine genügende Menge ihrer Essenz eingesammelt ist, um sie aus der Leere zurückzuholen. Little Eagle und Looks Far Woman warten ab und beobachten, sprechen und singen für Star Fire, und für jeden noch so kleinen Fortschritt danken sie dem Großen Geheimnis mit Worten der Liebe.

Dann endlich geht die innere Sonne wieder auf: Star Fires Blick verliert seine Starre und ein Flackern des Wiedererkennens huscht über ihre Augen, als der große Bruder sie anspricht. Seit einiger Zeit schon hatte sie gegessen und getrunken, war sich aber weder sich selbst noch derjenigen, die sich um sie kümmerten, bewusst. Looks Far Woman weiß, dass der Heilungsprozess noch viele Monde andauern würde, die akute Gefahr, Star Fires Geist zu verlieren, jedoch endlich überwunden war.

Allmählich beginnt Star Fire, Vertrauen zur Clanmutter zu fassen, während Looks Far Woman das Mädchen mit einer Vielzahl an kleinen Heilschritten auf dem Weg zu ihrer Ganzheit begleitet. Star Fire lernt wieder, sich um ihre persönliche Hygiene zu kümmern, selber zu essen, über ihre Gefühle zu sprechen, in der Natur spazieren zu gehen und sich sicher zu fühlen. Sie verwurzelt sich neu in der fühlbaren Welt des Familienlebens. Als sich Little Eagle lauthals über das Unentschieden zwischen Bär und Honigbiene lustig macht, dessen Zeuge er im Tal war, kehrt sogar das Lachen auf ihre Lippen zurück. Die Medizin hat über das Verstreichen der Monde ihre Wirkung gezeigt, und so kann Star Fire nun endlich an der wohltuenden Routine von Looks Far Womans Alltag teilhaben. Little Eagle und Star Fire, die ihre Eltern verloren hatten, bleiben viele Sommer bei Looks Far Woman.

Von Zeit zu Zeit kommen andere Menschen vorbei, teilweise von sehr weit her, um die Clanmutter um Rat zu fragen und zu hören, was sie zu sagen hat. Schließlich kommt der Tag, da es an der Zeit ist, dass Little Eagle weiterzieht – er hat eine Gefährtin gefunden aus einer der Besuchergruppen. Star Fire ist traurig, als Little Eagle fortgeht, aber in Looks Far hat sie eine Mutter und in den Höhlen und Heilquellen ein Zuhause gefunden. Little Eagle und seine Gefährtin versprechen, die beiden Frauen als Teil ihrer Familie immer wieder zu besuchen. Star Fire verspürt kein Bedürfnis nach einem Gefährten oder nach eigenen Kindern, sondern möchte sich lieber von Looks Far Woman ausbilden lassen und ihre natürliche Gabe als Seherin und Träumerin weiterentwickeln.

Als Little Eagle fort war, beginnt Star Fire mit ihrer Ausbildung. Looks Far Woman stellt ihre Adoptivtochter immer wieder auf die Probe. Auf ihren Medizinwanderungen bittet sie das Mädchen von Zeit zu Zeit, die Augen zu schließen und alles, was sie in den Augenblicken davor wahrgenommen hatte, in allen Einzelheiten zu beschreiben. Wenn Besucher ans Feuer der beiden kamen, sollte sie alles darlegen, was sie während deren Anwesenheit beobachtet hatte. Indem sie diese offenkundigen Wahrheiten in der physischen Welt sieht und jedes Detail wiederzugeben vermag, feilt Star Fire an ihrer Gabe als Seherin. Nach diesen Lehrstunden beginnt die Clanmutter, Star Fire mit der geschwärzten Medicine Bowl vertraut zu machen und sie zu lehren, das dunkle Wasser zu fixieren und hinter das Greifbare, das Physische zu blicken.

Looks Far Woman erkennt Star Fires erstaunliche Fähigkeiten. Einer Zweibeinigen, die das Zerbrechen ihres Heiligen Raums überlebt hatte, in welcher ihr Sacred Point of View, ihre eigene Perspektive wohnte, waren andere Welten zugänglich, weil Fragmente ihres Geists bereits im weiten leeren Raum der Schöpfung unterwegs gewesen waren. Zum Prozess, eine Seherin oder Träumerin zu werden, gehörte es, die Grenzen der eigenen Kraft auszuloten, mit traumatischen Erinnerungen konfrontiert zu werden – ja sie erneut zu durchleben, denn in ihren Visionen würde Star Fire diesen Erinnerungen immer wieder begegnen. Dieser Teil des Heilungsprozesses kann für einen missbrauchten Menschen durchaus heikel sein und Angst auslösen, aber Star Fire ist stark. Viele Monde lang fordert die junge Frau die Alpträume der Vergangenheit heraus und besiegt sie. Star Fire lässt die dunklen Schatten ihres früheren Leids hinter sich und klärt die Gefühle, die in der Lage wären, ihre Fähigkeit des Klarsehens zu beeinträchtigen.

LOOKS FAR ist stolz auf die Fortschritte ihrer Adoptivtochter. Zwanzig Winter ist das Mädchen nun alt und entwickelt sich zur begnadeten Seherin. Wenn Besucher kommen, die um Hilfe bitten, um ein verlorenes Kind oder Hinweise zu einer geheimnisvollen Krankheit zu finden, weist LOOKS FAR WOMAN Star Fire immer öfter an, nach Antworten zu suchen. Die Klarheit, mit der das Mädchen sieht, ist eine seltene Begabung. Sie zeigt aber auch, mit welcher Sorgfalt LOOKS FAR WOMAN die junge Seherin ausgebildet hat.

Von Zeit zu Zeit erinnerte sich LOOKS FAR WOMAN ihrer ersten Lehrstunden, die dazu geführt hatten, dass sie zur Torwächterin am Spalt im Universum wurde. Mutter Erde hatte LOOKS FAR WOMAN gelehrt, in den Gesichtern der Wolkenwesen zu lesen und den Ursprung von Krankheiten zu erkennen, der tief im Körper oder Geist des Patienten vergraben lag. Als junge Träumerin hatte sie gelernt, mit LIBELLE auf dem Wind zu reiten – indem Libelle sie an ihrer inneren Kraft teilhaben ließ, *die Selbsttäuschungen und Illusionen der greifbaren Welt zu durchbrechen*, um Informationen zu bekommen und Antworten zu erhalten. Als LOOKS FAR WOMAN gelernt hatte, die geschwärzte Medizinschale zu gebrauchen, hatte sie SCHWAN um dessen Kraft gebeten, sich *dem Flow der Traumzeit zu ergeben*, und die Parallelwelten zu betreten, die neben der Realität existierten. EIDECHSES Kraft, *Lösungen zu erträumen und vorauszudenken,* ermöglichte ihr den Zugang zum immer weiter werdenden Traum von den Welten innerhalb der Welten. Wenn sie nach etwas suchte, das möglicherweise vergraben lag, rief sie MAULWURF um die Kraft an, *im Dunkel zu sehen und unter der Erde zu reisen.* Wenn LOOKS FAR WOMAN die Anwesenheit des Bösen spürte, bat sie GOLDSPECHT um seine Medizin. Goldspecht gewährte *den stärksten Schutz gegen die Schatten und das Böse.* Wenn sie die Wahrheit zukünftiger Ereignisse zu ergründen suchte, ließ die junge Seherin ihren Geist auf PANTHERS Rücken reiten, denn Panthers Medizin bestand darin, *furchtlos in die große weite Leere des Unbekannten zu springen.* Selbst im Nichts des leeren Weltraums sahen Panthers gelbe Augen mit Klarheit, weil sie von derselben Farbe waren wie Großvater Sonne. Diese Geistertotems waren LOOKS FAR WOMAN Lehrer und Verbündete in der physischen Welt. Sie halfen ihr bei ihrer unaufhörlichen Suche nach der Wahrheit in allen Welten.

Mit ADLERS Hilfe hatte Star Fire die Leidenschaft gefunden, die ihre seherischen Fähigkeiten zum Strahlen brachte. Adlers erhabene, hochfliegende Ideale ließen das Mädchen erkennen, dass sie die Ganzheit wiedererlangen konnte, die sie vor ihrer Schändung verspürt hatte. Jedes Mal, wenn Star Fire ein Stück von ihrem Selbst in ihren Heiligen Raum zurückbrachte, beschenkte Adler sie mit neuer spiritueller Klarheit und brachte sie schließlich an den Ort, wo LOOKS FAR WOMAN sie sicher durch den Spalt im Universum geleiten konnte.

Als Großvater Sonnes Licht die Außenwelt in leuchtende Zinnobertöne taucht, betritt LOOKS FAR WOMAN die Höhle. Sie schaut zu Star Fire, die gerade ein kleines Feuer mit Zweigen am Brennen hält, und unterbricht die Stille: „Tochter, die Zeit ist gekommen, dass du die Welten, die du bisher bereist hast, hinter dir lässt. Geh und reinige dich im sprudelnden Wasser der heißen Quellen und folge mir dann in die Felshalle, in der wir gewöhnlich die Medizinschale um Visionen ersuchen."

Star Fire nickt und verlässt die Höhle ohne Eile. Das absolute Vertrauen in ihre Lehrerin und Adoptivmutter gibt ihr ein starkes Gefühl von Sicherheit. LOOKS FAR WOMAN bewundert, mit welchem Gleichmut die junge Träumerin Herausforderungen annimmt. Star Fire pflegt ihre Beziehung zu Mutter Erde und zur greifbaren Realität, aber auch ihr Verständnis für die nicht greifbare Welt, indem sie auf DELPHINS Medizin zurückgreift. Diese besteht darin, *sich durch die richtige Atemtechnik vorhandene Energie, Lebenskraft, also Manna zu erschließen und daraus zu schöpfen*. Genauso wie LOOKS FAR WOMAN kann nun auch die junge Seherin die physischen Welten hinter sich lassen und bei ihrer Rückkehr den Atem so einsetzen, dass ihre Körperfunktionen wieder ins Gleichgewicht kommen.

Während sich Star Fire auf die Reise vorbereitet, hängt LOOKS FAR WOMAN ihren Erinnerungen nach. Die Clanmutter erinnert sich an all die Schritte auf ihrem eigenen Weg, und mit jedem hatten sich die Fähigkeiten, die sie heute besaß, verfeinert. Sie dachte an die vielen Stunden zurück, in denen sie ihren Geist auf einen Ort zu fokussieren lernte, so dass sie ihn dann in der Traumzeit augenblicklich dorthin versetzen konnte. Wie sie geübt hatte, ihre Gedanken zum Verstummen zu bringen und dem flüchtigen Schimmer kleinster Visionsfetzen zu folgen, bis sich endlich die Bilder und die Wahrheiten in Gänze offenbarten. Sie erinnerte sich der Rückschläge, aber auch der Erfolge auf dem beschwerlichen Pfad zur Seherin. Wie ganz, wie ausgeglichen, wie vollständig sie sich in ihrem Sein doch fühlte! Auf ihrer Reise würde nun auch Star Fire dieses Gefühl der Ganzheit erlangen.

LOOKS FAR WOMAN denkt daran zurück, wie Mutter Erde sie unermüdlich ermutigte, die Talente, die ihr mit auf den Weg gegeben worden waren, zu beherrschen. Mutter Erde hatte LOOKS FAR WOMAN gesegnet, indem sie ihr diese Medizin übertrug, die Wahrheit zu sehen.

Nun war es LOOKS FAR WOMAN Aufgabe, diese Gabe an alle Menschen weiterzugeben. Wenn es Star Fire gelang, durch den Spalt im Universum zu reisen, wäre auch LOOKS FAR WOMAN letzter Übergangsritus erfüllt. Die Clanmutter hätte eine andere Frau mustergültig ausgebildet, die ihrerseits die Aufgabe hatte, die Medizin an andere weiterzugeben. Die Fürsorglichkeit, Geduld und sanfte Führung, die LOOKS FAR WOMAN an den Tag gelegt hatte, als sie Star Fire half, ihre Gabe zu entwickeln, brachte der gesamten Menschheit Glanz, brachte sie zum Funkeln, zum Leuchten. Star Fires Erfolg würde bedeuten, dass LOOKS FAR WOMANS Kreis an Erfahrungen nun komplett war und dass die besondere Stärke des Sehens und Träumens nun für alle Zeit den Menschen zur Verfügung stand.

LOOKS FAR WOMAN hatte auf die Vergangenheit zurückgeblickt, sie losgelassen, um die Wahrheit im Hier und Jetzt zu suchen, und war nun bereit, sich der Zukunft zu stellen. Sie steht auf und geht still entschlossen zu der Stelle in der riesigen Höhle, wo sich die nächste Etappe ihres Heiligen Pfads zeigen würde.

Die beiden Frauen sitzen nun in der Visionshöhle und schauen in die geschwärzte MEDICINE BOWL. Die Flammen des Reisigfeuers erhellen die Wasseroberfläche. Star Fire würde diesmal alleine reisen, aber unter Beobachtung durch LOOKS FAR WOMAN stehen, die dazu ihre Gabe als Seherin nutzt.

Star Fire richtet den Blick konzentriert und ohne zu blinzeln in die Medizinschale und lässt ihr Bewusstsein mit dem Wasser und dem sich darin spiegelnden Feuer verschmelzen. Sanft gibt sie sich und ihren Verstand den Kräften der Elemente von Feuer und Wasser hin. Sie lässt das Feuer ihre abschweifenden Gedanken verbrennen und das Wasser ihr ganzes Wesen von dem Bedürfnis reinigen, die Kontrolle zu behalten. Dann lenkt sie die Anziehungskraft von Mutter Erde aus dem Boden unter sich ins Gravitationszentrum ihres Körpers, in ihren Schossraum. Mithilfe ihres Atems zieht sie das Element Luft in ihre

Lungen und stabilisiert mit dessen Mana ihre Körperfunktionen. Schließlich öffnet sie ihr Herz und gibt sich ganz der Liebe des Großen Geheimnisses hin. Die Verschmelzung ist nun vollständig. Dadurch verbindet die Chiefs der Luft-, Erd-, Wasser- und Feuerclans mit der rohen Schöpferkraft des Großen Geheimnisses. So verschmelzen diese Naturkräfte mit der Heiligen Liebe des Höchsten Wesens in ihrem Orenda.

Star Fire gleitet auf einem Strahl der Liebe durch den endlosen Raum und erblickt in den unendlichen leeren Weiten die Traumlandschaften früherer Reisen. Sie segelt immer weiter durch die Traumzeit bis sie schließlich eine Gegend erreicht, wo sie vorher noch nie war. Der Bow of Beauty – Bogen der Schönheit steht plötzlich vor ihr, glitzernd im Licht der Sterne. Der goldene Bogen ist mit Perlen besetzt – den Perlen der Weisheit – und mit Rubinen, die im goldenen Licht funkeln. Der Bogen der Schönheit spricht zu Star Fire: „Kind von Looks Far Woman, wenn du das Vertrauen besitzt, das das Rot dieser Edelsteine symbolisiert, kannst du den Pfeil deines geistigen Körpers auf meine Bogensehne legen und in die unendliche leere Weite schnellen lassen. Wie du musste auch die Auster mit den Sandkörnchern des menschlichen Lebens umzugehen lernen und bringt nun die Perlen der Weisheit hervor, die dich auf deinem Weg der Heilung sehr weit, nämlich bis hierhergeführt haben. Bist du bereit, noch weiter zu gehen?"

Star Fire willigt ein und der Bogen der Schönheit schießt ihren Geistkörper in die weite Leere des Unbekannten. Grelle Farben fliegen an ihr vorbei, lassen die Traumlandschaft verschwimmen, während sie schnell und weit in die neuen Bereiche der Traumzeit vordringt. Als sie wieder klarsehen kann, wird sie der Blitze gewahr, die in weiter Ferne einen erratischen Tanz aufführen. Das lautlose Gewitter roher schöpferischer Kraft zieht sie immer weiter zu sich heran, und wie von selbst treibt sie dahin, wie von ihrer eigenen Faszination angezogen. Plötzlich, als sie den vor ihr still knisternden Fire Stick Beings – den Feuerblitzwesen sehr nahekommt, erspäht sie ein apricotfarbenes Licht, das sie an den Aufgang von Großvater Sonne denken lässt. Das strahlende Apricot wird immer heller, nimmt die Farbe von Butter- und Sonnenblumen an und lässt schließlich einen riesigen Spalt erkennen, mitten in einem goldglänzenden Kreis. Die dezent in reinstes Gold getauchten Konturen einer Gestalt tauchen vor dem gigantischen Abgrund im Weltraum auf. Während die Gestalt sich mehr und mehr zu einer Form verdichtet, wird Star Fire immer näher herangezogen bis sie schließlich das Gesicht der Geistergestalt erkennen kann.

Die zur Begrüßung ausgestreckten Arme von LOOKS FAR WOMAN umarmen den geistigen Körper des Mädchens. Star Fire fühlt, wie all die Liebe im Universum ihr Wesen durchströmt. Gemeinsam sehen sie, wie die Goldene Pforte der Erleuchtung aus dem Spalt im Universum aufsteigt. LOOKS FAR WOMAN tritt zur Seite und schaut ihre Tochter voller Mitgefühl fragend an. In Star Fires geistigem Körper leuchtet ein blendendes Licht an der Stelle auf, wo in ihrem menschlichen Körper das Herz schlägt. Im träumenden Körper des Mädchens lodert die Ewige Flamme der Liebe mit all ihrer Leidenschaft für das Leben hell auf und signalisiert, dass sie denen, die sie verletzt hatten, vergeben und *die Wahrheit gesehen* hatte, – und dass der Schmerz ihr die Gelegenheit geboten hatte, sich der Gaben zu öffnen, die sie nun meisterhaft beherrschte. Sie war zur geheilten Heilerin geworden, die die dunkle Nacht der Seele durchschritten hatte, um die Liebe wiederzufinden. Ihre Verbindung zum Schöpfer und zu allem Leben war nun vollkommen. Star Fire nickt ihrer Mutter zu und lässt sich vom Licht der Liebe, das aus ihrem eigenen Herzen strahlt, durch den Spalt im Universum ziehen.

Die Visionen, denen jeder Mensch durch den Spalt im Universum hindurch auf der anderen Seite der Goldenen Pforte begegnet, sind die Spiegelbilder der Freude, die jenseits der Trugbilder physischen Leids vorherrscht. In jener Anderswelt lernen wir, die Energie, durch die wir uns einst selbst zu heilen vermochten, so zu nutzen, dass wir das menschliche Dasein mit großer Freude erleben. Die Welten innerhalb der Welten stehen allen Zweibeinigen offen, die sich entschieden haben, ihren Schmerz hinter sich lassen, welcher unsere Fähigkeit einschränkt, die Wahrheit zu sehen.

Looks Far Woman wird immer am Spalt im Universum bereitstehen und die Goldene Pforte der Erleuchtung all jenen offenhalten, die die bereit sind, mit ihren Ohren zu hören, mit ihren Augen zu sehen und mit ihren Herzen zu verstehen.

Looks Far Woman - Die Seherin

▪▪

LISTENING WOMAN

Die Meisterin der Stille

Echos der Ahnen, widerhallend,
reitend auf den Winden.
Tiere, die meinen Namen rufen,
Geister, die im Lufthauch singen,
Wellen, die ans Ufer schlagen,
der Herzschlag von Mutter Erde.
Lehrt mich, wem ich lauschen soll
in der Stille der Dämmerung
morgens und abends.

Verborgene Botschaft,
die ihren Weg zu mir findet
wie die Gesänge meines Volkes
deren Rhythmus zu mir spricht.
Meine Ohren empfangen ihre Musik
und mein Herz versteht

Clanmutter von Tiyoweh,
Ich höre dir zu
Ich lausche deinem Flüstern
Auf dem Weg, den du mir weist
Suchend nach der Stimme
die still in meinem Herzen wohnt

Die Clanmutter des Fünften Mondzyklus

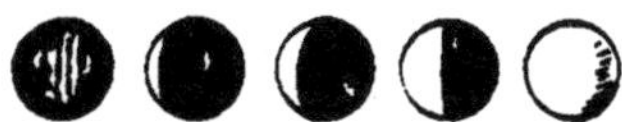

Listening Woman – die die Wahrheit hört – ist die Clanmutter von Tiyoweh, der Inneren Stille, deren Mondzyklus in den Monat Mai fällt. Ihre Farbe ist schwarz und sie steht für das Suchen nach Antworten. In ihrem Zyklus geht es darum, *die Wahrheit zu hören*. Diese Clanmutter lehrt uns, in die Stille zu gehen und den Botschaften zu lauschen, die unaufhörlich ausgesendet werden von der Natur, von unseren Herzen, von der geistigen Welt, von den Perspektiven anderer Menschen, von den Tieren als unseren Lehrern und vom Großen Geheimnis. In der Tradition der Seneca wird das Eintreten in die Stille gleichgesetzt mit Tiyoweh (Tai-jo-weh), der Stille an sich. Sobald ein Mensch die Stille betritt und die leise Stimme in seinem eigenen Innern hören kann, ist es ihm möglich, persönliche Ganzheit zu empfinden, denn dann hat dieser Mensch einen Zugang zur Stimme der inneren Wahrheit gefunden.

Listening Woman lehrt uns, all den verschiedenen individuellen Sichtweisen und Auffassungen in unserer Welt Gehör zu schenken, denn nur so lernen wir, wie wir Harmonie herstellen – indem wir jeder Lebensform ihren eigenen Sacred Point of View, ihre ureigene Perspektive zugestehen. Diese Clanmutter lehrt uns, dass wir niemals dazulernen oder uns weiterentwickeln werden, solange wir nicht bereit sind, zuzuhören. Sie zeigt uns, dass der Pfad derjenigen, die meinen, immerzu reden zu müssen, ein sehr gewundener und trügerischer ist. Denn wer redet, kann nicht gleichzeitig zuhören. Wenn wir Unliebsames, das wir nicht hören wollen, einfach ignorieren oder der Person, die uns etwas sagen möchte, das Wort abschneiden, behindern wir womöglich unser eigenes inneres Wachstum. Viele Menschen auf unserer Welt, die verletzt sind, die seelische Schmerzen leiden, wollen die Wahrheit nicht hören, weil sie meinen, sie täte ihnen weh. Die Bereitschaft eines Menschen, die Wahrheit über sich selbst anzuhören, – wenn sie denn voller Mitgefühl vermittelt wird – ist eine große Gabe, die selbst alte Wunden zu heilen vermag.

Wenn es um ihre menschlichen Kinder geht, besitzt LISTENING WOMAN die Fähigkeit, mehr als ihre Worte zu hören, selbst wenn sie Angst haben, die Wahrheit darüber auszusprechen, wie sie sich fühlen. Diese Clanmutter hört nicht nur mit den Ohren, sondern auch mit dem Herzen. Sie hört die unausgesprochenen Herzenswünsche, aber auch die unausgesprochenen Ängste. Sie hört die nichtverbalen Sprachen der Tiere, Pflanzen und Steine ebenso wie die Stimmen der Ahnen, die aus der geistigen Welt herüberdringen. LISTENING WOMANS Gabe rührt von ihrer Fähigkeit her, vollkommen still zu sein, möglichst viele Eindrücke zu erfassen, in sich aufzunehmen und dann ein Bild des Ganzen daraus zu formen.

LISTENING WOMAN lehrt uns zu erkennen, ob jemand die Wahrheit sagt, indem wir Tonfall, Intonation und Schwingungsänderungen der Stimme hören und so die Gefühle wahrnehmen, die mit den Worten schwingen. Sie lehrt uns, dass viele Menschen nicht wissen, wie sie ihre persönlichen Wahrheiten ausdrücken sollen, weil sie ihre wahren Gefühle verleugnen. Manche lügen aber auch, um ihre Angst vor Vergeltung oder Strafe zu verbergen, andere um des Gefühls willen, dazuzugehören oder wichtig zu sein. Jedoch ist ein Mensch, der nicht die Wahrheit spricht, für denjenigen, der die Kunst des Zuhörens beherrscht, leicht zu entlarven. Mitgefühl für diejenigen zu zeigen, die das Gefühl haben, lügen zu müssen, zeugt von geistiger Reife. Wer lügt, ist verletzt. Die unaufrichtigen Menschen dieser Welt belügen sich ja letztendlich selbst, weil sie nicht gelernt haben, die Stimme ihres Orenda, ihrer Geistigen Essenz zu vernehmen. Nur wer das Licht der Ewigen Flamme der Liebe kennt, kann in vollkommener Wahrheit leben.

In Tiyoweh, der Inneren Stille, hört Listening Woman jeden Gedanken, spürt jedes Gefühl und nimmt jeden Eindruck wahr. Ihre Gabe der Prophezeiung beruht auf den Informationen, die sie sammelt. Die Clanmutter des Tiyoweh sagt die Zukunft voraus, die ihr als wahrscheinlich erscheint, und weist uns darauf hin, dass uns beide Wege offenstehen: der Pfad der Schönheit genauso wie der krumme Weg. Sie sendet uns Warnzeichen, wenn wir nicht im Gleichgewicht sind, sie ermutigt und bestärkt uns, wenn wir in Anmut und Würde wandeln. Die Omen, Ahnungen, Zeichen und Wegweiser des Lebens finden uns, weil Listening Woman unseren Herzen, unseren geäußerten Absichten, unseren unausgesprochenen Wünschen und unseren Bedürfnissen zuhört. Überbringen lässt sie uns ihre Botschaften durch ihre Verbündeten in der Natur, die Geister der Ahnen, die Tiere – welche uns viel lehren können – und durch die innere Stimme unseres Orenda.

Eintreten in die Stille

Listening Woman erinnert sich an das Erste, was sie erlebt hatte, nachdem sie aus der Geisterwelt herübergekommen war, um in menschlicher Form auf der Erde zu wandeln. Viele Monde waren seither vergangen, und doch ist der Zauber dieses ersten Augenblicks in ihrer Erinnerung noch immer präsent und spendet ihr Trost bei all den anspruchsvollen Aufgaben, die sich ihr als Beraterin für ihre menschlichen Kinder stellen. Ihre Sinne hatten die Düfte und Empfindungen dieser längst vergangenen Zeit aufgesogen und ermöglichten ihr nun, zurückzusinken in die kostbare Erinnerung ihres ersten Erwachens.

LISTENING WOMAN nahm ihre menschliche Form in einer riesigen Höhle an, in der es vollkommen dunkel war. Selbst mit offenen Augen umgab sie undurchdringliches Schwarz, ein riesiges Nichts. Sie wusste noch nicht, dass ihre menschlichen Augen die Schönheit der natürlichen Welt würden erfassen können. Um sie herum spürte sie den Geruch feuchter Erde, einen leicht bitteren Geruch wachsender Felsformationen und den sauberen, lieblichen Duft ihres eigenen Körpers. In der Dunkelheit spürte sie ihren menschlichen Leib zum ersten Mal und genoss die glatte, weiche Haut und ihre geschmeidigen, wohlgeformten Muskeln. Sie berührte ihren Kopf und war überrascht, wie weich ihr Haar war, das ihr über die Schultern fiel und bis über die Hüften hinabreichte. Wie ein schützender Mantel umhüllte es sie und schützte sie vor der Kälte der Höhle.

Mit jeder Bewegung ihres Körpers nahm sie neue Texturen wahr. Winzige Kieskörnchen bedeckten den Boden unter ihr und streiften sanft ihre Beine. Sie hörte, wie Feuchtigkeit in Tropfen von der Decke fiel und – welch herrliches Gefühl – ihren Körper antippte und wohlig erschauern ließ. Die weichen Rundungen von Bauch und Brüsten fühlten sich ganz anders an als die kräftigen, muskulösen Beine, die sie, auf dem Höhlenboden sitzend, unterm Leib verschränkt hatte. Ihre Fingerspitzen spürten den Konturen ihrer Lippen nach. Sie fühlten sich voll und weich an – ganz anders als ihre Haut unten am Kinn oder oben an den Wangen.

Als sie mit den Fingern ihre Augen erkundete, erschrak sie kurz, als sie gewahr wurde, dass die Lider als eine Art Deckel fungierten, um die empfindlichen runden Bälle dahinter zu schützen. Ein Auge füllte sich mit Flüssigkeit, um sich von der versehentlichen Berührung zu reinigen, und dann löste sich eine Träne und rollte ihr über die Wange. Sie nahm die ungewohnte Empfindung von Unbehagen und Nässe als Teil ihrer Erkundung wahr und vermerkte für sich, dass manche Teile dieser menschlichen Form sehr empfindlich waren und man äußerst vorsichtig mit ihnen umgehen musste.

Als LISTENING WOMAN ihre Entdeckungsreise fortsetzte und ihren Hals berührte, spürte sie die kräftige, schlanke Kurve des grazilen Sockels, der ihren Kopf über dem Körper hielt, und bemerkte die harten Strukturen, die in regelmäßigen Abständen unmittelbar unter der Haut am Rücken hervortraten. Die Wirbelsäule, die ihrem Fleisch Form und Halt gab, fühlte sich im Vergleich zu den festen, aber geschmeidigen Muskeln, die sie bedeckten, steif und knochig an. Ihre Fingerspitzen fuhren seitlich an ihrem Hals hinauf und sie spürte die muschelförmigen Anhängsel ihrer Ohren.

In der völligen Dunkelheit der Höhle vernahm die Hüterin des Inneren Wissens selbst die leichteste Bewegung ihrer Hände, das zarte Rauschen ihrer Atemzüge, das Fallen der Wassertropfen und das Rascheln ihrer Beine auf dem Höhlenboden, wenn sie sich anders hinsetzte. Jedes Geräusch sog sie in sich auf und spürte weiter ihrem Körper nach, ihren Füßen, Zehen, Knöcheln und Schienbeinen und bewunderte die Herrlichkeit der menschlichen Form, mit der sie nun ausgestattet war. Als LISTENING WOMAN ihren Körper ausstreckte und in eine bequeme Lage brachte, vernahm sie ein Gurgeln, das aus den Organen in ihrem Leib zu kommen schien. Ein leichter Schmerz in ihrem Bauch war mit einem Knurren verbunden, das in der ganzen Höhle widerhallte. Diese neuerliche Entwicklung machte ihr Sorgen und sie sandte still ihre Gedanken zu Mutter Erde.

„Mutter, ich verstehe dieses Geräusch und den Schmerz in meiner Mitte nicht. Ich habe das Gefühl, da fehlt etwas, und doch weiß ich, dass das Große Geheimnis diese wunderbaren menschlichen Formen in Ganzheit und Vollständigkeit geschaffen hat. Was muss ich lernen?"

▪▪

Mutter Erdes Stimme erfüllte Listening Woman Kopf und Herz und sie gab ihrer Tochter zur Antwort: „Diese Geräusche gehören zum menschlichen Körper, Kind. Manchmal bedeutet das Gurgeln, dass der Körper die Nahrung verdaut, die er braucht, um Kraft zu generieren. Manchmal bedeutet das Grummeln aber auch, dass der Körper versorgt werden muss, um seine Vitalität aufrechterhalten zu können. Du fühlst diesen leichten Schmerz, weil du Hunger hast nach der Nahrung, die dein Körper braucht."

Listening Woman saß in der Stille, spürte dem Schmerz tief drinnen in ihrem Bauch nach und lauschte den ihn begleitenden Geräuschen, um sich mit der Sprache der körperlichen Bedürfnisse vertraut zu machen. Sie fragte Mutter Erde, wie sie die Form nähren könne, in der ihr Geist nun hauste. Mutter Erde erklärte ihrer Tochter, dass ein Korb mit Nahrung in die Höhle gestellt worden sei, ganz in der Nähe, und dass Listening Woman, wenn sie ihren Tastsinn benutzte, ihn finden und das Essen zu sich nehmen könne.

Die Hüterin der Selbstbeobachtung tastete den Raum um sich herum mit einer Kreisbewegung ab und fand alsbald den Essenskorb. Sie ertastete die Oberflächenstruktur von jeder Substanz, die sie darin fand, und Mutter Erde erklärte ihr, wie man abbeißt und kaut und schluckt. Die Essensgeräusche waren gänzlich andere und variierten, je nachdem, welche Speise sie kostete. Manche Geräusche waren eher gedämpft, so dass sie das Streichen ihrer Zunge über das saftige Fleisch eines reifen Pfirsichs vernahm. Als sie in eine Möhre biss und ihre Zähne das feste, knackige Gemüse zermalmten, hallte ein lautes Knirschen in ihren Ohren wider und füllte die Leere der Höhle mit Wellen überraschender Knackgeräusche. Listening Woman war erstaunt von deren Lautstärke und hielt inne, da sie sich nicht traute, weiter zu kauen oder gar zu schlucken.

Das gütige Lachen von Mutter Erde erfüllte die Clanmutter mit einem wachsenden Verständnis für ihr inneres Wissen und löste ihre Beklommenheit. Auf die freudige Versicherung hin, alles sei genauso, wie es sein sollte, verspürte die Clanmutter das Bedürfnis, noch kraftvoller hinein zu beißen. Die Hüterin des feinen Wahrnehmungsvermögens verspürte in sich ein Gefühl, welches ihr sagte, es sei völlig in Ordnung, weiterzumachen. Und so knabberte sie weiter an der Möhre und provozierte Geräusche, die so laut waren, dass sie von den Wänden zurückgeworfen wurden, wieder und wieder. Es waren Töne des Vergnügens und des Genusses, denn die Möhre war süß und schmeckte köstlich.

Listening Woman bemerkte, dass ihr Körper nicht länger knurrte und dass das Gefühl, es fehle etwas, verschwunden war. Ein neues Gefühl der Erfülltheit war an die Stelle der Leere getreten. Zufriedenheit und Wohlbefinden durchströmten ihren Körper. Sie behielt den Korb in ihrer Nähe für den Fall, dass das Grummeln wieder anfing, denn sie wusste nicht, wie häufig ihr Körper nach Nahrung verlangen würde. Dann wandte sie ihre Aufmerksamkeit wieder den Geräuschen und Empfindungen zu, die von der obsidianschwarzen Dunkelheit der Höhle ausgingen.

Die Stille wurde unterbrochen von einem nachhallenden Geräusch einer Flüssigkeit, die von der Höhlendecke in ein großes Wasserbecken hinter ihr fiel. Mutter Erde drängte sie, ihren Orientierungssinn anzustrengen, sich zu merken, wo die Geräusche herkamen und dem Geplätscher bis zu seiner Quelle zu folgen. Die Clanmutter kroch den Tropfgeräuschen entgegen, bis sie dieselbe Art von Nässe verspürte wie vorhin, als ihr eine Träne über die Wange gelaufen war. Mutter Erde erklärte, die Flüssigkeit sei Wasser und schmecke, anders als die Träne aus Listening Woman Auge, nicht salzig. Dieses Süßwasser würde verwendet, um den Durst, eine Art von Trockenheit, zu stillen und sei lebenswichtig für den menschlichen Körper.

Listening Woman lernte, wie man die Hände zu einer Schale wölbt, das Wasser an die Lippen führt und trinkt. Das Geräusch, das sie dabei machte, war dem Gurgeln, das vor lauter Hunger aus ihrem Leib gedrungen war, nicht ganz unähnlich. Die Clanmutter entdeckte, dass es unterschiedliche Geräusche machte, wenn sie im Wasser plätscherte, es schlürfte oder hinunterschluckte. Jeder Ton hallte wider und füllte die bedeutungsschwangere Leere mit unzähligen Echos von Wellen und Vibrationen, die jede Menge neue Geräusche erzeugten. LISTENING WOMAN nahm sie alle in sich auf und spürte ihnen nach. Dann fasste sie wieder ins Wasser und ertastete einen kleinen Stein. Sie zog ein Steinwesen aus dem Wasser, spürte die feste Form und bemerkte, dass es viel härter war als die Knochen in ihrem Körper und größer als die kleinen Kiesel, die den Höhlenboden bedeckten. Als das Steinwesen auf die gleiche Weise zu sprechen anhob, wie es Mutter Erde zu ihrem Inneren Wissen getan hatte, erschrak LISTENING WOMAN so sehr, dass sie es fallenließ und das Steinwesen mit einem schallenden Platsch im Wasser versank.

Das Felswesen sprach aber weiter mit ihr und erklärte, dass er ein Freund sei. Als sie vor sich herumtastete, um ihn zu finden und wieder aufzuheben, bemerkte LISTENING WOMAN, dass sie dabei alle möglichen seltsamen Geräusche verursachte. Ihr Atem kam stoßweise und sie hörte ihr Herz schlagen, als sie hektisch dem steinernen Freund nachspürte, den sie im Augenblick der Überraschung fallengelassen hatte. Er lenkte ihre Hand zu dem Ort, an dem er ruhte, und erzählte ihr dann, er könne ihr bei der weiteren Erkundung ihrer Gabe und ihrer Stärken durchaus behilflich sein.

„Als Steinwesen verwahre ich die Bibliothek, in der alles verzeichnet steht, was Mutter Erde jemals zustieß. Gemeinsam können wir uns in die Außenwelt begeben und du kannst all das erleben und erfahren, was du benötigst, um deine Mission zu erfüllen. Als du anfingst, die Sprache deines Körpers zu lernen, auf die Stimme von Mutter Erde zu hören und auch meine Stimme zu vernehmen, hast du diese Reise bereits begonnen. Hier in der völligen Dunkelheit, wo du nichts zu sehen vermagst, entdeckst du die verschiedenen Geräuschebenen, schärfst deinen Geschmacks- und Tastsinn und lernst, deine Gefühle ohne verwirrende Einflüsse von außen zu deuten. Diese ersten Begegnungen mit deiner Wahrnehmungsfähigkeit ermöglichen dir, die Wahrheit in jeder Situation zu hören, die dir im physischen Leben begegnen mag. Dunkelheit und Leere des Unbekannten werden dir Trost sein und die Antworten, die du suchst, kommen zu dir, weil du in der Lage bist, sie zu hören."

Als LISTENING WOMAN ihren neuen Freund ans Herz drückte, strömte ihr Atem in sanftem, gleichmäßigem Rhythmus. Die Hüterin des Wahrnehmungsvermögens spürte, dass zwischen ihr und dem Steinwesen, das sich selbst Hagehjih – Old Man nannte, Verwandtschaft und Vertrauen bestand. Seine uralte Gestalt hatte etwas Wohltuendes, hier fand LISTENING WOMAN einen Bruder im Geiste, denn schließlich war ihre eigene spirituelle Essenz so alt wie Mutter Erde und Großmutter Mond, die von dem Großen Geheimnis in der geistigen Welt erschaffen worden. Old Man verstand, dass die Clanmutter das dringende Bedürfnis hegte, so viel wie möglich über ihr Menschsein zu erfahren und über alles, was sie auf ihrem Weg zur Ganzheit würde meistern müssen.

Diese Freundschaft markierte den Beginn ihrer Reise. Die Erinnerung an jenen Moment, der schon so lange zurücklag, und an die großen Fortschritte, die sie mit Old Mans Hilfe seither gemacht hatte, ließen jede Menge Bilder und Empfindungen in Listening Woman aufsteigen, die ihre Sinne und ihren Verstand fluteten. Sie erinnerte sich, wie sie zum ersten Mal Licht gesehen hatte und wie sie die Schritte auf Old Mans Geheiß hin vorsichtig und langsam tat, als sie beide erstmals aus der Höhle traten. Old Man hatte sie AMEISE vorgestellt, die ihr die Medizin der *Geduld* beibrachte. Ameise meinte, es sei weise, sich ausreichend Zeit zu nehmen, damit sich die Augen langsam an das Licht gewöhnen könnten, das allmählich in die Höhle drang. Die Helligkeit nahm noch zu, als die Clanmutter und Old Man eine Sonne und eine

Nacht näher am Höhlenausgang verbrachten, und ermöglichte es LISTENING WOMAN, ihr Gehör nicht etwa zu vernachlässigen, sondern ihre Hörfähigkeit mit der neuen Erfahrung des Sehens zu verknüpfen. In diesen ersten Augenblicken wurde sie von den Farben und Formen regelrecht überwältigt. Um ihres körperlichen, emotionalen und spirituellen Gleichgewichts willen hatte sie den Drang, sich sofort in all das Neue zu stürzen, jedoch zügeln müssen.

Jetzt, viele Monde später, war LISTENING WOMAN froh, dass sie damals Weisheit und Harmonie Rechnung getragen hatte, die es möglich machten, ausgeglichen aus der Höhle in die Außenwelt zu treten. Ihre Gedanken kehrte zu einer anderen Erinnerung zurück, zu den Wintern, in denen sie etwas über die anderen Zweibeinigen gelernt hatte, mit denen sie sich die Welt teilen würde während ihrer Reise entlang der RED ROAD OF LIFE – der Roten Straße des Lebens.

In jenen frühen Tagen, als sie vielen Menschenwesen begegnete, konnte sie ihre Gabe des inneren Wissens entwickeln, denn die Menschen hatten die verbale Sprache noch nicht entwickelt. Sie sprachen HAIL-OH-WAY-AN, die Sprache der Liebe. Diese nonverbale Sprache drückte ohne Worte mit dem Herzen aus, was zu sagen war – egal zu welchem Thema die Zweibeinigen sich verständigen mussten. In Stille wurde beobachtet, um Gesichtsausdruck, Gestik und Gefühle zu deuten. Um eine Botschaft in ihrer Gesamtheit zu erfassen, musste sich die empfangende Person der aussendenden konzentriert zuwenden, ohne dazwischenzureden oder sie zu unterbrechen. LISTENING WOMAN hatte die Kunst, die Sprache der Liebe zu verstehen, gemeistert und oft die Gedanken anderer gehört, weil sie die Gabe besaß, deren inneres Wissen genauso zu erkennen wie ihr eigenes.

Die Clanmutter erinnert sich daran, wie sie den Menschen die gleiche Kunst beigebracht hatte, die Stimme des Herzens anderer zu verstehen. In jener längst vergangenen Zeit hatte das gesamte menschliche Volk davon profitiert. Seitdem hatte sich Mutter Erde viele Male um

Großvater Sonne gedreht und die Kinder der Erde waren gewachsen, hatten sich weiterentwickelt und sich verändert – manche zum Guten, manche aber auch zu ihrem Nachteil. Die geistige Entwicklung der Menschen lag LISTENING WOMAN besonders am Herzen, denn sie hatte beides erlebt – wie durch verbale Sprache der Wahrheit Rechnung getragen wurde, aber auch, wie Unehrlichkeit hervorbrach durch jene nämlich, die mit irreführenden Wahrheiten ihre unehrlichen Absichten zu verschleiern suchten. Gier und Machtgelüste hatten die Zungen gespalten und das gesprochene Wort mit Doppeldeutigkeiten aufgeladen. Durch die Begegnung mit Individuen, die im Verhehlen ihrer wahren Pläne Ehrlichkeit heuchelten, hatten LISTENING WOMANS Fähigkeiten ganz nebenbei einen ungeahnten Feinschliff erfahren.

Sie hatte ihre Beobachtungsgabe geschärft, indem sie in die Innere Stille ihres Selbst eintrat und anderen ohne jegliche vorgefasste Meinung oder gar Vorurteil zuhörte, jede Geste wahrnahm, ebenso jedes Crescendo, jede Änderung des Tonfalls in deren Stimme. Die Clanmutter erkannte leicht, ob der oder die Sprechende nervös war, etwas verbarg oder einfach nur schüchtern war. Im Laufe der Jahre hatte LISTENING WOMAN ihre Gaben als Hüterin des Gespürs, als Hüterin der feinen Wahrnehmung immer weiter entwickelt. Jedes Mal, wenn der Bereich um ihren Nabel, das Gefühlszentrum ihres Körpers, eine Warnung aussandte, störte eine Schockwelle ihr Wohlbefinden, wodurch sie zu unterscheiden lernte, wem sie trauen konnte und bei wem Vorsicht geboten war. Vieles vom Gelernten war hart erarbeitet, die Umstände hatten sie gefordert, mehr auf Taten zu achten als auf Worte. Diese Art des Beobachtens verlangte nach erhöhter Aufmerksamkeit und Konzentration, die Clanmutter musste noch stärker in sich hineinlauschen, um herauszufinden, welchen Eindruck ihr Herz von der jeweiligen Person hatte. In einer jener ausgesprochen schwierigen Situationen war LISTENING WOMAN das Glück beschieden worden, die Stimme ihres Orenda, ihrer Geistigen Essenz zu vernehmen.

▪▪▪

Die bittere Kälte jenes Wintertags hatte es nahezu unmöglich gemacht, dass sie in Tiyoweh, der Stille, Entspannung fand. LISTENING WOMAN dachte schon fast, dass jetzt nicht die richtige Zeit sei, um sich die Geschichte der beiden Männer anzuhören, die sie um Rat ersuchten. Der eisige Wind fand seinen Weg durch jeden noch so winzigen Spalt zwischen den Fellen, die den Eingang zur Höhle des Stammes verschlossen, bei dem sie sich derzeit aufhielt, und brachte eine Kälte mit, die jede Muskelfaser erstarren ließ. Die Clanmutter wusste, dass sie den Männern gegenüber unbeherrscht zu reagieren riskierte und dass es womöglich schwierig sei, deren Kältezittern von den untrügerischen Zeichen zu unterscheiden, die es ihr normalerweise erlaubten, den Hintersinn, die versteckten Inhalte oder gar Unwahrheiten zu erkennen. Wenn sie die beiden Männer anhörte, würde sie also ihre Fähigkeit, die Wahrheit zu hören, erheblich ausdehnen müssen, um deren inneren Gedanken und unausgesprochenen Absichten auf die Spur zu kommen.

Während der Zeit, die die drei miteinander verbrachten, lauschte die Clanmutter mit ihrem ganzen Wesen, spürte die Dringlichkeit der Situation, sowie die Ungeduld von einem der Männer. Die Meinungen der beiden gingen weit auseinander, wodurch jeder dem jeweils anderen die Fähigkeit absprach, ihn auch nur ansatzweise zu verstehen. Die Hüterin der Selbstbeobachtung nahm sich reichlich Zeit, ehe sie antwortete, und sagte dann, man wolle zur nächsten Sonne wieder zusammenkommen.

Nachdem die Männer ihr Feuer verlassen hatten, fühlte sich LISTENING WOMAN verwirrt von dem, was sie vernommen hatte, von den Gesten der beiden und von der Kälte, die ihr einen Teil ihrer Konzentrationsfähigkeit raubte. Sie saß da und starrte ins Reisigfeuer, dann schloss sie die Augen und tauchte tief in ihr eigenes Selbst ein. Ein Gefühl von Wärme stieg aus der Stille empor und ergoss sich wie goldener Honig, süß und dick, über ihr gesamtes Wesen. Die Clanmutter spürte, wie sie sich über die Grenzen ihrer menschlichen Gestalt hinaus ausdehnte und auch über die Höhlenwände hinaus, die dem Stamm ein Heim boten. In der Stille vernahm sie entfernt ein schwaches Wispern, eine Stimme, die sie nicht kannte. Die Flammen flackerten orange und gaukelten mit Licht und Schatten vor ihren geschlossenen Lidern, doch sie folgte dem Wispern zunächst in das Grau im Grenzbereich ihrer Sinne. Die Reise führte sie dann über die Grenzen ihrer Wahrnehmungen hinweg in die tiefschwarze Leere des Unbekannten. Je näher sie der Stimme kam, umso klarer und lebhafter wurde sie.

Ganz hinten in der Dunkelheit der Leere erschien ein Licht und führte LISTENING WOMAN zu einem Leuchten, einem Strahlen, dem sie nie zuvor begegnet war. Das Licht ging von bunten Flammen aus, die in alle Richtungen stoben und sich mit dem Tonfall der Stimme änderten, die aus der Mitte des Feuers drang. LISTENING WOMAN fühlte einen Kloß im Hals und Tränen stiegen ihr in die menschlichen Augen, als sie entdeckte, dass es die Stimme ihres Orenda war. Sie hatte ihre menschliche Gestalt zwar längst hinter sich gelassen, verspürte aber doch jede Emotion und jede kleinste Veränderung an ihrem Körper. Sie hörte, wie ihre Kehle zu schlucken versuchte, hörte das Knistern des Reisigfeuers, das kaum wahrnehmbaren Schluchzer, den ihre Freudentränen ausgelöst hatten, und die Stimme ihrer Geistigen Essenz.

In ihrem Zustand erhöhten Bewusstseins verstand die Clanmutter all die Schritte auf ihrem Weg und begriff, dass jede einzelne Lektion, die sie gelernt hatte, sie dem jetzigen Moment ein Stück nähergebracht hatte – dem Moment, in dem sie ihrer eigenen Ganzheit gewahr wurde. Die Stimme ihres Orenda klang einladend und gab ihr zu verstehen, dass sie heimgefunden hatte zu ihrem wahren Selbst. Sie war überwältigt und ein Feuerwerk der Emotionen durchfuhr ihren Körper. Gefühle der Dankbarkeit, Zufriedenheit, Beständigkeit, Demut, Fürsorglichkeit, Zugehörigkeit, Erfüllung, des Staunens und der Sehnsucht, noch viel mehr zu erfahren, brachen sich Bahn. Tief berührt und ergriffen sah sie, wie unglaublich schön die Ewige Flamme der Liebe war, die – vor ihrem geistigen Auge tanzend – die Stimme ihres Orenda barg.

Augenblicklich war ihr klar, dass Mutter Erde ihre körperliche Gestalt versorgte und das Große Geheimnis liebevoll ihre Geistige Essenz beschützte. Die beiden Welten, die spirituelle und die materielle, waren in ihrem Orenda eins geworden. Sie hörte die Harmonien der Schöpfung, die aus der Mitte ihres Seins entsprangen, vernahm die Melodien, die allen Sphären des Lebens innewohnen. In jeder Lebensform steckt ein anderes musikalisches Motiv, aber auf eine kaum ergründbare Art und Weise harmonieren alle miteinander.

In der Sinfonie der Klänge, die durch ihre Sinne strömte, war kein Raum für Dissonanzen. Ihr Herz, ihr Körper, ihr Geist und ihr Verstand wurden zu einer Ganzheit, die sie so bisher noch nicht verspürt hatte. Kein Ziel schien ihr mehr zu weit, keine Aufgabe zu groß, je stärker ihre Fähigkeit wuchs, die Stimme jeder einzelnen Daseinsform in der Schöpfung zu hören.

Das tiefe Bedürfnis von Listening Woman, alle Menschen an ihrem Erlebnis teilhaben zu lassen, wurde jäh unterbrochen durch die Stimme ihres Orenda: „Selbst meiner selbst, du drückst des Schöpfers Wunsch nach unbegrenzter Freude aus. Du bist mit der Großzügigkeit des Geistes gesegnet, der gern sähe, dass auch alle anderen dieses Innere Wissen finden. Bis es jedoch soweit ist und alle Menschen den Weg zur Ganzheit beschritten haben, so wie du es tatest, können sie die Ekstase und Verzückung, die du nun erlebst, nur bedingt erfassen und verstehen. Jedem Wesen müssen genau die Möglichkeiten gegeben werden, die sie brauchen, um auf individuelle Art und Weise den Weg nach Hause, zu ihrem wahren Selbst, zu finden.

Lausche in ihre Herzen hinein und führe die Menschen auf Wegen, die es ihnen erlauben zu erkennen, dass sie alles, was sie für dieses nach Hause kommen, brauchen, in sich selbst haben und dadurch diese Aufgabe bewältigen können."

▪▪

Listening Woman fragte ihr Orenda, ob es einen bestimmten Weg gebe, auf den sie ihre menschlichen Kinder lenken solle. Die Stimme ihres Orenda gab zur Antwort: „Lehre sie, auf die Stimmen in der Welt der Natur zu hören. Bitte Falke – er ist *der Bote*, der die Worte der Weisheit überbringt –, dir dabei zu helfen, den Zweibeinigen das Zuhören beizubringen. Lehre sie das Mitgefühl von Ameise, deren innere Kraft die *Geduld* ist, und die Weisheit von Gürteltier, dessen innere Kraft darin besteht, *die Gefühle und den Ärger anderer aus dem eigenen Heiligen Raum fernzuhalten, indem man Grenzen setzt.* Zeige den Menschenwesen, wie gut Kaninchen zuhören kann und dass es seine Medizin *irreale Ängste auszublenden und nicht auf sie zu hören*, auch anderen vermittelt. Zeige den Zweibeinigen die Medizin von Spottdrossel, die sie lehrt, *alles Gehörte zu wiederholen, zu rekapitulieren und sich einzuprägen.* Frage Frettchen nach seiner Medizin, *Antworten aufzuspüren durch logisches Schlussfolgern und Vernunft.* Stachelschwein hilft deinen Kindern, indem es ihnen die Medizin von *Glauben und Unschuld* vermittelt. Sie werden an ihren gewählten Weg und ihr Verbundensein mit dem Großen Geheimnis glauben und ihren Fähigkeiten vertrauen müssen, ebenso einer Art von Unschuld und Demut, die verhindert, dass die Begrenztheit, die aus Skepsis und Arroganz erwächst, ihren Fortschritt behindert."

Tief in ihrem Herzen hatte Listening Woman alles aufgezeichnet, was die Stimme ihres Orenda zu ihr sprach. Die Hüterin der Selbstbeobachtung erkannte, dass ihr letztes Übergangsritual nun vollendet war – das Erfahren und Begreifen ihres ganz persönlichen Weges zu ihrer eigenen Ganzheit. Der nächste Schritt auf dem Großen Medizinrad des Lebens war nun, ihre menschlichen Kinder das Hören und das Deuten der empfangenen Botschaften zu lehren. In ihrer Erinnerung hallte das Brüllen von Seelöwe wider und erinnerte sie daran, dass sie sich auf die Medizin der Robben berufen konnte, um den Menschen zu vermitteln, *auf den Wellen ihrer Gefühle und Emotionen zu reiten und so alle Facetten an sich selbst zu entdecken.* Wenn ihre menschlichen Kinder ihren Gefühlen zu vertrauen lernten, könnten sie die vielen Ebenen des Wahrnehmungsvermögens erklimmen, die nötig sind, um die Wahrheit zu hören.

Listening Woman hatte an jenem bitterkalten Tag viel gelernt und die feurige Wärme der Ganzheit verspürt. Und ihre neuen Einsichten gegenüber den beiden Männern angewandt, die sie um Rat gefragt hatten. Sie lehrte die beiden, die Harmonie in der jeweils anderen Perspektive zu sehen, indem sie sich in die Lage des anderen versetzten und so taten, als würden sie die Meinung des anderen vehement vertreten – so lange, bis sie die Ansichten des anderen respektierten.

Jene frühen Erlebnisse schienen heute so lange her. Mit den Generationen, die danach kamen, war Listening Woman innerlich gewachsen und hatte ihre Fähigkeiten weiter vervollkommnet. Still verstaute sie diese wertvollen Erinnerungen, als seien sie eine seltene, kostbare Medizin. Sie umwickelte sie mit Tiyoweh und die Stille selbst diente ihr als Medizinbündel, in dem sie die heiligen Erinnerungen an den Weg, den sie gegangen war, sicher verwahrte.

Nun war es Zeit, dass die Clanmutter ins Tiyoweh eintrat und einer jungen Frau zuhörte, die Probleme damit hatte, ihre Träume und die Botschaften, die ihr dadurch geschickt wurden, zu verstehen. Als Großvater Sonne tief am Himmel stand, half Listening Woman der jungen Träumerin, die Symbole und das, was sie in den Visionen gehört hatte, zu interpretieren. Listening Woman brachte der Jüngeren bei, sich selbst die richtigen Fragen zu stellen, die es ihr ermöglichten, die Antworten auch alleine zu finden. Die Clanmutter bediente sich dabei eines Hilfsmittels, welches in der jungen Frau Verständnis entfachen sollte: sie forderte die Träumerin immer wieder dazu auf, selbst nachzudenken, sich zu erinnern, zu fühlen und vertrauensvoll auf ihre stille innere Stimme zu hören. Nur so würde die Träumerin die Wahrheit in ihrem eigenen Herzen erkennen.

LISTENING WOMAN hörte dem Mädchen zu und fragte dann: „Was hast du dabei empfunden?" oder „Was, denkst du, wollte dir das Tierwesen damit sagen?"

Immer wenn sich ein Ratsuchender, eine Ratsuchende geborgen fühlte und das Gefühl hatte, man höre ihm oder ihr zu, blitzte das innere Wissen auf, schien durch, zeigte sich. LISTENING WOMAN wurde den Ratsuchenden immer mehr zur Projektionsfläche, zum Spiegel. Dabei erkannte sie, dass jedes ihrer Kinder früher oder später Rückenstärkung, ein Gefühl der Sicherheit und der Bestätigung bräuchte. Manche fürchteten die Stille, andere die Dunkelheit in der Leere, wieder andere fürchteten das, was sie vielleicht zu hören bekämen, weil sie vor der Wahrheit, die in ihnen war, immer die Augen verschlossen und sie geleugnet hatten.

Jeder Mensch ist ein Individuum, das dem Weg zur Ganzheit folgen muss, der zu ihm passt. Jedoch müssen alle erst ihr inneres Gehör entdecken, ehe ihr individueller Pfad sie zur ersehnten Ganzheit führt. Wer die Stimme seines Orenda zu vernehmen vermag, ist letztendlich auch in der Lage, das eigene Potential zu erkennen. Ohne die Fähigkeit, auf die eigenen Herzenswünsche und inneren Wahrheiten zu hören, ist man verloren. LISTENING WOMAN lehrt die Menschen, dass der erste Schritt auf dem eigenen, individuellen Pfad immer der sein muss, auf den eigenen Körper und aufeinander zu hören – mit Respekt. Später bringt sie ihnen bei, der Natur zuzuhören, die nonverbalen Botschaften der physischen Welt und die Stimmen der Ahnen im Wind zu hören und zu deuten. Ein Stück weiter auf dem Pfad zur Ganzheit lernen die Kinder der Erde, ihren eigenen gesprochenen Worten zuzuhören und das tatsächlich Gesagte mit der Wahrheit zu vergleichen, die die Stimme ihres Orenda ausspricht. Dieser Schritt ist ein Prozess des Aussiebens, das auf den Kern der Begrenzungen, Selbsttäuschungen und Illusionen abzielt, die die RED ROAD, die Rote Straße des menschlichen Lebens säumen.

▪▪

Als Listening Woman auf die Fertigkeiten zurückblickt, die sie den Kindern der Erde mitgegeben hat, bemerkt sie, wie ihr das Herz klopft. Sie lenkt ihre Aufmerksamkeit auf das Pochen und findet darin die Stimme ihres Orenda, die voller Liebe ist. Als es zu sprechen anhebt, durchströmt die Clanmutter ein wohliger Schauer.

„Die Kinder der Erde werden ihre Wunden heilen und die gleiche Freude finden, die du im Herzen trägst, Selbst meiner selbst. Mit jedem Sommer, jedem Jahr das vergeht, ist mehr innerer Frieden zu finden, weil immer mehr Menschen den Weg nach Hause entdecken. Die Liebe kehrt zurück. Und so, wie der Fluss des Lebens anschwillt und die Zweibeinigen die Ewige Flamme der Liebe in ihrem Inneren finden, wird auch Hail-oh-way-an, die Sprache der Liebe zurückkehren. Sie werden die Reinheit im Herzen ihres Gegenübers wieder vernehmen und die Harmonie der Schöpfung verstehen, die das Große Geheimnis ihnen als Vermächtnis des Friedens mitgegeben hat. Alle Lebensformen werden zusammenleben, zusammenstehen, einander unterstützen ohne Wertung und ohne Ausnahme. Horch nur. Hörst du es?"

Als die Stimme ihres Orenda verstummt, vernimmt Listening Woman das leise Raunen des Windes, das anwächst, an den Flanken des Heiligen Berges immer höher hinaufsteigt und Mutter Erde umschließt. Die Stimmen der Ahnen reiten auf dem Wind des Wandels, raunen und flüstern all jenen ins Ohr, die hören können und hören wollen.

„Die Zeit ist gekommen, dass White Buffalo zurückkehrt. Es ist an der Zeit, die Angst beiseitezuschieben und sich unserer Suche nach Ganzheit und Einheit anzuschließen. Kinder, ruft diese Großmutter an, die euch die Harmonie des inneren Friedens in euren Herzen zu lehren vermag. Listening Woman hört euer Rufen und steht bereit, euch den Weg zu weisen. Lauscht im Stampfen von White Buffalos Hufen auf die leisen Schritte eurer Ahnen. Lauscht und erkennt. Wisst, dass wir jede Nacht in der unendlichen Weite des Sternenzelts die Feuer der Heimkehr entzünden. In Tiyoweh warten wir. Wir senden euch unser uraltes Raunen, damit ihr den Pfad der Harmonie findet, der nach Hause führt, direkt in eure Herzen hinein."

LISTENING WOMAN sitzt in der Stille und lauscht. Die Stimmen, die lauter werden und ihren Namen rufen, überraschen sie nicht. Die Zeit, da die Menschen zuhören, nach spiritueller Ganzheit streben, und bereit sind, Spaltung und Begrenzung hinter sich zu lassen, ist endlich gekommen.

LISTENING WOMAN - Die Meisterin der Stille

STORYTELLER

Die Geschichtenerzählerin

Erzähl mir eine Geschichte, liebe Mutter
von den Ahnen und jenen Tagen
da sie in Schönheit wandelten
und die Wege der Medizin lernten.

Wenn du erzählst
kann ich alles vor mir sehen.
Ich lerne daraus und sehe,
wie sehr mich alles betrifft.

Durch der anderen Beispiel
erlebe ich Lachen und Tränen
Durch der anderen Erfahrung
weiß ich: Liebe besiegt Angst.

Lass uns zusammen reisen
durch jene frühen Tage,
lass uns Weisheit und Vermächtnis
der Ahnen neu enthüllen.

Die Clanmutter des Sechsten Mondzyklus

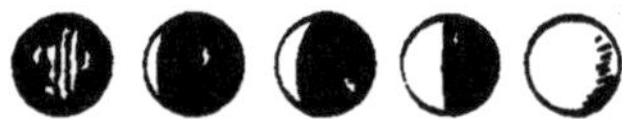

STORYTELLER – die die Wahrheit spricht – ist die Clanmutter des Mondzyklus, der in den Juni fällt, ihre Farbe ist rot. STORYTELLER lehrt uns, zu vertrauen, bescheiden zu sein und im Herzen jung zu bleiben, indem wir unsere Unschuld bewahren. Dafür steht die Farbe Rot. Der sechste Zyklus der Wahrheit, über welchen diese Clanmutter schützend ihre Hand hält, besteht darin, *die Wahrheit zu sprechen*. STORYTELLER lehrt ihre menschlichen Kinder, aus tiefstem Herzen zu sprechen – immer offen zu sagen, was sie empfinden, was sie wirklich meinen – ehrlich, klar, präzise. Diese Clanmutter zeigt uns nicht nur die Wahrheit, sie zeigt uns in Form von Glauben und Vertrauen auch den Weg, um uns im trügerischen Dickicht unserer Irrungen und Wirrungen zurechtzufinden. STORYTELLER lehrt uns, dass das Sprechen der Wahrheit die Grundlage aller mündlichen Überlieferung ist, die eine universelle und zeitlose Weisheit lebendig erhält. Denn die Lehren, die jeder Einzelne mühsam zieht und die ihn sicher entlang der Roten Straße des Lebens geleiten, betreffen ja alle Menschen, weil sie auf ewigen, unvergänglichen Wahrheiten beruhen.

STORYTELLER lehrt uns, unsere Ängste mit Hilfe von Humor zu zerstreuen und den Ernst alles Heiligen mit der Freiheit des Narren zu balancieren. Wenn wir lachen können über die Unzulänglichkeiten des Menschseins und über unsere albernen Versuche, an unseren Begrenzungen festzuhalten, dann haben wir die selbst geschaffenen Dämonen schon besiegt, die uns verleiten, kleine Dramen ins Unermessliche aufzubauschen, unablässig für Aufruhr zu sorgen und alles umwälzen zu wollen. Wer den Geschichten anderer lauscht und hört, welche Lehren sie aus dem zogen, was sich ihnen in den Weg stellte, erweitert seinen eigenen Horizont und gewinnt eine neue Sicht auf die Übergangsriten seiner eigenen Lebensreise.

Diese Clanmutter ist auch die Hüterin der HEYOKAH MEDICINE, die uns durch Lachen und mit ein paar Tricks dazu bringt zu wachsen. Der Heyokah – der göttliche Narr, Trickster, Clown – zeigt uns mit dem Gegenteil oder der Hintertür einer Lektion, wir die Ganzheit erlangen können, nach der sich unser Orenda sehnt. Die Geistige Essenz sieht mehr als das, was der Mensch mit seinem Tunnelblick gewöhnlich wahrnimmt – das Orenda vermag es, mit Heyokah Medizin menschliche Sturheit zu überwinden. Heyokah ist Satire, Heyokah ist Nonsens, der Heyokah führt uns an der Nase herum wie ein Clown und erteilt uns auf subtile Weise Lektionen – ob wir darüber nachdenken und sie beherzigen oder ignorieren, liegt bei uns. STORYTELLER besitzt auch die Fähigkeit, die Charakteristik und Lektionen einer Person mit einer Geschichte zu erzählen, ohne die Person dabei zu verurteilen. Die Heyokah Medizin von STORYTELLER trickst den Zuhörer geschickt aus und lässt ihn sein Problem aus sicherer Distanz durch die Augen eines unbeteiligten Beobachters betrachten, anstatt ihn direkt damit zu konfrontieren.

STORYTELLER nutzt die alten Weisheiten – das Geschenk der Ahnen, die heute im Geiste bei uns sind –, um uns die Wahrheiten zu erzählen, die jenen Ahnen damals halfen. Wenn sich Herausforderungen und Probleme, die das Leben uns stellt, durch bestimmte Wahrheiten lösen lassen, dann sollten auch zukünftige Generationen an diesen Wahrheiten teilhaben. STORYTELLER und ihr Mondzyklus werden durch die Farbe Rot repräsentiert, weil Blut rot ist. Die Weisheit unserer Vorfahren und ihre Lehren sind in der DNS unseres Blutes gespeichert. Die traditionelle indianische Medizin sieht das Blut schon seit jeher als den Fluss des Lebens an, der durch unsere Körper strömt und uns ermöglicht, auf das Wissen derjenigen zurückzugreifen, die vor uns da waren – die Weisen, die Älteren und Ältesten. Erst die Neuzeit brachte die wissenschaftliche Erkenntnis, dass die DNS Träger des genetischen Fingerabdrucks ist. Dass man durch die Muster der DNS in jeder menschlichen Zelle und im Blut auch Zugang zum kollektiven Gedächtnis und zum Geist der Menschheit erhielte, darauf konnte sich die Wissenschaft bisher noch nicht verständigen.

STORYTELLER gibt dem Zuhörer die Gelegenheit zu erfahren, wie andere zur Wahrheit in ihrem Leben fanden. Durch die Worte der Wahrheit, die sie spricht, lehrt uns diese Clanmutter, von unseren persönlichen Wahrheiten und unserem individuellen Blickwinkel, unserem SACRED POINT OF VIEW aus zu sprechen, wenn wir um eine Meinung gebeten werden. Wenn wir dagegen *nicht* um Rat gefragt werden, lehrt sie uns, einfach nur zuzuhören und keinen unerwünschten Kommentar abzugeben. Die Hüterin der Medizingeschichten weist darauf hin, dass die Wahrheit niemals verletzt, solange sie mit Liebe ausgesprochen wird und selbstgerechte Projektionen und kleinkarierte Urteile, mit der wir häufig einander kritisieren, außen vor bleiben. Wahrheit zu sprechen ist eine Kunst, die grundsätzlich ohne die Bewertung und Verurteilung anderer auskommt. Wer mit einem Finger auf andere zeigt, zeigt immer automatisch mit drei Fingern auf sich selbst, den Bewerter. Ein Mensch, der derart kritisiert wird, kann nie die Wahrheit für sich selbst herausfinden. Wer wie STORYTELLER die Wahrheit sprechen möchte, ohne jemanden anzuprangern, der erzählt einfach, wie er oder sie selbst einen Denkzettel verpasst bekam oder eine eigene Krise bewältigt hat. STORYTELLER erinnert uns daran, dass Leute, die Halbwahrheiten verbreiten oder Gerüchte in die Welt setzen – was immer mit einem Vertrauensbruch einhergeht –, dies meist deshalb tun, weil sie selbst verletzt sind. Weil sie die Wahrheit nicht einmal vor sich selbst eingestehen und aussprechen können, projizieren sie die Lügen und Selbsttäuschungen, die aus ihrer Verwundung entstehen, auf die Menschen oder Situationen in ihrer Nähe.

Meisterin im Geschichtenerzählen

Der Stammesrat der Kleinen Leute ist zusammengekommen. Storyteller sieht den Kindern in die Augen, die sich um sie herum niedergelassen haben, um ihren Geschichten zu lauschen. Das Feuer spiegelt sich in den erwartungsvollen Gesichtern der Kleinen und Storyteller sieht sich von einem Publikum voller Bewunderer umringt, die gespannt sind wie ein Flitzebogen. Die Liebe, die sie Storyteller entgegenbringen, rührt daher, dass die Clanmutter ihnen mit Respekt begegnet. Seit Generationen schon erklärt Storyteller den vielen Stämmen und Clans, dass Kinder einen erwachsenen Geist besäßen, der in winzigen Körpern wohnt, daher ist aus dem Rat der Kinder der Rat der Kleinen Leute geworden.

Der mondlose Nachthimmel lässt tausende Sterne leuchten. In dieser Nacht beginnt der neue Mondzyklus des Reifemonds. Die nächtliche Medizinschale des Sternenhimmels gibt allen das Gefühl, etwas Außerordentliches stehe bevor. Ein leichtes Lüftchen trägt den süßen Duft der Akazienblüten herüber, die in langen Trauben von den Zweigen der Baumwesen rund um der Clanmutter Hütte hängen. Glühwürmchen tanzen herum um die Rohrkolben, die wilde Minze und den Rotklee zu beiden Seiten des Bächleins, das sich durchs Lager schlängelt. Hin und wieder leuchtet ihr Licht hell auf und flimmert und funkelt in der warmen Sommernacht.

Die perfekte Gelegenheit für STORYTELLER, um zu erzählen, wie GLÜHWÜRMCHEN zu seinem Licht kam! Die Kinder, die den Rat der Kleinen Leute bilden, sind ganz bezaubert von der Clanmutter, den Sternen und den tanzenden Glühwürmchen und können sich in ihrer Neugier gar nicht entscheiden, was davon am interessantesten ist.

„NAWEH SKENNIO, danke, dass wir gesund sind." STORYTELLER beginnt mit dem traditionellen Gruß, mit dem sie die Aufmerksamkeit der Kinder wieder auf sich zurücklenkt. Die Kleinen wissen, dass diese Begrüßung das Zeichen ist, zur Ruhe zu kommen, sich zurückzulehnen und zuzuhören, ohne dazwischenzureden. STORYTELLER erzählt vor dem Rat der Kleinen Leute nur kurze Geschichten, weil die Jüngsten, die erst drei Sommer erlebt haben, noch nicht so lange aufmerksam zuhören können wie die Älteren, die ebenfalls dem Rat angehören. Nach dem elften Sommer wechseln die Jungs in den Rat der Jungen Krieger und die Mädchen schliessen sich dem Rat des Schmetterlings an, der sie auf ihre bevorstehende Wandlung, auf das Knospen und Erblühen ihrer Weiblichkeit vorbereitet.

STORYTELLER räuspert sich und fängt an zu erzählen: „Vor vielen, vielen langen Monden kannte man GLÜHWÜRMCHEN unter einem anderen Namen. Er war ein Stern und man nannte ihn FORGETS TO TWINKLE – der zu funkeln vergisst. Dieser kleine Bruder gehörte zum Großen Sternenvolk und lebte zusammen mit seinen Sieben Sternenschwestern, die auch heute noch hell leuchten dort oben am Himmel." STORYTELLER zeigt ihnen die Konstellation mit den sieben Sternen in dem Sternbild, das sie als Großen Büffel kannten und welches wir heute die Plejaden nennen.

„Die Sieben Sternenschwestern bewahrten die Sieben Heiligen Richtungen Osten, Süden, Westen, Norden, Oben, Unten und Innen und lehrten uns Menschen, die Fülle in Ehren zu halten, die der Große

Büffel uns von überall her, aus jeder Richtung mitbringt. Forgets to Twinkle war immer traurig, weil seine Schwestern die Aufgabe hatten, die Sieben Heiligen Richtungen für den Großen Büffel zu bewahren, und er sich nicht sicher war, worin seine Aufgabe bestand. Er was so traurig, dass er sein Licht manchmal ausgehen ließ. Er vergaß einfach zu funkeln, und so kam er zu seinem Namen.

Eines Nachts, als Großmutter Mond ihr volles Gesicht zeigte, fragte Forgets to Twinkle sie, ob er das Himmelsvolk verlassen und sich Mutter Erde ein wenig nähern dürfe, um mehr über den Sinn und Zweck seines Daseins zu erfahren. Großmutter Mond ließ ihn gehen, er solle aber vorsichtig sein und sich nicht zu nahe an die Erde wagen. Mutter Erde habe eine magnetische Anziehungskraft, die ihn festzuhalten vermag, so dass er nicht mehr nach Hause käme. Forgets to Twinkle versprach aufzupassen und nur dorthin zu gehen, wo es sicher war.

In der ersten Nacht reiste Forgets to Twinkle durch das Himmelsland, bis er in den Wolken über dem Heiligen Berg hängenblieb. Sein Herz freute sich sehr, all die Kleinen Schwestern und Brüder des Tiervolks im Mondlicht spielen zu sehen. Er rief zu Bruder KOYOTE hinunter, ob er nicht mitspielen könne. Unter den Tieren war Kojote als Trickster berüchtigt – als Schelm, der anderen gerne Streiche spielt, die keineswegs immer harmlos sind. Aber der kleine Forgets to Twinkle wusste ja überhaupt nichts über die Kinder der Erde, weil er das Himmelsvolk noch nie verlassen hatte. Kojote, das Schlitzohr, rief hinauf, er sei hocherfreut, dass sein Kleiner Sternenbruder mit ihm spielen wolle, dachte jedoch still bei sich: ‚Der ist ja viel zu weit weg!'

Forgets to Twinkle überlegte kurz, kam dann ein wenig näher und tänzelte am Himmel herum. Kojote tat es ihm gleich und führte auf der Erde auch ein kleines Tänzchen auf. Dann fing er an, dem Kleinen Sternenbruder etwas zuzuflüstern, aber so leise, dass sich Forgets to Twinkle gezwungen sah, noch ein Stück weiter heranzukommen, um ihn zu verstehen. Immer leisere Worte, die von Freundschaft sprachen, lockten den Kleinen Stern vom Himmel herab, bis er direkt über Kojotes Kopf schwebte."

Storyteller hält kurz inne, um die Spannung zu erhöhen. Als sie sieht, dass die Kinder mit großen Augen dasitzen und an ihren Lippen hängen, erhebt sie wieder ihre Stimme, wird immer lauter und schreit zum Schluss beinahe, als es besonders bedrohlich wird: „Dann schnappte sich dieser garstige alte Gauner Forgets to Twinkle und verschlang ihn!" Die Kinder erschrecken so sehr, dass es ihnen den Atem verschlägt und einige vergessen sogar einen Augenblick lang ihre Manieren und schreien laut auf.

„Nun, ihr könnt euch sicher vorstellen, welch schreckliche Angst Forgets to Twinkle gehabt haben muss, als er sich plötzlich im Bauch des Tricksters wiederfand. Er war so fassungslos, dass er zu funkeln vergaß. Er wusste ja nicht, wie um alles in der Welt er dort wieder herauskommen sollte.

Ungefähr zur gleichen Zeit, als Kojote den Kleinen Sternenbruder hinunterschlang, schaute Großmutter Mond zur Erde hinab und bemerkte, dass Forgets to Twinkle nicht mehr zu sehen war. Sie sah genauer hin, suchte und schaute aus, konnte ihren Kleinen Sternenbruder aber nirgendwo entdecken. Da sie sich Sorgen machte, schickte sie die Schweifsterne los, die ihr als Späher dienten, um nach ihrem Kleinem Bruder zu suchen. In jenen längst vergangenen Tagen fungierte das Kometenvolk als Boten, die zwischen Himmel und Erde hin- und herwechseln konnten. Die Geschweiften suchten überall nach dem Kleinen Bruder, konnten ihn aber einfach nicht finden.

Der Kleine Sternenbruder im Bauch des Tricksters hatte fürchterliche Angst, aber er wusste, dass er sich nun endlich beruhigen und sich all die Weisheiten in Erinnerung rufen musste, die seine Sieben Schwestern ihn gelehrt hatten – sonst würde er sie nie wiedersehen. Es dauerte eine ganze Weile, aber dann fiel ihm ein, warum er Forgets to

Twinkle hieß. Er hatte immer befürchtet, sein Licht sei nicht so schön wie das seiner Schwestern, deshalb hatte er immer nur hier und da eher halbherzig ein wenig herumgeblinkt. Nun, gefangen in Kojotes Bauch, galt es, Selbstvertrauen zu beweisen und möglichst hell zu scheinen. Er atmete und keuchte und blähte sich auf und lenkte alles Licht, das er aufbringen konnte, in seinen kleinen Sternenkörper. Er schien so hell er nur konnte.

Kojote, der Gauner, bemerkte plötzlich, dass sich das Blatt wendete und sein eigener Streich sich gegen ihn wendete. Sein ganzer pelziger Körper leuchtete plötzlich hell auf wie Großvater Sonne. Kojote rannte und rannte, versuchte, sich vor den Kometen-Spähern zu verstecken, die Großmutter Mond ausgesandt hatte, um den Kleinen Bruder zu finden. Der Trickster hatte gesehen, wie die Schweifsterne über der Prärie kreisten und nach Forgets to Twinkle Ausschau hielten. Der gerissene Übeltäter meinte die Sternenspäher genau so leicht austricksen zu können wie den Kleinen Bruder. Aber nun leuchtete Kojote so hell, dass er sich nirgendwo mehr vor den Sternenspähern verbergen konnte. In seiner Panik riss das alte Schlitzohr das Maul auf, spuckte den Kleinen Sternenbruder aus und jagte davon.

Die Schweifsterne erzählten es den Wolkenwesen, die dem Donnervolk und die wiederum den Feuerblitzen. Dem gemeinen Trickster geschah es ganz recht, seine Tücke mit gleicher Münze heimgezahlt zu bekommen. Im ganzen Himmelsland sammelten sich die wütenden Verwandten des Kleinen Sternenbruders, trieben die Wetter und die Stürme zusammen, schickten das Regentropfenvolk und die Hagelkornleute zu den Wolkenwesen, auf dass sie Kojote mit ihren wässrigen und eisigen Körpern ordentlich durchnässten und auf ihn eintrommelten. Hinoh stieß als Thunder Chief sein Donnergrollen aus, der Donnervogel schlug mit den riesigen Flügeln und alles war so laut, dass der Trickster vor lauter Angst schlotterte.

Kleiner Sternenbruder jedoch war nun in der Anziehungskraft von

Mutter Erde gefangen. Er konnte sich nicht vom Boden erheben und einfach wieder heimfliegen. Noch immer schien er hell, so dass seine Himmelsverwandten ihn sehen konnten, aber ihm zu Hilfe eilen konnten sie nicht, weil sie dann selbst auch von der Erdanziehungskraft eingefangen worden wären. So rief er Mutter Erde an, bat sie, ihn freizulassen und wartete dann geduldig ihre Antwort ab.

Als der Trickster endlich die Fassung wiedererlangt hatte, sah er im Gewitter, das übers Land fegte, seine Chance zur Flucht und duckte sich, um den Hagelkörnern und den gefrierenden Regentropfen auszuweichen. Blitze krachten um ihn herum und einer der Feuerstäbe erwischte ihn sogar und setzte seinen Schwanz in Brand. Kojote rannte und rannte und versuchte dabei krampfhaft, einen Weg zu finden, die Himmelsverwandten auszutricksen und abzuhängen, damit sie ihn in Ruhe ließen.

Schließlich hörte Kleiner Sternenbruder in all dem Krach, den die Blitzeschleuderer veranstalteten, dass Mutter Erde etwas sagte. Ihre Stimme ritt auf dem tobenden Sturm, der das von seinen Verwandten heraufbeschworene Gewitter begleitete: ‚Forgets to Twinkle, du wirst nun wohl bei den Kindern der Erde leben müssen. Wenn ich meine Anziehungskraft aussetze, könntest du zwar nach Hause gehen, aber alle meine Kinder würden von der Erde fallen und ohne Halt im Himmel herumschwirren. Du hast nicht auf Großmutter Monds Rat gehört, nicht an ihre Warnung gedacht, nun musst du die Konsequenzen tragen. Ich kann dir nicht helfen, ohne meine anderen Kinder zu gefährden. Du musst hier bei uns bleiben, darfst dir aber aussuchen, welche Art von Kreatur du gerne werden möchtest.‘

Forgets to Twinkle war traurig, ihm war jedoch bewusst, dass Mutter Erde recht hatte. Er hatte nicht aufgepasst und sich verleiten lassen, Großmutter Monds Warnung in den Wind zu schlagen. Er wollte zum Sternenvolk gehören und die Welt von oben sehen, so wie er es immer getan hatte, als er noch bei seinen Sieben Schwestern lebte. Er würde nie wieder vergessen, sein Licht hell leuchten zu lassen, denn er wollte, dass seine Himmelsverwandten wussten, wo er war und dass er an seine Familie dachte. Und so erzählte er Mutter Erde, dass er gern ein fliegendes Geschöpf wäre, das wie ein Stern funkeln kann. Mutter Erde war einverstanden und verwandelte ihn in einen fliegenden Käfer vom Insektenvolk. Sie heftete einen winzigen Stern auf seinen Schwanz, damit er seine Himmelverwandten leuchtend grüßen und all die anderen Kleinen Geschwister im Großen Himmelsvolk warnen konnte, was passiert, wenn man der Weisheit der Stammesältesten keine Beachtung schenkt.

Und Kojote? Selbst jetzt rennt er noch davon, wenn er Donner hört oder ein Glühwürmchen sieht. Der Trickster vergisst nie mehr, wie es war, als die Feuerblitze seinen Schwanz versengten, und dass er in einen Teich springen musste, um das Brennen zu beenden. Man sagt, die Feuerblitze und Donnerwesen hätten die Sache regelrecht als Mutprobe betrieben – je mehr Treffer bei Kojote, umso größer die Ehre für den Kleinen Sternenbruder. So bekam Forgets to Twinkle also seinen neuen Namen Glühwürmchen. Sein Schwanz leuchtet, um Kojote an die einzigen Verwandten zu erinnern, die es je schafften, ihn auszutricksen, indem sie seinen Schwanz in Brand steckten. Wenn Glühwürmchens Schwanz aufleuchtet, werden wir Zweibeinigen daran erinnert, dass wir unsere Medizin leuchten lassen und uns immer ein Funkeln und ein Augenzwinkern bewahren sollen, damit der Trickster uns nicht verleitet, krummen Pfaden zu folgen."

Alle Kinder sitzen mit offenen Mündern und aufgerissenen Augen da, blicken wie gebannt auf STORYTELLER und genießen den Detailreichtum der Geschichte.

Ältere Geschwister kommen nun vorbei, um die Kleinen abzuholen, nach Hause in die Hütten zu bringen und fertig zu machen für den Schlafmann, den manche auch als Sandmann kennen. Sie alle kennen die Geschichte vom Schlafmann – STORYTELLER hat sie ihnen erzählt – und sie wissen, dass der Schlafmann nach einer Gute-Nacht-Geschichte kommt und ihnen Schlafsand in die Augen streut. Ist ein Kind noch wach und aufgekratzt, ärgert das den Schlafmann und die Träume, die er schickt, sind keine guten. Den Kindern, die fertig ausgezogen und gewaschen im Bett liegen, bereit, zur Ruhe zu finden, denen bringt er schöne Träume. Da alle schön träumen wollen, gibt es bei diesem Stamm nie Probleme, die Kinder ab ins Bett, unter die warmen Schlafdecken, die kuschligen Felle und ins Land der Träume zu schicken.

Storyteller schaut den Kleinen Ratsmitgliedern hinterher, wie sie mit Eltern und älteren Geschwistern davontrotten. Sie verabschieden sich mit „Naweh, Aksot, o'gadenetga do", „Danke, Großmutter, das hat mir Spaß gemacht." Die Clanmutter erwidert den Dank und die Abschiedsgrüße und zieht sich in ihre Hütte zurück.

Still dankt sie dem Großen Geheimnis für die Bereicherung, die ihr Leben durch die Kinder erfährt, und für die Gaben und die Weisheiten, die sie an die Kleinen weitergeben kann. Diese sind eine gute Grundlage für deren inneres Wachstum.

Das Heulen von Wolf der im Geiste immer neben ihr ging, holt sie aus ihren Gedanken. Ihr Totemtier verlieh ihr die Fähigkeit, *neue Wege des Lehrens und Lernens zu erfinden*. Dem Rudel Timberwölfe, das oberhalb des Flusses in den Bergen lebte, war sie schon lange in Freundschaft verbunden, die sie in all den vielen Reifemonden, in denen der Stamm sein Lager an diesem Fluss aufschlug, immer wieder erneuert hatte. Oft hatte sie, wenn sie über die Wiesen da oben gewandert war, die Wölfe beim Jagen und beim Spielen beobachtet. Sie erhob die Stimme, um ihre Brüder und Schwestern mit einem Heulen zu grüßen, das dem der Wölfe in nichts nachstand. Daraufhin wurde der Gruß der Clanmutter noch einmal erwidert, was ihr signalisierte, dass der Schlafmann nun auch Storyteller zuwinkte, sie möge ruhen und ihren Körper mit Schlaf erfrischen, damit sie von den Freuden träumen könne, die der nächste Tag für sie bereithielt.

Später, nachdem sich Storyteller in ihre weichen Schlaffelle gekuschelt hat, träumt sie von ELSTER, die manchmal auch Kleiner Schwarzer Adler genannt wird. In ihrem Traum reitet Elster auf dem Rücken von BÜFFEL und pickt genüsslich die Insekten aus dessen Fell. Das Schwarz und das schimmernde Nachtblau von Elsters Federn leuchtet im Sonnenlicht und blitzt zwischen dem zierlichen Weiß an Flügeln und Schwanz hervor. Im Traum erzählt ihr Elster von ihrer Medizin – *der Gabe, die Schmerzen anderer zu lindern*. Kleiner Schwarzer Adler lehrt STORYTELLER, dass Unwohlsein und Unbehagen körperlichen Veränderungen vorausgehen und sie ankündigen. Elster erzählt STORYTELLER, dass es Zweibeinige gibt, die jegliche Art von Unwohlsein und Unbehagen ablehnen, weil sie nicht verstehen, dass der Körper mit Frösteln und Fieber lediglich seine Begrenzungen loswerden möchte. Wenn die Menschheit die Lehren des Wachstums endlich verstanden hätte, die sich in solch Unannehmlichkeiten wie Unwohlsein äußerten, würde Elster ihren Geist schicken, um das Unwohlsein und den Schmerz hinfort zu tragen. Wie ihr NamensvetterADLER zeigt auch Elster den Zweibeinigen, wie sie Freiheit finden können. Adler lehrt die Freiheit des Geistes und Elster lehrt, wie das Verstehen und die Freiheit des Geistes den Weg in den Körper finden.

In ihrem Traum ist nun STORYTELLER die Zuhörerin, so wie es die Kinder in den Stunden ihres Wachseins gewesen sind. Vor Lachen wäre die Hüterin des Humors beinahe aufgewacht, als Elster immer wieder von ihrer Cousine aus den tropischen Gefilden von Turtle Island anfängt. Nach Elsters Beschreibung musste die Geflügelte Cousine recht lustig aussehen, mit dem größten Schnabel, den man sich nur vorstellen konnte, und einem grellbunten Gefieder. Weil der Schnabel der Cousine im Vergleich zu ihrem Körper so groß war, wurde ihr nachgesagt, sie stecke ihre Nase in anderer Leute Angelegenheiten, in Wirklichkeit aber entgingen ihr vor allem die Dinge nicht, die potentiell gefährlich waren und Schaden anrichten konnten. Kleiner Schwarzer Adler nennt ihre Cousine TUKAN und sagt, sie sei das *Warnsystem des*

Dschungels – das ist ihre Medizin. Tukan besucht mitunter die Träume von Menschen, die weit, weit entfernt wohnen, um sie anzuregen, wachsamer und achtsamer zu sein. Wenn sie Schwierigkeiten oder Gefahr wittert, fliegt Tukan, Warnrufe ausstoßend, durch den Dschungel der physischen Welt oder entsendet ihren Geist in die Traumzeit, damit ihre Warnung auch dort gehört werde.

Elster folgt Tukan fast immer, fliegt durch Träume und lehrt die Menschen, den schmerzhaften Erfahrungen auszuweichen, die sie unweigerlich würden machen müssen, sollten sie die Warnschilder und Gefahrenhinweise auf der Roten Straße des Lebens übersehen. Kleiner Schwarzer Adler erzählt der Hüterin der Medizingeschichten, dass die Warnungen ihrer großschnabeligen Cousine die Menschen lehrt, sich vor Situationen in Acht zu nehmen, bei denen ihr körperliches Wohlbefinden auf dem Spiel steht. Bei lebensbedrohlichen Ereignissen warnt Tukan und mahnt die unbesonnenen, nichtsahnenden Tagträumer, dass ein wenig Obacht sie vor körperlichem Schaden bewahren könnte. Da Tukan in einer weit entfernten Gegend von Turtle Island lebt, macht Elster die Clanmutter über den Umweg des Traums mit Tukan und ihrer besonderen Gabe bekannt und lehrt sie Tukans Medizin, damit auch sie geschützt sei, sollte sie dieses Schutzes jemals bedürfen. Storyteller dankt Elster für alles, was sie in ihrem Traum gelernt hat.

Storyteller erwacht, aber da Großvater Sonne den Morgenhimmel noch nicht mit seiner Anwesenheit verschönt, bleibt sie still liegen und denkt über die Medizin nach, die ihr letzte Nacht zuteilgeworden war. Eine Geschichte nach der anderen füllt ihren Kopf mit neuen Ideen, wie sie die in ihrem Traum erworbenen Weisheiten an andere weitergeben könnte. Als die Morgenluft den Geruch der taubenetzten Pflanzen zu ihr trägt, kommt es der Clanmutter vor, als beginne etwas Neues. Storyteller lauscht dem Wasserlied des Flusses, der nahe ihrer Behausung vorüberfließt, und ein Gefühl der Zufriedenheit macht sich in ihrem Herzen breit. Die mündlichen Überlieferungen würden weiterleben, solange die ewigen Wahrheiten, die darin stecken, aktiv von Generation zu Generation weitergetragen werden. Sie geben den menschlichen Kindern der Erde die Möglichkeit, das Leben – ihr Leben! – zu verstehen. Sie ist froh, dass sie einen Anteil hat an diesem mündlichen Vermächtnis und dass die Tiere bereit sind, ihre Medizin mit ihr zu teilen, so dass sie wiederum all das weitergeben kann durch die Geschichten, die sie erzählt.

Die Hüterin der Medizingeschichten schließt kurz die Augen und spürt den Geist ihrer neuen Freundin Tukan. Still erlaubt sie ihren Gedanken, Tukan zu fragen, ob diese ihren Geist aus einem bestimmten Grund zu ihr geschickt hatte oder ob sie die Clanmutter an diesem neuen Tag nur grüßen wolle. Tukan flüstert STORYTELLER etwas zu, dass die Hüterin des Humors nie wieder vergessen wird.

„Mutter, ich bin gekommen, Dir zu sagen, dass viele Veränderungen über die Zweibeinigen kommen werden im Laufe der Zeit und im Wandel der Welten. Daher meine doppelte Warnung: Sollten die Kinder der Erde vergessen, über sich selbst zu lachen, werden sie vergehen. Wenn der Ernst ihren Sinn für das Spielerische, Fröhliche und Spaßige erstickt, werden sie an ihren eigenen Taten zugrunde gehen. Die Menschheit muss lernen, wie sie mit Humor schmerzliche oder zerstörerische Situationen auflösen kann. Wenn sie es vor lauter heiligem Ernst unterlassen, einer gewissen Keckheit, Ausgelassenheit und Respektlosigkeit zu frönen, ist das Gleichgewicht gestört und sie werden die Freude am Leben verlieren.

Der zweite Teil meiner Warnung betrifft die Weitergabe mündlich überlieferter Traditionen. Wenn eine Medizingeschichte von Generation zu Generation weitergegeben wird und Wahrheit enthält, wird diese Weisheit den Menschen durch die Zeiten hindurch helfen, innerlich zu wachsen und sich zu entfalten. Wenn man diese Geschichten sterben ließe, wäre das ein großes Unrecht. Die Kinder der Erde werden sich verändern und manche werden die Verbindung zur natürlichen Welt verlieren. Die Medizingeschichten aber werden für eine anhaltende Verbindung zum Rest der Planetaren Familie sorgen, selbst wenn sie in einem Traum zu uns kommen. Alle, die die Wahrheit sprechen, indem sie Geschichten erzählen, die den Zuhörenden die Chance geben, über ihr eigenes Leben nachzudenken, ohne mit dem Finger auf andere zu zeigen, tragen meine Medizin der Warnung in sich. Wenn die Warnungen den Zuhörenden ermöglichen, ihr Gleichgewicht wiederzufinden, dann ist der Weg zu Einheit, Einklang und Einigkeit nicht mehr weit."

Storyteller dankt Tukan für die doppelte Warnung und beweist mit ihrer Antwort, wie gut sie die Botschaft ihrer gefiederten Freundin verstanden hat: „Aha, meine großschnabelige Himmelsschwester, ich soll also auf keinen Fall den Schnabel halten, allen möglichen Leuten alle mögliche Weisheit weismachen und Geschichten zum Besten geben, weil es sonst nicht zum Besten bestellt wäre mit uns, was?"

Storyteller und Tukans Geist lachen lauthals los und können kaum damit aufhören. Inzwischen hat das Sonnenlicht das diffuse Grau der Morgendämmerung durchdrungen. Storyteller hat sich die ernsten Warnungen zu Herzen genommen. Die Warnung, dass ein Ungleichgewicht immer bittere Erfahrungen nach sich zieht, spiegelt Schmerz und Leid der Menschen wider, aber das Lachen gewinnt die Oberhand über die dunklen Wolken menschlicher Begrenztheit, die die Freude am Menschsein überdeckt. Storyteller hat verstanden. Sie ist bereit, mit ihren Kindern der Zukunft ins Auge zu blicken und immer im Auge zu behalten, dass jedes menschliche Wesen diese Wahrheiten selbst entdecken muss, wenn es seinen Geist weiterentwickeln will. Sie weiß, dass ihre Geschichten den Erschöpften, die sich müde den Heiligen Pfad des Lebens entlangschleppen, Linderung bringen. Und genau deshalb gibt sie die Geschichten weiter und verkündet die Wahrheit der Weisheit allen – damit die Heiligen Traditionen niemals sterben.

Storyteller - die Geschichtenerzählerin

▪▪

LOVES ALL THINGS

Die Liebende

Mutter, lehre mich zu lieben
über meine Ängste hinaus,
lehre mich alle Freuden des Lebens
selbst hinter dem Schleier aus Tränen.

Zeige mir das Glück
in des Geliebten Arm,
bedingungslose Liebe,
mit Respekt, ohne zu fordern.

Oh Hüterin der Vergebung
lehre mich hinwegzusehen
über Vorurteil und Stolz.
Der Menschen Würde lass mich stärken.

Ich werde von dir lernen,
oh Mutter, Geliebte, Freundin,
werde andere zu lieben lehren,
und gebrochene Herzen heilen.

Die Clanmutter des Siebten Mondzyklus

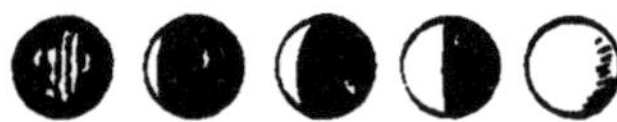

LOVES ALL THINGS – die die alles liebt – ist die Clanmutter des Siebten Mondzyklus, der in den Monat Juli fällt. Ihre Farbe ist gelb und sie steht für die Gabe, *die Wahrheit zu lieben*, die in allen Lebensformen steckt. Sie lehrt uns die Weisheit des Mitgefühls, sie lehrt uns, liebende Frau und fürsorgliche Mutter zu sein.

LOVES ALL THINGS ist die Hüterin der Sexuellen Weisheit. Von ihr lernen wir, dass alles, was wir mit unseren Körpern tun, ebenso heilig ist wie unsere spirituelle Entwicklung – denn beide Aspekte sind eins.

Wenn wir uns so verhalten, als seien alle Handlungen heilig, dann braucht niemand zu werten und zu urteilen. Diese Clanmutter lehrt uns, unsere Körper zu lieben und die Freuden des Menschseins hoch zu achten. Sie lehrt uns, dass alles – zu atmen, zu essen, spazieren zu gehen, zu spielen, zu arbeiten, einen Sonnenaufgang zu beobachten, jemanden körperlich zu lieben, zärtlich zu sein, zu tanzen – Ausdruck der Freude ist, die den Menschen von Mutter Erde geschenkt wurde. Sie bittet uns, alles im Leben mit glücklichem Herzen zu tun. In ihrer Weisheit lehrt uns LOVES ALL THINGS, Freude im körperlichen Leben zu finden, ohne zu versuchen, unserem Schmerz zu entrinnen, dadurch dass wir süchtig werden nach falschen Vergnügungen oder dass wir zwanghafte Verhaltensmuster entwickeln.

LOVES ALL THINGS ist die Hüterin der Bedingungslosen Liebe und ist eng mit Großvater Sonne verbunden. So wie sein Licht, das vorbehaltlos auf alles scheint und niemanden von seiner Wärme und lebensspendenden Energie ausschließt, liebt diese Clanmutter all ihre Kinder gleichermaßen. Und zwar bedingungslos. Sie urteilt nicht über unser Verhalten. LOVES ALL THINGS ist gewillt, uns so sehr zu lieben, dass sie uns auch die selbstverschuldeten und schmerzhaften Erfahrungen machen lässt, die es nach sich zieht, wenn wir vom rechten Weg abkommen. Die Folgen achtlosen Verhaltens sind alles andere als freudvoll, jedoch bringt uns die Erinnerung an diese Fallgruben und der Versuch, sie in Zukunft zu vermeiden, wieder ins Gleichgewicht. Diese Clanmutter besitzt die Weisheit, Dinge zuzulassen. Niemals wird sie ihre Kinder mit strengen Regeln oder gar Verboten ersticken. Es ist ihre besondere Stärke, zuzulassen, dass wir die harte Schule des Lebens selbst durchmachen und die bitteren Lektionen am eigenen Leib erfahren, – dann aber immer für uns da zu sein, um uns zu trösten, unsere Enttäuschung, unser Versagen, unseren Frust zu lindern und unsere gebrochenen Herzen zu heilen.

LOVES ALL THINGS lehrt uns, dass jede Handlung in unserem Leben gleich ist, da sie eine Reaktion oder Folge auslöst, die die ursprüngliche Motivation der Aktion eins zu eins widerspiegelt. Wenn wir gut zu unserem Körper sind, ist unser Körper gesund und gut zu uns. Wenn wir uns selbst mit Fürsorge und Respekt behandeln, bringen wir andere indirekt dazu, uns gleichermaßen mit Fürsorge und Respekt zu begegnen. Wenn wir uns selbst belügen, werden uns auch andere anlügen. Wenn wir positiv denken, wird uns Gutes widerfahren, was uns in unserer positiven Haltung wiederum bestärkt. Wenn wir allem mit Liebe zur Wahrheit begegnen, finden wir Wege, unser Selbst zu erkennen und zu lieben. Diese Clanmutter unterrichtet auf eine Art und Weise, die das Konzept des freien Willens in seiner reinsten Form anwendet. Sie geht grundsätzlich davon aus, dass wir uns weiterentwickeln, was immer auch passiert. Vielleicht erfordert unsere Heilung und unser

Wachstum ein mehrmaliges Umrunden des Medizinrads, dennoch steht Loves All Things bereit, uns auf all den Stufen und durch all die Übergangsriten hindurch vorbehaltlos zu lieben, bis wir uns selbst genug lieben, um das Muster selbstverschuldeter Sklaverei zu durchbrechen.

Die Freiheit, die man findet, wenn man sich selbst bedingungslos liebt, macht Loves All Things zur Beschützerin der Kinder. Sie ermutigt sie dazu, einen liebevollen Selbstausdruck zu entwickeln und zur besten Version ihrer selbst zu werden. Der Maßstab der Erziehung ist für diese Clanmutter die Freude und Liebe, mit welcher sich ein Kind in die Entdeckung des Lebens stürzt. Dem Kind in uns bringt sie bei, Liebe anzunehmen, Liebe zu schenken, Selbstliebe zu lernen und vor allem anderen die Wahrheit zu lieben.

Loves All Things ist fürsorgliche Mutter, sinnliche Geliebte, Beschützerin alles dessen, was Vergnügen, Lust und Freude bereitet und die Hüterin Sexueller Weisheit. Diese Clanmutter verkörpert die treue Freundin, die einerseits die Stärke unserer persönlichen Medizin sieht, andererseits unsere Schwächen, und die beide Seiten akzeptiert, ohne zu werten oder zu verurteilen. Geduldig unterstützt sie uns in unserem Wachstumsprozess, indem sie uns auf unsere Stärken hinweist und uns zu Entfaltung und Weiterentwicklung anhält. Die Weigerung, die uns geschenkten Talente zu nutzen, ignoriert Loves All Things, weil sie weiß, dass wir sie eines Tages, auf unserem Pfad der Heilung, auf jeden Fall entdecken werden.

Liebe ist heilig

Loves All Things räkelt sich im goldenen Licht von Großvater Sonne. Es fühlt sich wunderbar an, diese goldene Wärme in sich aufzunehmen und die Güte von Großvater Sonnes bedingungsloser Liebe ganz in sich zu spüren. Loves All Things dreht ihre Handflächen nach oben, um die Sonnenstrahlen aufzufangen, als seien sie der bernsteingelbe Nektar ausgesuchter tropischer Blüten. Während die Wassergeister im vorüberströmenden Fluss ihr Lied singen, denkt sie an die unzähligen kleinen Freuden, die ein menschlicher Körper spüren kann. Das Wasser, das sich zwischen runden Steinen hindurchschlängelt, gluckst und rauscht und blubbert einen nicht enden wollenden Gruß. Gelegentlich sprühen winzige Tröpfchen herüber, benetzen ihre Füße und lösen wohlige kleine Schauer aus. Sie genießt jede neue Empfindung, die sie dank ihrer menschlichen Sinne wahrnehmen darf.

Loves All Things saugt den Duft am Ufer des Flusses ein – das schwere Parfüm feuchter Erde vermischt sich mit dem Aroma der vielen Wildblumen und aromatischen Kräuter. Der charakteristische Duft wilden Lauchs, der von hinten aus dem Schatten des Waldes ab und an zu ihr herüberweht, lässt sie an all das viele Schmackhafte denken, das uns Mutter Erde in ihrer Freizügigkeit bietet. Im Geruch feuchten, herabgefallenen Laubs im Unterholz schwingt der schwache Duft blühender Beerensträucher und Weinstöcke mit, der ein reiches Pflücken und Sammeln in den Monden der Reife verspricht. Sie schwelgt mit ganzem Herzen in all dem Guten, welches das Menschsein bereithält.

Loves All Things öffnet die Augen einen Spalt und blinzelt ins Sonnenlicht, das sich an ihren Wimpern bricht und zu einem bunt leuchtenden Regenbogen auffächert. Die Farben flimmern, als führten sie einen ausgelassenen Tanz vor ihrem Sichtfeld auf, und wieder empfindet sie große Freude. Die Farben spiegeln sich ebenso in den Schweißtröpfchen auf ihrer Haut, und sie denkt daran, dass Wasser zarteste Nuancen im wechselnden Spiel von Licht und Schatten reflektieren kann – genauso wie Gefühle. Sie erinnert sich an ihre Verblüffung zurück, als sie zum ersten Mal ihre menschliche, weibliche Gestalt annahm und sie die zahlreichen und vielfältigen Empfindungen geradezu überwältigten. Sie hatte sich damals wie KOLIBRI gefühlt, der von Blume zu Blume fliegt, und voll Verzückung an jeder Blüte menschlichen Erlebens nascht.

Einmal beobachtete sie Kolibri, wie er herumschwirrte und von all dem verschiedenen Nektar naschte, den er auf einer blühenden Waldwiese fand. Man sollte die Welt doch mit derselben Freude auskosten, denkt sie. Diese Medizin hat sie in jenen frühen Tagen von Kolibri gelernt, und diese auf Liebe und Freude beruhende Lebenseinstellung prägt seitdem all ihre Erfahrungen auf ihrer Lebensreise. LOVES ALL THINGS schickt still ein paar Worte des Dankes an das kleinste aller gefiederten Geschöpfe, das schwirrend sein Lied von den Freuden des Lebens singt, die alles Negative und alle Angst vertreiben. Die völlig entspannte Clanmutter hatte sich all ihren Empfindungen hingegeben und gar nicht bemerkt, dass sie zwischen ihren Wimpern hindurch den Regenbogenfarben eines Sonnenstrahls zu einer Reihe lebhafter Erinnerungen gefolgt war, die sie an allerlei Freud und Leid denken ließ, das sie auf der Good Red Road erlebt hatte.

Sie erinnert sich, wie sie an Sexualität herangeführt worden war und die Freuden der Paarung auf weichem grünen Moos zwischen lauter Klatschmohn kennenlernte. Der Tag war warm und erfüllt vom Pochen ihres eigenen Herzens und dem Gesang von Drosseln und Lerchen. Die Vögel kreisten und stießen dann auf die Wiese hinab, um sich an Körnern und Samen wilder Gräser zu laben. Sie ging neben einem Mann, der während der vergangenen Monde zutiefst ihr Herz berührt hatte. Gemeinsam hatten sie die Gebirgsausläufer rundum erkundet und am nächtlichen Feuer gesessen. Er hatte sie beschützt, hatte Essbares herangeschafft, das sie überm Feuer zubereiteten, und hatte ihr den Respekt entgegengebracht, der einem weiblichen Wesen gebührt. Dieser Mann wusste, dass jede Frau eine Verkörperung von Mutter Erde war und dass jeder Schaden, den man, in welcher Form auch immer, einer Frau zufügt, einen Mangel bei allen Kindern der Erde nach sich zieht. In der vorigen Nacht hatte er am Feuer von der Verantwortung gesprochen, einer Frau auf solche Weise Vergnügen zu bereiten, dass sie die Freuden der Paarung für sich entdeckt und bewahrt.

LOVES ALL THINGS hatte bemerkt, dass sie neue, außergewöhnliche Gefühle entwickelte, sobald sie diesem Mann nahe war. Ihr Körper hatte höchst seltsam reagiert, wenn sich ihre Hände versehentlich berührten oder ihre Augen sich trafen. Sie wusste nicht, was sie von dieser Flut an Emotionen halten sollte oder von dem Blut, das ihr in den Kopf schoss, ihr Gesicht rot anlaufen ließ und zum Glühen brachte. So etwas wie das beschleunigte Trommeln ihres Herzens und die Hitze, die ihre Oberschenkel hinaufkroch, hatte sie bisher noch nie erlebt. Feathered Dog, so hieß der Mann, war ganz anders als die Männer, denen sie bisher begegnet war. Keiner von denen hatte jemals das ausgelöst, was sie jetzt empfand. Sie fühlte sich zu Feathered Dog hingezogen, gleichzeitig empfand sie ein unbestimmtes Verlangen und eine Erregung, mit der sie nicht umzugehen wusste. Sie wusste nur, dass sie sich überwältigt fühlte, sobald er in ihrer Nähe auftauchte. Manche der Empfindungen waren höchst angenehm, andere beinahe schmerzhaft vor lauter Verlangen. Sie war verwirrt, weil sie nicht wusste, wonach sie sich sehnte. Manchmal stockte ihr der Atem, wenn er nur den Arm um ihre Schulter legte oder ihr tief in die Augen schaute und lächelte.

Drei Monde hatte der Paarungstanz gedauert und LOVES ALL THINGS mit all der Sinnlichkeit der Berührungen und des Umsorgtwerdens in seinen Bann geschlagen. Vertraulichkeit und Vertrautheit hatten zugenommen, sie und Feathered Dog hatten ihre intimsten Gedanken geteilt, das Nachtlager jedoch nicht. Heute nun, auf der Wiese voller Klatschmohn, die im hellen Rot einer neugeborenen Sonne erstrahlte, würde sie sich ihrem Mann auf ganz neue Weise öffnen.

Feathered Dog hatte sich seinen Namen erworben, weil er die Medizin von FEDER und HUND in sich vereinte. Feder war ein *Bote des Geistes* und Hund lehrte, *wie bedeutsam es war, der Menschheit loyal zu dienen.* Dieser Mann verkörperte die drei Dinge, die für jede Beziehung unerlässlich waren: *Respekt, Vertrauen und Intimität.* Feathered Dog wusste, wie wichtig es war, ein starkes Fundament gegenseitigen Respekts zu legen, aus dem dann Vertrauen erwächst. Er wusste, sobald in einer Beziehung Vertrauen und Respekt vorhanden sind, können auch Intimität und aus tiefstem Herzen empfundene Vertrautheit erblühen, da der Boden dafür fruchtbar ist. Feathered Dog hatte LOVES ALL THINGS bereitwillig die Zeit zugestanden, die sie brauchte, damit das Fundament ihrer Beziehung immer stärker wurde. Auf dieser starken und von liebevoller Zuwendung geprägten Basis entwickelte sich das Gefühl sexueller Anziehung wie von selbst.

LOVES ALL THINGS erinnerte sich jeder zärtlichen Liebkosung an jenem Tag, so lange er auch zurückliegen mochte, und erlebte die Schönheit und Erhabenheit dieser ersten Paarung in Gedanken noch einmal. Sie war mit etwas beschenkt worden, das Mutter Erde all ihren Kindern wünschte: die Freuden menschlicher Sexualität entdecken zu können – ohne das Gefühl von Schuld, Angst oder Schmerz. In den darauffolgenden Jahren teilten LOVES ALL THINGS und Feathered Dog all das Vergnügliche des Lebens und der Liebe in trauter Verbindung.

Die gemeinsamen glücklichen Erlebnisse und die Geburt ihrer Kinder hatten LOVES ALL THINGS gelehrt, wie freudvoll und erfüllend es ist, Fürsorglichkeit zu geben und zu erfahren. Durch die sexuellen Übergangsriten, die sie gemeinsam mit Feathered Dog durchlief, war sie zur Hüterin der Sexuellen Weisheit geworden. Ihr eigenes Muttersein hatte sie die Welt durch die Augen ihrer Kinder neu entdecken lassen. Durch das Wunder des Lebens und das aufregende Gefühl, lebendig zu sein, war ihr die Kunst gelungen, eine gleichzeitig warmherzige, aber auch leidenschaftliche und sinnliche Frau sowie fürsorgliche, verständnisvolle Mutter zu sein. Als sie daran dachte, wie gut es das Leben doch mit ihr gemeint hatte, als es sie mit einer Tochter und drei starken Söhnen beschenkte, verspürte sie wieder jene überquellende Liebe in ihrem Herzen.

Sich von Feathered Dog zu verabschieden, als er in die geistige Welt hinüberwechselte, war ihr sehr schwergefallen. Noch schmerzhafter war es, ihre Kinder zu begraben und ihre Kindeskinder, nachdem sie allen beim Altern zugesehen hatte, während ihr Körper weiterhin jung blieb. LOVES ALL THINGS hatte in jenen Wintern einen Groll entwickelt, ausgelöst durch eine der schwersten Lektionen, die einem das menschliche Leben erteilen konnte. Mutter Erde hatte nie behauptet, dass es leicht sei, eine ihrer dreizehn menschlichen Verkörperungen zu sein, aber LOVES ALL THINGS hatte bequemerweise die Konsequenzen verdrängt, die es mit sich brachte, einen Körper zu besitzen, der zwar menschlich war, aber nicht starb. Sie haderte damit, weiterhin die Freuden des Menschseins genießen zu können, während ihre Lieben begraben lagen und ins Lager auf der Anderen Seite, in die geistige Welt hinüberwechselten.

Es waren schwere Prüfungen für die Clanmutter. Ihr Groll verwehrte ihr, die Freude zu empfinden, die ihr zuteilgeworden wäre, wenn sie ihre negativen Gefühle begraben hätte. Zu akzeptieren, dass sie unsterblich war, fiel ihr schwer. Noch schwerer fiel ihr, das Leben um sie herum zu lieben, während sie zutiefst betrübt war ob der Liebe, die sie in früheren Tagen erlebt hatte. LOVES ALL THINGS wollte ihre Familie zurückhaben. In jenen einsamen Stunden, da der Schatten des Grolls ihren Weg verdunkelte, sehnte sie sich nach dem spielerischen, ausgelassenen Wesen ihrer Tochter Little Otter zurück. Mutter Erde erinnerte an Medizin von OTTER, Namensvetterin ihrer Tochter und Totemtier. Doch die Clanmutter war noch nicht bereit dafür. Die typisch weibliche Kraft, *ein erwachsener Mensch zu sein, im Herzen jedoch ein Kind zu bleiben und mit derselben unschuldigen Freude und Vergnügtheit zu arbeiten, mit der man früher gespielt hatte, und zwar in aller Ausgewogenheit* – sie war ihr noch nicht gegeben. Sie erkannte nicht, wie gut es ihr tun würde, die für ihr Leben so wichtige Balance wiederzufinden, indem sie das Gewesene endgültig akzeptierte und sich wie ein Kind dazu entschloss, mit Freude das Hier und Jetzt zu leben. Stattdessen verbiss sich LOVES ALL THINGS im Gedanken an all die Liebe, die sie verloren zu haben glaubte, und vergaß dabei, die Erneuerung und verschwenderische Fülle, mit der Mutter Erde sie in ihrer Weisheit beschenkte.

LOVES ALL THINGS ertappte sich dabei, wie sie alles, was im Leben passierte, als ungenügend empfand, um das immer größer werdende Loch in ihrem Herzen zu füllen. Sie vergrub sich in der Erinnerung an die Vergangenheit und vergaß, mit welcher großen Freude sie einst ihre Lebendigkeit empfunden hatte. Viele Sonnen und Nächte lang lief sie, um ihre salzigen Tränen tiefsten Bedauerns mit dem Meer zu teilen. Als sie den Ozean, das Reich des unendlichen Wassers, erreichte, sprang sie in die Fluten und wollte am liebsten sterben – nicht darüber nachdenkend, dass ihr dies nicht möglich war. Als ihr Körper in der schäumenden Gischt versank, versetzte ihr ZITTERAAL einen Schlag und machte ihre Demütigung komplett. Sie schleppte sich bis zu den sandigen Dünen am Strand, schrie vor Schmerz und warf sich vor, auf ihrem Weg in den Schatten des Grams so viele opferhafte Züge angenommen zu haben.

LOVES ALL THINGS machte sich zum Vorwurf, dass sie nicht alterte, machte ihrer Familie zum Vorwurf, dass sie menschlich waren, warf Mutter Erde vor, sie erst Freude erfahren und nun diesen unerträglichen Schmerz empfinden zu lassen. Sie tobte und wütete, schimpfte und schrie ihre Abscheu und ihr Angewidertsein in alle Vier Winde. Der rote Striemen an ihrem Bein, wo ihr Zitteraal einen Schlag versetzt hatte, schwoll an und spiegelte die Wut, die sie gegen sich und gegen die Welt empfand. Sie war zornig, dass die Liebe und die Freude derartige Folgen nach sich gezogen hatte. LOVES ALL THINGS hatte beabsichtigt, ihr Leben mit der Suche nach größtmöglichem Glück zu verbringen. Dass das menschliche Dasein auch eine andere, eine traurige und zutiefst tragische Seite hatte, war so nicht geplant gewesen. Ein Leben in Schmerz war nicht fair. Ihre jämmerliche Existenz, von ihr zutiefst verabscheut, hätte sie am liebsten beendet, sah sich aber auch dazu außerstande. Nicht einmal das Leben konnte sie sich nehmen – wie erbärmlich!

Tief versunken in ihrem eigenen Elend nahm LOVES ALL THINGS nichts mehr um sich herum wahr, doch dann trieb eine Sturmböe die Wellen ans Ufer, wo sie sich krachend brachen, und der Donnervogel schlug mit den Flügeln. Das Getöse brachte sie mit einem Schlag ins Hier und Jetzt zurück. Hinoh, der Donnerhäuptling, hatte THUNDER BIRD geschickt, um mit dem Knallen seines Donnergrollens LOVES ALL THINGS zu verstehen zu geben, dass ihre Gefühle das Gleichgewicht in der Natur durcheinandergebracht hatten. Sie vernahm die Stimme Hinohs, der ihr ins Ohr brüllte.

„Tochter, du hast dir den eisigen Wind selbst zu verdanken, weil sich dein Herz mit Kälte vollgesogen hat. Du hast deinem Namen entsagt und deinen Zorn schwer auf die anderen Kinder der Erde geladen, die doch auf deine Liebe und Fürsorge angewiesen sind. In deiner Wut hast du einen Sturm heraufbeschworen, der vielen das Leben kostet, und doch hast du nichts aus der Not gelernt, die du bewirkst, wenn du den Kindern der Erde die Liebe verweigerst. Nun musst du dem Sturm trotzen, den du selbst entfesselt hast, musst erkennen, dass der Schmerz, den du tief in deinem Innern erzeugt hast, nicht nur dir, sondern der ganzen der Welt schadet."

▪▪

Als Hinohs Stimme verklungen war, wurde LOVES ALL THINGS von einer Sturzwelle erfasst, der ihren Körper in die brausende See hinabzog. Sie wurde umhergeschleudert und von den tosenden Wellen verschluckt. Als sie im Sog des wirbelnden Strudels versank, schwanden ihr die Sinne und sie glitt ins Dunkel der Bewusstlosigkeit und des Selbstmitleids. Etwas stimmte nicht. Etwas stimmte ganz und gar nicht, die Welt war aus den Fugen! – war das Letzte, was sie dachte.

Das Brennen an ihrem Bein und der unangenehme Geruch verrottenden Fleischs brachten LOVES ALL THINGS wieder zu Bewusstsein. Sie versuchte verzweifelt, ihren Magen in den Griff zu bekommen, aber es würgte sie dennoch. Salzwasser lief ihr aus dem Mund und sie hatte das Gefühl, ihr Inneres würde sich verkrampfen und wieder loslassen, wieder und immer wieder. Als sie es schließlich schaffte, ihren Oberkörper aufzurichten und sich an einen nahen Felsen zu lehnen, wunderte sie sich über all die Trümmer und Wrackteile um sie herum. Der Strand war übersät mit Leichen aller Arten von Geschöpfen, die im Sturm umgekommen waren. Stumme Tränen liefen ihr übers Gesicht, als LOVES ALL THINGS des Schreckens gewahr wurde, den sie selbst erzeugt hatte. Angesichts ihres zwanghaften Selbstmitleids erschien ihr all die Zerstörung, die sie sah, in einem völlig neuen Licht. Es tat ihr in der Seele weh. Sie hatte einen Punkt in ihrem Innern erreicht, wo sie hasste, wer und was sie war.

Nachdem Feathered Dog gestorben war, hatte sie ihr Selbstmitleid noch regelrecht gefüttert, indem sie sich Liebhaber genommen hatte, für die sie keine Liebe empfand. Sie hatte sie benutzt um des Vergnügens willen, das sie ihr bereiten konnten. Dem einen oder anderen hatte sie ganz nebenbei das Herz gebrochen und war darauf verfallen, ihren eigenen Schmerz auf andere zu projizieren, indem sie leugnete, wie sehr ihr Tun allen Respekt, alles Vertrauen und alle Vertrautheit – alles, was sie von ihrem Gefährten gelernt hatte -, buchstäblich mit Füßen trat. Und nun war sie hier an diesem Tiefstand angelangt. Die Flut war einer herzzerreißenden Ebbe gewichen und hatte geschundene Körper zurückgelassen, die zu Hunderten um sie herum verstreut lagen.

Als sie die entzündete Schwellung an ihrem Bein berührte, drang Zitteraals Stimme durch das Schlagen der Wellen an ihr Ohr und in ihr Bewusstsein, das sich anfühlte, als habe es sich voll Wasser gesogen.

„Loves All Things, hör mir zu, höre mir mit deinem Herzen zu. Ich bin der Conductor of Love – *die Liebe zu lenken und weiterzuleiten ist meine besondere Gabe*, meine Medizin. Die elektrischen Schläge, die ich dir versetzt habe, sollten dir keinen Schaden zufügen. Aber der Schock des elektrischen Schlags war notwendig, um dir zu verdeutlichen, dass sich mitunter durch Schmerz die Liebe wiederfinden lässt. Wenn du meine Medizin annimmst, kann ich dir vielleicht helfen."

„Warum sollte mir jemand helfen wollen, Zitteraal? Ich habe mich selbst und alle, die ich zu lieben versprach, ehe ich auf die Erde kam, beinahe zerstört."

Zitteraal erwiderte: „Ich habe die wahre Bedeutung von Liebe nicht vergessen, Mutter. Liebe kennt keine Grenzen, sucht keine Schuld, findet keine Fehler und wartet nicht auf den rechten Zeitpunkt. In meinem Innern vermischt sich das Feuer von Großvater Sonne mit dem Wasser von Mutter Erde. Ich bin aus freien Stücken, derjenige, der die bedingungslose Liebe beider lenkt und dirigiert. Kannst du ihre und meine Liebe nicht einfach akzeptieren?"

Loves All Things nickte schluchzend und hatte das Gefühl, die Hand gereicht zu bekommen, um zu dem Menschen heimzukehren, der sie wirklich war. Die Clanmutter erfasste jetzt erst in Gänze, dass sie sich selbst und alle anderen um sie herum bestraft hatte, indem sie beständig an dem Schatten auf ihrem Weg festhielt. Nun wollte sie mehr als alles andere die Liebe wiederfinden und die Dunkelheit der Schuldgefühle und der Angst hinter sich lassen. Zitteraal spürte die Veränderung im Herzen der Clanmutter und sprach weiter.

„Loves All Things, willst du die Fülle wiedererlangen, die dein

Leben einst prägte, musst du zwischen der Schattenseite deines Wesens und deinem liebenden Herzen eine Brücke errichten und selbst hinübergehen. Die Brücke mag dir wie ein Regenbogen erscheinen, weil sie all die herrlichen Farben widerspiegelt, die im Leben vorkommen. Die Brücke ist aus Vergebung gebaut und überspannt den Abgrund menschlicher Angst, Bitterkeit, Zwietracht und Eifersucht. Denn diese schmerzlichen Emotionen sind es, die sich ein gebrochenes Herz zu eigen macht, um den Schmerz zu überdecken. Du musst freiwillig und gerne über diese Brücke gehen. Dazu musst du alle negativen Urteile fallenlassen, ebenso alle Schuldzuweisungen dir selbst oder anderen Personen, Orten, Ereignissen oder Gedanken gegenüber, die dir je begegnet sind."

Plötzlich fluteten die Erinnerungen an Schuldzuweisungen, Scham, Reue, Frevel und all den besinnungslosen Schmerz, den sie sich und anderen bereitet hatte, ihr Gemüt. All das zu verzeihen würde unglaublich schwierig werden, aber sie wusste nun, dass sie irgendwo anfangen musste, um die Liebe wiederzufinden, die sie einst geleitet hatte, die ihr Licht im Dunkeln war. Sie verbrachte viele Sonnen und Nächte am Meer entlang wandernd und wusch die Schattenseite ihres Wesens fort. Sie spürte jeder Emotion noch einmal nach, ließ sich aber nicht wieder hineinziehen und davon überwältigen. Langsam stellte sich eine Veränderung ein, ihr Gefühl für Wohlbefinden wandelte sich und sie übte, an sich selbst und an der Welt um sich herum etwas zu finden, das sie lieben konnte. Jedes Mal, wenn sie einen neuen kleinen Erfolg errang, wenn sie ein weiteres Glied der Kette sprengte, deren Schmied ihr gebrochenes Herz gewesen war und die sie an eine Existenz ohne Leben gefesselt hatte, flüsterte sie Worte des Dankes. Ihre Lebendigkeit kehrte allmählich zurück und sie bekräftigte jeden Schritt auf ihrem Pfad der Heilung, indem sie dem Großen Geheimnis für das Geschenk des Lebens dankte.

Ihre geänderte Einstellung zur Welt um sie herum brachte das Pulsieren der Farben in der Natur zurück, die in ihren Augen alles Strahlen verloren hatten. Wenn sie zum Schwimmen in die Wellen sprang, erschienen ihr die Korallenriffe wie Schatzkammern voller Geschöpfe, die ihre Gesellschaft suchten und die Regenbogenfarben der Brücke spiegelten, die das Vergeben in ihr Leben gebaut hatte. Als sie endlich wieder die Hand nach dem Leben ausstreckte, lehrten sie die acht Arme von OKTOPUS, dass ihr aus allen Richtungen Liebe entgegenschlug, sofern sie dies wünschte. Die lila Tinte, die Oktopus im Wasser verspritzte, um sich vor Angriffen zu schützen, zeigte LOVES ALL THINGS, dass die Farbe Lila, die für Dankbarkeit und Heilung steht, auch ihr Schutz gewähren konnte gegen das zerstörerische Wesen der Schatten. Solange sie für jeden Heilungsschritt, den sie ging, Dank sagte, würde der Heilungsprozess anhalten.

Hin und wieder wehten an grauen Tagen nebelhaft trübe Erinnerungen an die Vergangenheit in LOVES ALL THINGS jetziges Leben. Weil diese eine gewisse Furcht vor der eigenen Schattenseite in ihr auslösten, hatte sie die düsteren Gedanken zunächst abgewehrt und zu leugnen versucht, dann aber erkannt, dass der bessere Weg der Vergangenheitsbewältigung darin besteht, sich seinen bösen Erinnerungen zu stellen – indem man überlegt, wie man es hätte besser machen, wie man die jeweilige Situation hätte retten können. Ihre neuerworbene Fähigkeit, für jede Lektion im Leben dankbar zu sein, bewahrte sie davor, zurück in ihr altes rücksichtsloses Verhaltensmuster zu verfallen, sich blind in Lust und Vergnügen zu flüchten und dadurch alle Empfindung auszulöschen. LOVES ALL THINGS erkannte, dass alles, was sie tat, einen Tribut forderte, im positiven wie im negativen Sinne. Sie war für ihr Tun verantwortlich: Wenn sie sich einem Problem von der positiven Seite her näherte – wenn sie einfach versuchte, ihrer naturgegebenen Fähigkeit nachzugeben, alles gleichermaßen zu lieben –, war die Lösung für dieses Problem leicht zu finden. Wenn sie sich dem Problem hingegen von der negativen Seite her näherte, würde sie in jenes alte Gefühl des Unwürdigseins zurückgeworfen, das bewirkt, dass man vorm Leben davonlaufen und sich nur noch verstecken will.

Bald kommt der Tag, da LOVES ALL THINGS guten Gewissens ihren Mitmenschen gegenübertreten kann, ohne ihnen durch die eigene Vergangenheit zu schaden. Sie läuft los, wandert über Berg und Tal, durch Wald und Flur und quert so manchen Wasserlauf. In der Morgendämmerung am sechsten Tag ihrer Wanderung wird sie von einem leise plätschernden Geräusch geweckt: REH stillt ihren Durst am Bach. LOVES ALL THINGS sieht andächtig zu, wie sie ihr Kitz sanft zum moosbedeckten Ufer schubst. Da muß LOVES ALL THINGS an ihre Tochter Little Otter denken, schluckt die Tränen, die ihr in die Augen steigen, jedoch hinunter. Ihr kleines Mädchen hatte auf dem weichen Moos einer ganz ähnlichen, ebenfalls von einem kleinen Wasserlauf durchflossenen Lichtung laufen gelernt. Reh spürt die Qualen der Clanmutter, dreht sich zu ihr um und spricht LOVES ALL THINGS an.

„Du bist LOVES ALL THINGS, die Mutter aller Lust und Freude, und doch hast du vergessen, sanft zu dir selbst zu sein. Mir und meinem Kitz gegenüber bist du freundlich und liebevoll, zu dir selbst jedoch unbarmherzig. Wir Tiere haben von deinem Leid und deiner Heilung gehört und uns sehr über deine Fortschritte gefreut. Ich wurde gesandt, damit ich deinen Weg kreuze und dir meine Medizin der *Zärtlichkeit, Empfindsamkeit und Sanftheit* in Erinnerung rufe. Nicht, weil du auf andere beruhigend einwirken, sondern weil du aufhören sollst, so hart zu dir selbst zu sein. In jeder Hinsicht bist du ein Mensch – bis auf eine Ausnahme. Dass du weder das körperliche Altern noch den Tod erleben kannst, bedeutet nicht, dass du dich über die Grenzen des Aushaltbaren anderer Menschen hinwegsetzen musst. Liebe Mutter, menschlich zu sein ist nichts Schlechtes. Deine Gefühle werden immer einen Teil von dir ausmachen, sie werden nie verschwinden, aber ihnen von Zeit zu Zeit mit Nachsicht und Milde zu begegnen, ist nicht verkehrt. Du bist über die Brücke der Vergebung gegangen und musst nun eine gewisse Milde dir selbst gegenüber neu erlernen. Die Balance zwischen Stärke und Zartheit zu finden ist keine leichte Aufgabe. Aber du kannst dich, wann immer du mich brauchst, gerne auf meine innere Kraft berufen und meiner Medizin bedienen."

Mit diesen Worten verschwinden Reh und Kitz im Wald und überlassen LOVES ALL THINGS ihren Gedanken. Rehs Worte haben die Clanmutter in ihrem Entschluss bestärkt, sich selbst gegenüber achtsamer und liebevoller zu sein, um weitermachen zu können. Voll Zärtlichkeit schickt LOVES ALL THINGS Worte des Danks zu all ihren Tier-Kindern und zum Großen Geheimnis. Dann wäscht sie sich im Bach, ißt ein paar Beeren und macht sich wieder auf den Weg.

Zwei Monde später kommt sie in ein Lager von Zweibeinigen, die eifrig damit beschäftigt sind, all das Leid und die schmerzlichen Erfahrungen auszuagieren, die Menschen einander zufügen können. Da wird ihr klar, dass diese Leute alles, was sie gelernt hatte, auf eine harte Probe stellen würden. Diese Lektion wiederum würde LOVES ALL THINGS in die Lage versetzen, ihr letztes Übergangsritual zu bestehen: *die Wahrheit zu lieben,* die in allem und jedem steckt. Als Hüterin des Verzeihens muß sie diesen Mitgliedern des Erdenstammes beibringen, ihre Herzen zu heilen. Angesichts dieser speziell für sie gedachten schwierigen Aufgabe streift sie kurz der Gedanke, eigentlich lieber davonzulaufen, doch statt dem nachzugeben, dankt sie für die Möglichkeit, daran innerlich zu wachsen.

Immer wenn ein Mitglied dieser Gruppe versucht, Gerüchte über jemand anderen an die Clanmutter heranzutragen, kontert sie mit einer Bemerkung über positive Wesenszüge oder Eigenschaften der oder des Betreffenden. Wenn sich jemand mutlos und niedergeschlagen fühlt, ist sie die erste, die diesem Menschen Zuwendung entgegenbringt oder ihn aufmuntert. Wenn ein Mann herumtobt und ihm Nahestehende mit geifernder Wut überzieht, jagt sie die Wolken davon, indem sie ihn lehrt, dass sich alle Wut, die man empfindet, in Wirklichkeit gegen sich selbst richtet. Sich selbst zu vergeben, dass man ein Mensch ist oder dass man abhängig ist von anderen und erwartet, dass sie das tun, was man selbst hätte tun sollen, bewirkt meist, dass die Wut sich augenblicklich in Luft auflöst. Die Winter gehen ins Land und neue Generationen dieses Stamms werden geboren und lernen das kennen, was LOVES ALL THINGS großzügig anbietet: die Gabe des Verzeihens, der Sanftheit und der Liebe.

LOVES ALL THINGS zieht weiter, zu anderen Clans und Stämmen, teilt ihre irdischen Erfahrungen und die Weisheit, die sie während ihrer Heilung erlebte. Sie lehrt junge Frauen, ihren Körper mit Respekt und ihren Kindern mit Fürsorge zu begegnen. Sie lehrt junge Männer, welch heiliger Charakter der Sexualität innewohnt, wenn sie von Respekt, Vertrauen und intimer Vertrautheit gekennzeichnet ist, so dass sie bleibende Bindungen zu ihren Partnerinnen oder Partnern aufbauen können. Die Mutter der Fürsorge lehrt die Kinder, sich an ihrem Menschsein zu erfreuen: Die Kälte an ihren Füssen, wenn sie in einem Bergbach herumwaten, ist genauso achtenswert und mit allen Sinnen zu genießen wie der verlockende Geruch und der köstliche Geschmack eines heißen, dampfenden Eintopfs. All diesen Wahrnehmungen gebührt Wertschätzung, weil sie die Freuden des Lebens ausmachen.

Sie geht mit gutem Beispiel voran und zeigt ihren menschlichen Kindern, dass jeder Akt des körperlichen Lebens heilig ist. Wenn man liebevoll und nicht allzu leichtfertig an die Sache herangeht, ist in den Augen der Hüterin Sexueller Weisheit am Geschlechtsleben und an Sexualität absolut nichts Schmutziges oder Verwerfliches. Die Hüterin von Lust und Vergnügen lehrt, dass die Vorgänge im menschlichen Körper etwas völlig Natürliches sind, die zu seiner Gesundheit und Vitalität beitragen. Sie lehrt die jungen Erwachsenen, dass der männliche Körper mit den Genitalien gibt und mit dem Herzen empfängt und der weibliche Körper mit den Genitalien empfängt und mit dem Herzen gibt. Wenn sich Mann und Frau auf Augenhöhe begegnen, bildet sich durch diesen Prozess des Gebens und Nehmens ein Kreis um die beiden. Wenn eine Hälfte kalt, gefühllos oder ängstlich ist, kann sich der Kreis nicht schließen und wird unterbrochen. Dann ist es an der Zeit herauszufinden, welche der drei Säulen aus Respekt, Vertrauen und Intimität verloren gegangen sind.

Damit der Kreis der gemeinsamen Sexualität zwischen Mann und Frau wiederhergestellt werden kann, müssen beide Partner gewillt sein, sich dem Geben und Nehmen zu öffnen. Diese heilige Verbindung kann nur hergestellt werden, wenn ihre Liebe auf gegenseitigem Respekt, Vertrauen und Intimität gründet. LOVES ALL THINGS lehrt ihre Kinder, dass Paarung eine körperliche Form der Kommunikation ist, bei der sich ganz einfach die männliche und die weibliche Seite jedes Individuums ausdrücken. Wenn jemand mit sich unzufrieden und unglücklich ist, zerbricht sein inneres Gefühl der Ganzheit und er oder sie baut eine Art Barriere auf, die eine vertraute Zweisamkeit verhindert. Wer aber sein eigenes Selbst liebt und bereit ist zu verzeihen, kann die Verletzungen des Herzens heilen. Wenn man sich selbst vergeben kann, fällt es viel leichter, auch anderen verletzende Worte oder unbedachtes Handeln zu verzeihen.

Wenn LOVES ALL THINGS beobachtet, wie ein anderer Mensch Ähnliches erlebt, läßt sie ihren eigenen, von Freude, Schmerz und Selbstzerstörung und schließlich von Vergebung und Heilung gekennzeichneten Weg Revue passieren. Immer, wenn sie sich selbst in anderen wiedererkennt, bricht sich das beruhigende Gefühl der Freude Bahn, dass sie ihre Energie in eine positive Richtung gelenkt hat. Sie ist zu einer geheilten Heilerin geworden, weil sie ihrem Schatten mit Liebe gegenübergetreten ist. Als sie lernt, die Wahrheit zu lieben, die in jeder Lektion, jeder Erfahrung steckt, lernt sie auch, den Teil ihres Selbst zu lieben, der sie beinahe zur völligen Zerstörung getrieben hat. Sie kann ihren Namen mit Fug und Recht tragen, denn *sie liebt wirklich alles.* Sie hat es geschafft, dass ihr Schatten den Drang ablegt, das eigene Selbst und andere kritisch zu sehen, und sie hat die Fähigkeit erworben, die Wahrheit in jedem Menschen zu lieben, egal wo er oder sie sich auf dem Rad des Lebens befanden. Sie entwickelt das Mitgefühl einer einst tief verletzten Frau, die Liebe und Verlust erfahren hat und sich dabei beinahe selbst verlor. Sie schlüpft in die Mokassins all jener Zweibeinigen, die an gebrochenem Herzen leiden und die der Schmerz hart macht, und durch eigenes Erleben entdeckt sie die kostbare Gabe der Liebe für sich wieder.

Loves All Things hatte gelernt, dass in salzigen Tränen der Beginn einer Wandlung lag und dass diese Tröpfchen der Qual die Ströme des Verzeihens zum Fließen brachten. Die Clanmutter des Siebten Mondzyklus hatte begriffen, dass das Heilen einsetzt, sobald man dem eigenen Selbst all das Wenn, Wäre und Hätte verzieh – die verpassten Gelegenheiten, die auf der Guten Roten Straße des Lebens brachlagen. Mitgefühl erwuchs aus dem Schmerz, den die Clanmutter am eigenen Leib erfahren hatte, und als sie schließlich Mitgefühl für sich selbst entwickelte, war ihre Heilung vollbracht. Der Weg zurück aus dem Dunkel des Schmerzes ins Licht der Liebe war lang gewesen, aber die wiedergefundene Lebensfreude war die Mühe wert. Die Geräusche des Flusses neben ihr holen sie aus ihren Erinnerungen zurück und sie genießt die wohlige Wärme, die von ihren offenen Händen ausgeht und ihre Arme hinaufströmt.

Die Farben des Regenbogens, zu dem ihre Wimpern das Licht von Großvater Sonne auffächern, gaukeln ihr seltsame Bilder von tanzenden Menschen vor. Die Lichtspiegelung versetzt Loves All Things einen Stich, denn sie erkennt Feathered Dog, Little Otter und ihre drei kräftigen Söhne, die im Licht des Regenbogens tanzen. In ihrer Vision ruft Mutter Erde Loves All Things zu, dass ihr Weg auf Erden nun vollendet sei.

Ein betäubendes Summen erfüllt ihre Ohren und sie schwebt über den Fluss. Als die Clanmutter nach unten blickt, sieht sie ihr Spiegelbild im spiegelglatten Wasser eines beschaulichen Teichs. Sie ist zu einem Kolibri geworden und fliegt auf einem Sonnenstrahl dahin. Immer weiter steigt sie auf, durchquert das satte Kornblumenblau des Weltraums und wird schließlich durch eine Wand aus züngelnden Flammen in den Körper von Großvater Sonne geschleudert. Das Feuer verbrennt ihren Kolibrikörper und erneut verwandelt sie sich in ihre weibliche menschliche Form zurück und findet sich in den Armen von Feathered Dog wieder.

Als sich der Kreis ihrer Liebe durch die Vereinigung ihrer Herzen vollständig schließt, werden die beiden Liebenden zu einem strahlend schönen Stern, der aus Großvater Sonnes Reich davonfliegt und seinen Platz im Land des Himmelsvolks einnimmt. Nun leuchtet der Stern der Liebe in der Dämmerung – sechs Monde lang als Abendstern und sechs Monde lang als Morgenstern.

Durch die Geschichte von LOVES ALL THINGS und Feathered Dog sind wir in der Lage, beide Seiten unseres Wesens zu erkennen. Sie machen unsere Ganzheit aus, die sich im Vogel der Liebe und Freude spiegelt, der weiß, dass es im menschlichen Geist keine Trennung gibt – es sei denn durch Trugbilder, die wir uns selbst aufbürden. Kolibri summt nun und fliegt in Kreisen, weil er das Geheimnis der Liebenden kennt: Alles zu lieben bedeutet, auch jedes Spiegelbild des eigenen Selbst zu lieben – *wer* und *was* man ist.

LOVES ALL THINGS - Die Liebende

SHE WHO HEALS

Die Heilerin

Mutter, sing mir ein Lied,
das meine Schmerzen lindert,
gebrochene Knochen heilt
und mir die Ganzheit zurückbringt.

Fang meine Kinder auf
bei ihrer Geburt,
sing mein Totenlied
und lehre mich zu trauern.

Zeig mir die Kraft
der heilenden Kräuter,
den Wert des Geistes
und wie ich dienen kann.

Mutter, heile mein Herz,
damit ich sehe,
was du schenkst,
und dieses durch mich lebt.

Die Clanmutter des Achten Mondzyklus

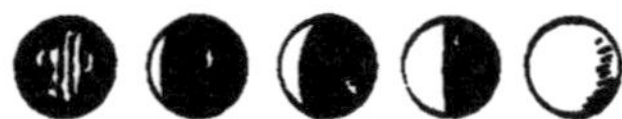

SHE WHO HEALS – die die heilt – ist die Clanmutter des Achten Mondzyklus, der in den August fällt. Ihre Stärke ist es, *der Wahrheit zu dienen*. SHE WHO HEALS dient den Erdenkindern als Hüterin der Heilkünste, als Mutter der Übergangsriten, als Bewahrerin der Geheimnisse von Leben und Tod und als Medizinfrau, die das Totenlied singt. Sie ist Hebamme, Kräuterkundige, Geistheilerin und macht uns mit den Kreisläufen vertraut, denen unser Weg auf Erden unterworfen ist. Ihre Farbe ist blau, was für Intuition, Wahrheit, Wasser und Emotion steht.

Als Hüterin der Heilenden Pflanzen und Wurzeln hat sie eine enge Beziehung zu allen Plant Spirits – Pflanzengeistern, zu den WESEN, DIE GRÜN SIND UND WACHSEN. Dieses Volk nennen wir auch EARTH BLANKET TRIBE, weil die Pflanzen- und Baumwesen eine Decke bilden, die Mutter Erdes Boden vor Erosion schützt und für ein Gleichgewicht der Regenerationskreisläufe sorgt. SHE WHO HEALS ist die Hüterin der heilenden Kraft aller Pflanzen des Earth Blanket Volks. Sie weiß, aus welchen Teilen welcher Pflanze man welche Heilmittel herstellt, aber auch, wann und wie sie zu sammeln sind.

Als Hüterin der Geheimnisse von Leben und Tod heißt sie neue Seelen auf der Erde willkommen, wenn sie in ihre menschlichen Körper schlüpfen. Neigt sich der Erdenpfad eines Menschen dem Ende –

wir sagen, dass er DROPPING THE ROBES - die Kleider fallen lässt –, geleitet sie den Sterbenden singend in die Geistige Welt hinüber. SHE WHO HEALS dient den Kindern der Erde, indem sie ihre Wunden vernäht, ihre Knochen richtet, die Babys auf die Welt holt und ihnen auf ihrem Erdenpfad Heilung für Körper und Geist anbietet.

SHE WHO HEALS ist auch die Hüterin der Entwicklungsphasen im Rahmen des Medizinrads, der Übergänge zwischen den einzelnen Lebensabschnitten und der damit verbundenen Übergangsriten. Sie hilft bei den einzelnen Schritten wie Schwangerschaft, Geburt, Wachstum, Tod und Wiedergeburt. Sie lehrt uns, wie sich das Große Medizinrad des Lebens dreht – wann man um sein Leben kämpfen, wann man loslassen muss, wann man Entscheidungen besser der Seele überlässt und wie man den Tod als weiteren Schritt in Richtung Wiedergeburt akzeptiert. SHE WHO HEALS schenkt allen, die von ihr zu lernen bereit sind, die Kraft, ihre Angst vor dem Tod zu überwinden und die Veränderung, die er mit sich bringt, als ein weiteres Abenteuer des Lebens anzunehmen. Egal, ob der Tod nun für das Ende einer Beziehung, das Ende einer Aufgabe oder das Ende des körperlichen Lebens steht, sie lehrt uns, hinter das Trugbild der Endgültigkeit zu blicken und jeden Abschnitt des Weges als neuen Schritt zu sehen, der zur Ganzheit führt.

Die Achte Clanmutter ist die Verkörperung des weiblichen Prinzips, sie dient den Kindern der Erde mit ihrer Wahrheit, indem sie sie durch die Heilprozesse führt, die das Menschsein mit sich bringen. Sie ist da, wenn bei der Geburt das Orenda, die Geistige Essenz in den Körper einzieht. Sie sieht die Krankheiten, die die Menschen entwickeln, wenn sie im Laufe des Lebens die Verbindung zu ihrer Geistigen Essenz verlieren. Sie hilft ihnen, die Ewige Flamme der Liebe wiederzufinden, wenn sie ihre körperliche Erscheinungsform heilen und weiter auf der Erde wandeln möchten. Sie lehrt sie zu erkennen, wann ihre Aufgabe auf Erden erfüllt und es an der Zeit ist, weiterzuziehen, eins zu werden mit dem Orenda und sich auf die Wiedergeburt in der Geistwelt vorzubereiten. Ihre Medizingeschichte ist eine Möglichkeit, die Größe ihrer Weisheit zu begreifen, mit der sie uns alle so reich beschenkt.

Das Große Medizinrad dreht sich

Schweißperlen rinnen ihr übers Gesicht, als She Who Heals die angespannten Wadenmuskeln der Frau, die vor ihr in den Wehen liegt, durchknetet und zu lockern versucht. In der Geburtshöhle hallen die wehklagenden Schreie und trauernden Laute der Schar von Frauen wider, die sich draußen versammelt haben, um ihre Toten zu begraben. Es ist die Zeit des Hungermonds, des letzten Monds, bevor Mutter Erde ihre Decke aus Schnee und Eis abschüttelt und all die grünen, neues Wachstum verheißenden Schösslinge willkommen heißt.

Zu jeder anderen Zeit hätte die zarte, schwache Schwester, die vor ihr liegt, genug Kraft gehabt, um alleine die Anstrengung der Wehen und die Erschöpfung des Gebärens durchzustehen, aber so, wie die Dinge jetzt lagen, hatte ihr Clan schon seit vielen Tagen kein frisches Fleisch mehr heranschaffen können und die schwangeren Frauen und ihre ungeborenen Kinder litten wie alle anderen auch. She Who Heals wünschte, die Trauernden würden sich etwas weiter von der Geburtshöhle entfernen, weil ihre Stimmen bei der Gebärenden den Anschein erwecken, es lohne nicht, neues Leben in diese Welt des Hungers zu setzen. Das letzte Essen, bestritten aus den Stammesvorräten, hatte es vor vier Abenden gegeben, bestanden hatte es aus den letzten Knollen, Getreidekörnern und Beeren sowie einem zähen Eichhörnchen, das zu schwach gewesen war, um den Jägern aus dem Weg zu gehen.

Die Kinder und die Stammesältesten waren die ersten, die starben. SHE WHO HEALS war ihren Pflichten nachgekommen in dieser Zeit, da keine heilenden Kräuter den Hungertod zu verhindern und nichts genug Kraft zu spenden vermochte, um für das eigene Leben zu kämpfen. Sie hatte, seit sie in einem menschlichen Körper steckte, gelernt, anderen auf verschiedenste Weise zu dienen. Doch es betrübte sie, wenn eins ihrer Kinder den Willen zum Leben verlor.

Zerstreut wirft sie eine Handvoll Zweige ins Feuer und dankt für das bisschen Wärme, auch wenn es ihnen äußerst schwergefallen ist, mit leerem Bauch und weit von der Geburtshöhle entfernt Feuerholz zu sammeln. Die tiefliegenden Augen von Squash Moon, so heißt die Gebärende, flehen inständig um etwas Trost und Zusprache. SHE WHO HEALS wischt Squash Moon zärtlich über die Stirn und lächelt ihr ermutigend zu. Weitere Kräuter, die die Wehen erleichtert hätten, kann sie ihr nicht geben, weil Squash Moons Magen leer ist und die Arznei sie in ewigen Schlaf versetzen würde. Squash Moon müsste ihr helfen, indem sie um das Leben ihres ungeborenen Kindes kämpft, aber die Medizinfrau erkennt, dass dies einer jener Momente ist, da die Entscheidung zwischen Leben und Tod bei Swennio, dem Großen Geheimnis liegt – und von Squash Moons Überlebenswillen abhängt.

SHE WHO HEALS lächelt Squash Moon an und ergreift behutsam die Hand der Gebärenden, um ihr Kraft zu spenden, als eine weitere heftige Wehe den Körper der jungen Frau durchschüttelt. SHE WHO HEALS weiß, dass die einzige Hoffnung für Mutter und Kind in der Verbindung zwischen Squash Moon und ihrem Orenda liegt. Wenn sich Squash Moon mit ihrer Geistigen Essenz verbände, könnte das Große Geheimnis sie mit der Kraft versorgen, die sie brauchte. Ohne diese kostbare Verbindung würde ihr ausgehungerter Körper der Anstrengung erliegen und Squash Moons Geist würde die Verbindung auf der anderen Seite suchen müssen, wenn sie in die Geistwelt hinübergewechselt war. SHE WHO HEALS setzt stoisch ihre Zuversicht ausstrahlende Maske auf und lässt Squash Moon nicht sehen, wie schmerzlich besorgt sie ist und wie hilflos sie sich fühlt.

Das Begräbnis der Familienmitglieder, die verhungert waren, musste zu Ende gegangen sein, denn das Klagegeschrei und die Triller waren endlich verstummt. Im Hungermond wurden die Toten tief im Schnee vergraben, damit sich umherziehende Raubtiere nicht an ihnen zu schaffen machten. Bis der Boden tief genug aufgetaut war, dass die Toten ihre letzte Ruhe an der erdigen Brust von Mutter Erde fanden, dienten die Eis- und Schneehaufen hinter den Behausungen vorübergehend als Grabhügel. Es war schwierig, die letzte verbliebene Lebensenergie aufzuwenden, um die Toten zu begraben, aber dieser Stamm war fest entschlossen, diese Entbehrungen für ihre Lieben auf sich zu nehmen. Die inzwischen eingetretene Stille zeigt SHE WHO HEALS an, dass die beiden Frauen, die ihr bei der Geburtshilfe gewöhnlich zur Hand gingen, bald zurückkommen würden. Die Wehen waren zwar schon weit fortgeschritten, aber die Hüterin der Heilenden Wurzeln hatte darauf bestanden, dass die beiden Frauen sich von ihren Verwandten, die ihre Kleider fallengelassen hatten, also verstarben, verabschiedeten.

Zwischen zwei Wehen denkt SHE WHO HEALS daran zurück, wie vielen Generationen sie nun schon auf die Welt geholfen und wie viele sie, das Totenlied singend, in die Geistige Welt geleitet hatte. Am Anfang musste sie ihren menschlichen Kindern den Zweck des Trauerns erklären. Sie erinnert sich an ihre ersten Winter unter den Menschen. Das Klagegeschrei und die schrillen Laute verschafften den trauernden Hinterbliebenen Erleichterung. Die Klagelieder nahmen die schweren, voll mit Gram beladenen Bürdekörbe von den Schultern der Familien. Sie hatte zugesehen, wie die Trauernden loslassen konnten, wenn sie ihren Schmerz herausschrien, und sie hatte die Geister der Verstorbenen beobachtet, die das Wehklagen wie Bogensehnen nutzten, um ihr pfeilförmiges Geistwesen auf die Blue Road, die BLAUE STRASSE zu lenken. Ihr kommt es vor, als sei das alles Ewigkeiten her, aber zuzulassen, dass sich die Wahrheit des Schmerzes in den Herzen einen Weg nach draußen sucht, das tut ihren Kindern auch heute noch gut.

Während ihr Körper instinktiv weitermacht und sich hinter der Maske der Zuversicht intensiv um Squash Moon kümmert, wandert She Who Heals noch weiter in ihren Erinnerungen zurück. Bei Hunderten von Geburten hatte sie ihr Können als Hebamme perfektioniert und automatisiert, sie besaß Geduld, Mitgefühl und außerdem die Gabe, die Regie zu übernehmen und niemals in Panik zu verfallen, egal wie verzweifelt die Lage war. Die Stimme ihres Orenda würde sie unverzüglich aus ihren Erinnerungen zurückrufen, sollte eine Situation ihre uneingeschränkte Aufmerksamkeit erfordern.

Bilder längst vergangener Monde flackerten vor ihrem inneren Auge auf, Erinnerungen an Erntefeste, Hochzeiten, Geburten, Totenfeiern, Ratsfeuer, an feierlich begangene Übergangsrituale und Nächte des Geschichtenerzählens am Feuer. Als die Gesichter all der Zweibeinigen der Stämme und Clans, bei denen sie gelebt hatte, durch ihre Gedanken wirbelten, mahnte sie das leichte Aufzüngeln des Reisigfeuers, eine Handvoll Zweige nachzulegen, damit die Kälte nicht überhandnahm.

Aus dem großen Erntekorb voller Erinnerungen taucht ein Bild besonders deutlich auf und nimmt She Who Heals mit in eine andere Zeit. Viele Jahreskreisläufe zwischen Schnee- und Reifemonden hatte sie damit verbracht, die Pflanzenwesen und die heilenden Eigenschaften jeder Wurzel, jedes Blattes und jeder Blüte zu studieren. Zwar wandelte sie in einem erwachsenen Körper auf Erden, der nicht alterte wie die der anderen Zweibeinigen, dennoch hatte sie sich damals jünger gefühlt, weil ihr noch die Erfahrung fehlte. Jede Lektion, die sie beim Earth Blanket Tribe gelernt hatte, zollte dem Wunsch des Pflanzenvolkes Tribut, seinen menschlichen Verwandten beim Überleben beizustehen.

▪▪

Sie erinnert sich daran, was ihr DACHS beigebracht hatte über die Heilenden Wurzeln und die Hilfsmittel, die sie brauchte, als sie zum ersten Mal einem Menschen mit einem Knochenbruch begegnete. SHE WHO HEALS musste in sich hineinlächeln, als sie daran dachte, wie Mutter Dachs ihre besondere Gabe mit ihr geteilt hatte, in schwierigen Situationen das Kommando zu übernehmen und energisch Tüchtigkeit und Sachverstand an den Tag zu legen. Dachs war nie aggressiv gegen andere, es sei denn, sie musste Schwache oder Verletzte gegen eine feindliche Macht von außen schützen. Mutter Dachs hatte der Clanmutter beigebracht, ihre Führungskompetenz so einzusetzen, dass jede Aufgabe mit Schwung und Leidenschaft erledigt wurde. Und sie hatte sie gelehrt, jegliche Probleme kompetent und effizient anzugehen und weder Zeit noch Kraft dabei zu verschwenden.

Dachs hatte der Heilerin in jenen frühen Tagen viele weitere Tierwesen vorgestellt. ERDFERKEL hatte sie mit seiner Medizin, das Leben zu verlängern, in die Geheimnisse eines langen Lebens eingeweiht. Bei STORCH hatte sie gelernt, wie man die Wehen erträglicher macht und das Gebären erleichtert. Storch zeigte ihr auch, in welcher Position der Körper einer Gebärenden sich am wenigsten gegen die rhythmischen Schmerzen wehrte, so dass sie ihre Ängste überwinden und die Wehen bewusst zulassen konnte, um ihr Kind zur Welt zu bringen.

Viele weitere Erinnerungen steigen nun auf und lassen SHE WHO HEALS an den langen Weg zurückdenken, den sie gehen musste, bis sie wusste, wie sie ihren Kindern am besten diente. Die Medizinfrau verspürt tiefste Dankbarkeit in ihrem Herzen und entsendet diese an all ihre Lehrer und Mentoren, die einer nach dem anderen vor ihrem inneren Auge erscheinen. Still dankt sie FISCHADLER, der die Knochen seiner Beute knackte und ihr dadurch gezeigt hatte, wie Knochen brechen und wie man sie wieder richtet. Ihr Herz schickt einen Dank an KÄFER, der ihr den Prozess von Heilung und Wiedergeburt anhand seiner Medizin der Regeneration erklärt hatte. Käfer hatte ihr gezeigt, dass alles sich regeneriert, oft in anderer Form zwar, aber dass nichts im Universum je verlorengeht. Neue Pflanzen wachsen aus dem Boden, der gedüngt wird durch herabgefallenes, verrottendes Laub, neue Sonnen werden aus dem Staub explodierter Sterne geboren, neue Zellen bilden sich und schließen Fleischwunden und das Orenda ist ewig und nimmt im Laufe der Zeit viele verschiedene physische Formen an. Diese Lehren waren das Fundament, aus dem SHE WHO HEALS ihre innere Stärke, ihre Medizin bezog, und sie fühlte sich geehrt, an all dem teilhaben zu dürfen, um ihren Kindern zu dienen.

SCHLANGE hatte sie die Kunst der Transformation gelehrt – von Giften, von Negativem und von beschränkenden Vorstellungen, die verhinderten, die alte Haut abzustreifen. Schlange hatte ihr auch beigebracht, mit Hilfe winziger Mengen Pflanzengift Mensch oder Tier zu betäuben, um einen Knochen richten oder eine klaffende Wunde zunähen zu können. Der Körper des Patienten wandelte das Gift dann um und erstarkte dadurch sogar. Schlange hatte ihr das Wunder der Lebenskraft gezeigt und wie und wo im Körper sie floss. Gemeinsam hatten sie die Fähigkeit des Geistes zur Heilung erkundet und die Fähigkeit des Verstandes, den Heilungsprozess zu verhindern oder auch zu erzwingen. Schlanges Medizin der Transmutation, der Umwandlung war eine weitere Gabe, für die sie sehr dankbar war und die ihr über die Jahre gute Dienste leistete.

SHE WHO HEALS reißt sich aus ihren Gedanken los und wendet ihre Aufmerksamkeit wieder der Geburtshöhle zu. Squash Moon ist schwächer denn je und wenn eine Wehe kommt, entringt sich den Lippen der Gebärenden kaum noch ein Stöhnen. SHE WHO HEALS muss handeln. Wenn der Geburtsvorgang zum Stillstand kommt, würden Mutter und Kind hilflos dahintreibend im Großen Nichts stranden oder ins Ewige Land hinübergleiten.

SHE WHO HEALS fängt an, Squash Moon energisch zu massieren, und fleht dabei still Mutter Erde und Swennio, das Große Geheimnis, um das Leben der ihr Anvertrauten an. Als sie die Augen nach oben richtet, bemerkt die Hebamme ihr eigenes Totemtier, das von der Dekke der Geburtshöhle hängt. Der Gesichtsausdruck von FLEDERMAUS ändert sich, als er langsam seine Augen öffnet und ihr kopfüber in die Augen blickt. Ihre Hände streichen weiter über Squash Moons Arme und Beine, doch SHE WHO HEALS lauscht auf Fledermaus' Stimme, die zu ihrem Herzen spricht.

„Mutter, wir sind nicht allein in dieser Höhle", sagt Fledermaus. Schau mal in die Ecke dort hinten und sieh, wer dich beobachtet."

Knapp unter der Höhlendecke erspäht SHE WHO HEALS ein blassblaues Licht. Sie bemerkt eines von den Geistwesen, die immer bei Geburten auftauchten. Die Medizinfrau ist erleichtert und sehr glücklich. Das Orenda des Kindes, das geboren werden sollte, wartet bereits in der Geburtshöhle. Das ist das Zeichen, auf das SHE WHO HEALS gehofft hatte. Das Orenda des Kindes ist bereit, an der besonders weichen Stelle in den neuen Körper zu schlüpfen, sobald sich das Köpfchen im Geburtskanal zeigte. Die Hüterin der Heilkünste hatte schon tausendmal und mehr gesehen, wie der Geist Form annimmt, doch jedes Mal fühlte sie aufs Neue, welche Begeisterung dieses Wunder in ihr auslöste.

SHE WHO HEALS sieht wieder zu Squash Moon und bemerkt, dass die Massage der werdenden Mutter hilft, eine schwache Verbindung zu ihrem Körper aufrechtzuerhalten, aber sie taumelt am Rande des Bewusstseins hin und her. Um sie empfänglich zu machen für das, was vorgeht, schiebt die Hebamme Squash Moon in eine Position, in welcher sie ihre Schultern stützen, ihren Kopf aufrichten und das halb bewusstlose Mädchen in ihren Armen wiegen kann. Zur Aufmunterung summt SHE WHO HEALS eine liebliche Melodie, massiert und knetet in regelmäßigen Abständen der ihr Anvertrauten Hände und Arme, um die Lebenskraft zum Fließen anzuregen. Nach einer Weile öffnet Squash Moon die Augen und flüstert: „Bin ich tot?"

▪ ▪

SHE WHO HEALS erwidert: „Nein, kleine Mutter, du bist nicht tot. Hier möchte jemand zu dir kommen, also pass gut auf."

Der Wehenschmerz hat nachgelassen und es ist dringend nötig, Squash Moon so weit zu beleben, dass ihr Körper den Geburtsvorgang fortsetzen kann. Also spricht SHE WHO HEALS nun mit strenger, fordernder Stimme zu Squash Moon, um deren Aufmerksamkeit nicht wieder zu verlieren: „Weißt du, kleine Mutter, der Geist deines ungeborenen Babys ist hier in der Höhle, und du musst dein Herz öffnen, damit du ihn hören kannst."

Ein Hauch von Erkennen leuchtet kurz auf und flackert über Squash Moons Gesicht. Sie bringt so viel Lebenskraft auf, wie sie nur kann, und flüstert: „Bitte hilf mir, Mutter. Ich möchte den Geist meines Kindes so gern sehen."

SHE WHO HEALS spürt eine Woge der Erleichterung durch ihre Glieder strömen und lenkt Squash Moons Augen an die Decke in der entgegengesetzten Ecke der Geburtshöhle. SHE WHO HEALS glaubt, dass da vielleicht doch noch eine Kraftquelle tief in der werdenden Mutter verborgen liegt, die man anzapfen könne, um sie alle heil durch diese gefährliche Phase zwischen Leben und Tod zu bringen.

Die Medizinfrau beschreibt der jungen Mutter, was sie sieht und wie sich das blassblaue geistige Wesen bewegt, bis Squash Moon es selbst sehen kann. Dann führt sie die junge Frau in die Stille. Und tatsächlich, in der Stille kann sie die Stimme ihres ungeborenen Kindes hören. SHE WHO HEALS vernimmt die Stimme seines Orenda genauso deutlich wie Squash Moon die Stimme hört, die zum Herzen der Mutter spricht.

„Du wirst meine Mutter sein, Squash Moon, aber ich werde auch Deine Lehrerin sein. Wir müssen unsere Reise gemeinsam beginnen, jetzt, in diesem Augenblick kurz vor meiner Geburt. Du hast vergessen, wie du Verbindung zu deinem Orenda hältst und wie du die nötige Kraft aus dem Großen Geheimnis beziehst. Ich bin gekommen, um dich an die Zeit vor deiner eigenen Geburt zu erinnern, als dir diese Verbindung wohlvertraut war. Wenn du deinen eigenen Namen flüsterst und dir bildlich vorstellst, was dieser Name bedeutet, wirst du deine eigene Medizin wiederentdecken. Diese Kraft, diese Gabe wurde zu treuen Händen in deinem Orenda verwahrt und harrt der Entdekkung."

„Squash Moon, Squash Moon, Squash Moon", flüstert die junge Mutter zu sich selbst.

Bilder einer orange-gelben Kürbisblüte gehen der werdenden Mutter durch den Sinn und verwandeln sich in einen Erntemond, der so voll goldenen Lichts ist, dass er überquillt. Die Szenerie ändert sich und der Erntemond verwandelt sich in eine hübsche junge Frau, die im Licht fließender melonen- und lachsfarbener Strahlen badet. Den Kopf der Frau schmückt ein Kranz aus Herbstblättern und reifen Weizenähren, verwoben mit gelben Büffel- und Präriegrasstängeln und grünen Mustang-Wildreben. Vom Kranz hingen malerisch dunkelviolette Beeren, dazwischen stecken Blüten der wilden Rosa Nachtkerze und orange leuchtende Büschel mit Beeren vom Ebereschenbaum. In den Armen hält die Frau einen Korb, der kunstvoll aus Riedgras und Kiefernnadeln geflochten ist. Auch aus dem Korb dringt Licht, dessen blassblaue Strahlen über das Gesicht der lächelnden Mondfrau tanzen. Die Vision verändert sich, als die Frau in den Korb greift und mit der nach oben geöffneten Hand den blauen Energieball heraushebt, den sie sich ans Herz hält. Lichtblitze schießen aus dem Energieball und verbinden durch den Körper der Traumgestalt hindurch Mutter Erde und Vater Himmel miteinander. Ein Strahlenkranz aus Licht in allen Farben bildet einen Kreis rund um das Traumbild und Squash Moon fühlt, wie die Liebe des Großen Geheimnisses aus der Vision heraus nach ihr greift.

In exakt diesem Moment spürt Squash Moon, wie das Leben in ihrem Herzen regelrecht explodiert. Sie schnappt scharf nach Luft und ganze Flüsse sprudelnder Energie schießen ihr durch die müden Glieder. Sie spürt, wie die pulsierende Wärme ihren nahezu leblosen Körper wieder zurückbringt vom Rand des Ewigen Lands. Ihre verblüfften Augen wandern von SHE WHO HEALS' Gesicht zum Orenda ihres ungeborenen Kindes. Freudentränen laufen ihr über die Wangen und in ihr Gesicht kehrt die Farbe zurück. SHE WHO HEALS lächelt und wiegt Squash Moon sanft in ihren Armen hin und her. Der Rhythmus soll bewirken, dass die Wehen wieder einsetzen und das Baby nun endlich auf die Welt kommen kann.

Und wie auf Zuruf teilen sich plötzlich die Felle, die vor dem Höhleneingang hingen, und die beiden Frauen, die ihre Toten betrauert hatten, treten ein. Sie hatten sich den Ruß der Trauer vom Gesicht gewaschen und den Körper mit Zedernrauch eingerieben, wie SHE WHO HEALS ihnen aufgetragen hatte, damit der Tod und ihre Gedanken daran draußen vor der Geburtshöhle blieben. Clear Lake und Has Courage nehmen ihre Plätze neben der Medizinfrau ein, die sanft mit kreisenden Bewegungen über den kugelrunden, dicken Bauch von Squash Moon streicht – in derselben Richtung, in der die Sonne über den Himmel wandert. SHE WHO HEALS bedeutet Clear Lake, Squash Moons Schulter zu stützen, während die Hebamme sich vor die werdende Mutter hockt, um ihr von vorn über den Bauch zu streichen.

Nachdem sie Squash Moons Bauch eine Weile massiert hat, greift SHE WHO HEALS nach ihrer Rassel und lässt sie über dem Bauch kreisen – wieder in der Richtung des Sonnenpfads. Dann singt die Medizinfrau das Lied der Fledermaus, um die Wehen wieder in Gang zu bringen.

Mutter Fledermaus, erhöre mein Singen
in dieses Schoßes Höhle.
Schwing dich auf aus der Dunkelheit,
damit dieses Kind bald lebt.

Fluss des Lebens, ihr Wasser, oh kommt,
helft und bereitet diesem Kind seinen Weg.
Mutter Fledermaus, Symbol der Wiedergeburt,
was aufgehalten wurde, gib es frei!

Wieder und wieder singt sie diese Weise und schaut dabei zur Decke der Geburtshöhle. Nach der siebten Wiederholung löst sich Fledermaus, die das Ganze kopfüber hängend – so wie das Kind in Squash Moons Bauch – beobachtet hat, vom Felsüberhang, schwingt sich auf und verschwindet zwischen den Fellen hindurch, die vorm Höhleneingang hängen. SHE WHO HEALS legt Squash Moon die Hand auf den Nabel und spürt, wie sich endlich eine weitere Wehe anbahnt, die die Fruchtblase platzen lässt und das Fruchtwasser freigibt. Die Medizinfrau lächelt, denn Fledermaus hatte ihr ein Zeichen gegeben, dass ihr Lied die Sieben Heiligen Himmelsrichtungen erreicht hatte. Wenn Fledermaus flog, konnte das nur bedeuten, dass das Baby nun bald geboren würde.

Doch der schwerste Teil der Wehen kommt erst noch. SHE WHO HEALS ist froh, dass das Hungern keine vorzeitige Trockene Geburt ausgelöst hatte, wodurch die werdende Mutter ihr Kind hätte verlieren können. Die Wasser des Lebens sollten sich viel später als gewöhnlich Bahn brechen, und unter den gegebenen Umständen war das ein Segen. Wäre es bereits passiert, ehe die Wehen einen Tag, eine Nacht und einen weiteren Tag lang aussetzten, hätten Mutter und Kind wohl nicht überlebt.

Großvater Sonne würde bald aufgehen und die zermürbenden Wehen ein freudiges Ende finden. Als sich das Köpfchen des Kindes zeigt, arbeiten Clear Lake und Has Courage fleißig Hand in Hand mit SHE WHO HEALS. Squash Moon wird in hockender Stellung gehalten, damit die Anziehungskraft von Mutter Erde helfen kann, das Kind auf den Erdenpfad zu geleiten. Squash Moon stößt einen Schrei aus, mehr vor

Verwunderung als vor Schmerz, als sie sieht, wie das Orenda ihres Kindes durch die weiche Öffnung oben am Schädel in seinen Körper schlüpft. Noch einmal pressen, und schon dreht sich der kleine Körper und die Schultern kommen heraus. Mühelos folgen die Hüften und Beine. SHE WHO HEALS fängt das Kind auf und flüstert: „Wir haben ein Mädchen, Squash Moon."

Die junge Mutter ist erleichtert und glücklich, als das kleine Mädchen losschreit, dass das Echo in der Geburtshöhle nur so widerhallt, und alle Welt lauthals wissen lässt, dass es angekommen war. SHE WHO HEALS durchtrennt die Nabelschnur und wäscht das Baby im Wasser, das Clear Lake aus geschmolzenem Schnee über dem Reisigfeuer bereitet hatte. Sie wickelt es in weiche Felle und legt es neben Squash Moon. Nun beginnt Has Courage, Squash Moons Bauch zu massieren, damit sich auch noch die Nachgeburt löst, und Clear Lake trägt die Geburtsdecken hinaus, um sie im Schnee zu vergraben.

SHE WHO HEALS denkt an Squash Moons Gefährten Grey Stag, der vier Monde vor der Geburt ihres Kindes ums Leben gekommen war, getötet von einem in Panik geratenen, durchgegangenen Moschusochsen. Squash Moon war damals zu ihrer Schwester gezogen, doch nun lebten auch die Schwester und ihre Familie nicht mehr, sie waren dem Hungertod zum Opfer gefallen. Die Medizinfrau trifft eine Entscheidung. Squash Moon solle bei ihr leben. Sie erhält von den Jägern immer ausreichend Fleisch im Gegenzug für ihre Dienste und sieht somit keinen Grund, ihren Familienkreis nicht durch die junge Mutter und das Neugeborene zu erweitern.

SHE WHO HEALS will Squash Moon gerade ihre Entscheidung mitteilen, da kommt Has Courage und übergibt der Medizinfrau die gesäuberte Nabelschnur. Dann läuft sie hinaus, um die Nachgeburt am Fuße von GROSSMUTTER BERG im Schnee zu vergraben. SHE WHO HEALS wickelt die Nabelschnur fest zu einem Kreis zusammen und hängt sie zum Trocknen über ein Hirschgeweih in der Nähe des Feuers.

■■■

Später würde die getrocknete Nabelschnur in einer winzigen Ledertasche Platz finden, für immer fest im Innern eines kleinen Medizinbeutels vernäht. Der Medizinbeutel mit der Nabelschnur gehört dem neugeborenen Kind und erinnert es immer an seine physische Verbindung zu Mutter Erde und seine geistige Verbindung zu Vater Himmel. Die Kinder der Erde brauchen sich nicht zu fürchten, allein oder verwaist zu sein, solange sie die eigene Nabelschnur über dem Herzen tragen, denn sie wissen, die körperliche Nabelschnur wird durch eine spirituelle ersetzt, die sie mit ihrem wahren Vater und ihrer wahren Mutter verbindet, solange sie auf der Erde wandeln.

Squash Moon ruft nach SHE WHO HEALS und die Hebamme kommt an ihre Seite. „Heilende Mutter, ich werde mein kleines Mädchen Earth Blanket nennen, denn ihr Orenda hat mir ihre Medizin gezeigt, als sie geboren wurde. Es ist ihr Wille, dass du ihre Lehrerin wirst, wenn sie größer ist. Earth Blanket hat mich daran erinnert, dass die Abläufe und Jahreszeiten immer wieder wechseln und dass aus dem Schnee des Hungermonds die grüne Decke von Mutter Erde geboren wird. Dieses Kind ist das Versprechen des Frühlings. Es hat mich gelehrt, zu vertrauen. Es hat mich gelehrt, dass Vertrauen die Medizin von ROTKEHLCHEN ist, die von den Blumen singt, während die Erde noch unter einer Schneedecke liegt. Earth Blanket hat mir erklärt, dass ihre Geburt – ihr erster Übergangsritus – auch für mich ein Übergangsritus war, weil ich wieder Verbindung aufgenommen habe zu meinem Orenda und zum Großen Geheimnis. Ich danke dir, dass du uns beide gut durch die Geburt gebracht hast, Heilende Mutter."

SHE WHO HEALS ist berührt von Squash Moons Worten und sie teilt ihr ihre Entscheidung mit, sie beide bei sich aufzunehmen und an ihrem Feuer willkommen zu heißen. Die Medizinfrau weiss, was Earth Blanket ihre Mutter gelehrt hatte, aber zu hören, wie Squash Moon das soeben Erfahrene ausspricht, und wie sie diese gerade gewonnene Erkenntnis verarbeitet, das freut die Hüterin der Heilkünste umso mehr.

▪ ▪

Als Has Courage wieder die Höhle betritt, umgibt SHE WHO HEALS, Squash Moon und ihr Neugeborenes das köstliche Aroma brutzelnden Fleischs. WAPITI war auf Großmutter Berg unterwegs gewesen und von einem Kliff gestürzt, an dessen Fuße ihn Has Courage fand, als sie die Nachgeburt vergraben wollte. Has Courage briet viele Fleischstreifen und trug sie zur Geburtshöhle, damit die Frauen sich sättigen konnten.

Die Frauen wissen, dass sie nur kleine Mengen zu sich nehmen dürfen und gut kauen müssen, damit der Magen das Essen nicht zurückweist. Nach dem Mahl macht Earth Blanket nachdrücklich auf sich aufmerksam und will ebenfalls gefüttert werden. SHE WHO HEALS lächelt, als Earth Blanket an der Brust ihrer Mutter liegt und zufrieden saugt. Die Clanmutter kehrt zu ihren Gedanken zurück und stellt sich vor, wie das Leben für die kleine Earth Blanket sein würde. Wie das Volk der Grünen und Wachsenden würde dieses Kind den Kreislauf von Leben, Tod und Regeneration kennenlernen und den Pflanzen- und Baumwesen eine Schwester sein. Sie würde lernen, jeden einzelnen Teil jeder einzelnen Pflanze zum Heilen zu verwenden. SHE WHO HEALS würde Earth Blanket beibringen, wie man Babys auf die Welt holt, Knochen richtet, Platzwunden näht und den verwundeten Geist heilt.

Earth Blanket würde lernen müssen, wie die spirituellen Gesetze funktionieren, auch wenn ihr Orenda das bereits wusste, bevor sie überhaupt geboren wurde. Das Vergessen gehört fast immer zum menschlichen Leben dazu, aber sich bewusst mit der Medizin des Erinnerns rückzuverbinden, ist eine der wichtigsten Übergangsriten im Laufe eines jeden Menschen Erdenpfads. Es würde eine Freude sein, mitzuerleben, wie Earth Blanket zur Frau wird und die Erinnerungen anzapft, die ihr Orenda vollends mit ihrem Körper verbinden.

Die Ewige Flamme der Liebe dient dem Orenda aller Lebensformen als inspirierende und richtungsweisende Kraft. Wann und wie die Zweibeinigen ihre Verbindung zur Schöpferischen Kraft wiederentdekken, ist jeder und jedem selbst überlassen. Eine Geburt bringt Wachstum, Veränderung, Tod und Wiedergeburt mit sich – das Große Medizinrad dreht sich und dreht sich immer weiter. In jedem Abschnitt warten Lektionen, mit deren Hilfe jeder Mensch Sinn in seinem Leben finden kann. Der Wille, weiterzumachen und immer mehr zu lernen, wird gespeist durch das Orenda und die Verbindung des Geistes zum Großen Geheimnis.

Durch die Medizin, die Squash Moon und Earth Blanket an diesem Tag erfuhren, hatten beide ihre Verbindung zur Lebenskraft gefunden, die in ihrer Geistigen Essenz lag. Wegen dieser Verbindung war Fledermaus aus der Geburtshöhle geflogen und hatte Wapiti gebeten, seinen Körper zu opfern, um seine Medizin der Beharrlichkeit und Durchhaltekraft mit dieser Gruppe Menschen zu teilen. Die Beziehungen und die Verwandtschaft zwischen den Mitgliedern der Planetaren Familie, die in gegenseitiger Fürsorge miteinander verbunden sind, war wieder stark. Aus Hungersnot und Tod war dieser Clan wiedergeboren worden und konnte weiterleben, weil ein Stammesmitglied unter ihnen seinen Glauben mit der Ewigen Flamme der Liebe genährt hatte, die im Orenda loderte.

SHE WHO HEALS singt ein Lied des Dankes für die Wunder, die sich an diesem Tag ereignet haben und die Wunder, die auf der Guten Roten Straße des Lebens noch auf sie warteten. Sie muss an die vielen Chancen für Wachstum und Wandel denken, die sich den Menschen immer wieder neu bieten. Jede Drehung des Medizinrads bringt Veränderung. Der Wandel ist immer präsent. Der unerschütterliche menschliche Geist wird immer das Lied von Leben, Wachstum, Tod und Wiedergeburt singen – im Innern der Menschen, die bereit sind zu Wandlung oder Heilung. Vor ihrem geistigen Auge sieht SHE WHO HEALS eine leuchtende Zukunft für die Menschheit voraus, gleich hinter dem Horizont. Die Clanmutter der Heilkünste dankt für die Zeit, die ihr gewährt wurde, um die Kinder der Erde kennenzulernen und zu verstehen. Es ist für sie beglückend, zu wissen, dass nach Beendigung ihrer Erdenreise ihr Geist immer erreichbar sein wird für diejenigen, die den Mut finden, die Hand nach ihr auszustrecken, um ihren verletzten Körper, Verstand oder Geist zu heilen. Das Medizinrad wird sich weiterdrehen, das Leben wird weitergehen mit all seinem Wachstum und Wandel, der Tod bringt Wiedergeburt mit sich und sie wird bei den Heilungsprozessen zur Stelle sein und helfen bis zum Ende aller Tage.

She Who Heals - Die Heilerin

SETTING SUN WOMAN

Die Sonnenuntergangsfrau

Hüterin der Träume von morgen,
Mutter der sternenfunkelnden Nacht,
zeig mir, wie man die Wahrheit lebt
und bring meine Träume ans Licht.

Lehre mich, meinen Willen zu gebrauchen
und die Wahrheit in meinem Innern zu leben,
mich in all meinen Teilen zu entdecken,
dort, wo Licht und Schatten verschmelzen.

Lass mich das Lied der Zukunft singen,
mit Gedanken um das, was sein wird.
Lass uns die Gesetze der Natur achten
um der Tiere, der Steine, der Bäume willen.

Mutter, ich sehe dich im Sonnenuntergang,
ich höre dich im Regen.
Du lehrst mich inneres Wissen
durch den betörenden Klang
deines pochenden Herzens.

Die Clanmutter des Neunten Mondzyklus

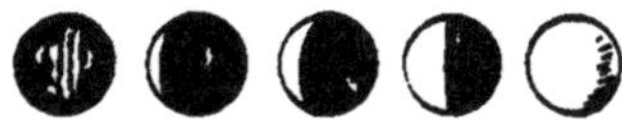

SETTING SUN WOMAN – die die Träume hütet – ist die Hüterin der zukünftigen Lebensziele und Träume. Sie ist die Clanmutter des Neunten Mondzyklus, der in den September fällt und dessen Farbe grün ist. Grün ist die Farbe des Willens – SETTING SUN WOMAN zeigt uns, wie wir unseren Willen richtig gebrauchen, damit auch in Zukunft Wohlstand und Reichtum gesichert sind. Sie lehrt uns, dass der Wille zum Leben, der Wille zum Überleben und der Wille, die Naturschätze von Mutter Erde gut zu bewahren, essentielle Elemente auf unserer Erdenreise sind.

Diese Clanmutter lehrt uns, *die Wahrheit zu leben*. Ihr Platz auf dem Medizinrad liegt im Westen, einer der heiligen Himmelsrichtungen. Der Westen ist Sitz des weiblichen Prinzips, der Sitz von Mutter Erde, der untergehenden Sonne und des Nachthimmels. Die Fähigkeiten, die wir hier lernen können, sind Anteilnahme, Verlässlichkeit, Fürsorge, inneres Wissen, Zielsetzung und Zielerreichung. Wir nennen den Westen auch LOOKING-WITHIN PLACE, den Ort des In-sich-Gehens und Suchens im Innern, denn das weibliche Prinzip wirkt von Natur aus intuitiv und trägt die Bereitschaft in sich, zu empfangen.

Als Beschützerin der Ungeborenen Generationen zeigt uns SETTING SUN WOMAN viele Wege, nur das zu verwenden, was wir wirklich brauchen. Sie lehrt uns, dass jedes auch noch so kleine Teilchen von allem, was wir ernten oder zusammentragen, heilig ist und wir nichts

Nutzbares vergeuden dürfen. Die Neunte Clanmutter bringt uns bei, uns auf Mutter Erde zu verlassen – sie sorgt für alles, was wir brauchen, aber sie sollte sich auch auf uns, ihre Kinder, verlassen können, darauf dass wir die Dinge achten und für den Überfluss danken. Sie lehrt uns, für die nächsten Sieben Generationen vorzusorgen, indem wir nicht alles verbrauchen, sondern Samen zurückhalten für die Aussaat im nächsten Jahr. Sie ist die Hüterin des Bewahrens und die Beschützerin aller Arten von Samen, Pflanzen, Tieren und Steinen. Sie bewahrt die Mitglieder unserer Planetaren Familie vor dem Aussterben, indem sie den betroffenen Arten ermöglicht, sich auf natürliche Weise zu verändern und den sich ändernden Bedingungen auf der Welt anzupassen.

Setting Sun Woman lehrt, in sich zu gehen und die individuellen, persönlichen Wahrheiten zu finden. Diese Clanmutter zeigt uns, dass wir der Zukunft ohne Angst begegnen können, wenn wir jeden Tag etwas tun, um für ein helles, strahlendes Morgen vorzusorgen. Der nächtliche Sternenhimmel formt in der Dunkelheit eine Medizinschale, die wie der Schoß einer Frau das weibliche Prinzip verkörpert, welches das gesamte Potential unserer Zukunft in sich trägt. Die Lichtpunkte der Sterne symbolisieren das Heilige Feuer unserer Träume. Wenn wir unsere persönlichen Wahrheiten in der heiligen Dunkelheit unseres inneren Selbst finden, bestimmen wir, welche Visionen wir in konkreter, greifbarer Form zur Welt bringen. Setting Sun Woman wandert mit uns durch die Milchstraße, die aus den Lagerfeuern der Ahnen besteht. Wenn wir mit ihr reisen, entdecken wir die uralten Wahrheiten des Bewahrens und des inneren Wissens wieder, die jene leitete, die vor uns die Rote Straße beschritten. Durch Setting Sun Woman entdecken wir, dass das Universum in unserer Geistigen Essenz wohnt. Durch diese Entdeckung der Welten in den Welten lernen wir ebenso, dass wir nicht nur aus einem Körper bestehen, sondern dass wir unermessliche Wesen sind – dass unser Körper innerhalb der Grenzenlosigkeit unseres Orenda existiert.

■■■

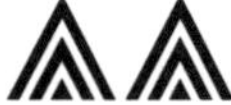

Der Abendstern als Verheißung des Morgen

SETTING SUN WOMAN sitzt auf einer Klippe hoch oben über dem Meer und blickt auf die von den Gezeiten geformten Becken unter sich. Diese zwischen zerklüfteten Felsen liegenden Pools bieten Hunderten von Lebensformen ein Zuhause und reflektieren leuchtende Farben, sobald die Sonnenstrahlen sie berühren. Großvater Sonnes Licht strahlt gerade mit viel Kraft, weil er beinahe den Zenit seiner Bahn durch das Land des Himmelsvolks erreicht hat. Der Geruch der salzigen See und des ans Ufer geworfenen Seetangs durchdringt SETTING SUN WOMANS Sinne und sie nimmt einen tiefen Atemzug, um ihre Lungen mit salziger Luft zu füllen. Der Rhythmus des Meeres beruhigt ihre Sinne, und das gelegentliche Brechen einer Welle lenkt ihre Gedanken heimwärts, zu ihrem Herzen.

Den Pfad hinab von der Klippe zum Meeresufer war sie viele Male gegangen, aber jetzt, in ihrer nachdenklichen Stimmung, bevorzugt sie den weiten Blick über den Ozean, der sich ihr von hier oben bietet. Sie wanderte schon viele Winter auf ihrem Erdenpfad und hatte viel gelernt darüber, wie es ist, einen menschlichen Körper zu haben. Doch noch immer war sie von den Gefühlen fasziniert, die sie in ihrem Innern zum Klingen bringen konnte, wenn sie das Ufer des Meeres aufsuchte. Die Wellen, die in einem immerwährenden Rhythmus auf den Sand rollten und zurück ins Meer rauschten, waren wie zarte Finger, die ihren Geist liebkosten und sie mit Wohlgefühl erfüllten.

Ein Geier kreist zu ihrer Rechten über der Klippe, was sie daran erinnert, wie er seine Mission auf der Erde gefunden hatte. Zwar war sein Anblick für diejenigen, die den Tod fürchteten, alles andere als angenehm, aber er trug nach der Ansicht der Clanmutter eine wichtige Medizin in sich. GEIER war den Kindern der Erde ein guter Lehrer und ein Vorbild, weil er nichts verschwendete. Er hackte so lange an den Knochen der verstorbenen Wesen herum, die, wie wir sagen, „ihre Kleider fallengelassen hatten", bis nichts mehr übrig war, das verrotten konnte. Geier war froh über seine Medizin, von der die Erdenkinder lernen konnten, dass sie nicht zu leiden brauchen, solange sie folgendes beachten: *Wer nichts verschwendet, hat keinen Mangel.* SETTING SUN WOMAN folgt ihrer Erinnerung hinein in eine andere Zeit, und ruft sich eine der wichtigsten Lektionen ins Gedächtnis, die sie auf ihrem Heiligen Pfad gelernt und die seinen Verlauf sogar verändert hatte. Wie das Auf und Ab der Wellen unter ihr driften ihre Gedanken zu jenen Tagen zurück.

Der dichte Wald wich einer sanften Hügellandschaft, die bedeckt war mit Wildblumen, deren Blüten in allen Farben leuchteten und die stolz ihre kleinen Gesichter über die smaragdgrüne Decke des Klees erhoben, welche die sinnliche Form von Mutter Erde bedeckte. SETTING SUN WOMAN stand auf einem der Bergrücken, blickte gen Westen und wartete, dass Großvater Sonne sein Licht verblassen ließ und die Pfeife an den Abendhimmel und Großmutter Mond weiterreichte. Es war eine Zeit der Stille, die kleinen Blüten begannen den Kopf zu neigen, einige klappten ihre Blütenblätter zu und bereiteten sich auf die Nachtruhe vor. Die grandios leuchtenden Farben des Sonnenuntergangs verebbten zu Pastelltönen und tauchten die weiter entfernten Berge am südlichen Horizont in dunkles Purpur, das ihnen als Schlafgewand für die Nacht diente.

In der Ferne hörte SETTING SUN WOMAN, wie FROSCH sein Lied sang und allen, die ihn hörten, signalisierte, dass es Zeit war, *sich* von den Aktivitäten des Tages *zu reinigen* und sich während der herannahenden Nacht zu erfrischen und Energie aufzuladen. Der Boden kühlte sich ab und Nebel stieg aus dem Teich und der sumpfigen Wiese auf. Die Clanmutter roch den feuchten Duft von Mutter Erde, der zu ihr herüberströmte. Frosch sang heute nicht sein Regenlied und die Wolkenwesen waren im Land des Himmelsvolks zu anderen Lagern gereist. Der Himmel würde klar sein in dieser Nacht und die Erde lebendig werden mit all denjenigen ihrer Kinder, die die Dunkelheit suchen, um zu jagen und herumzustreifen.

WATA-JIS – so lautete der Name von Schwester Abendstern – würde bald ihren Kopf durch die samtige Decke stecken, die sich dunkelviolett wie die Blüte des Salbeis über den Nachthimmel breitete. SETTING SUN WOMAN genoss immer den Moment, wenn ihre Schwester Wata-jis mit ihrem Erscheinen das baldige Erkennbarwerden der nächtlichen Medizinschale des Sternenhimmels in all seiner Pracht ankündigte. Wenn die Sternenwesen erwachten, nachdem sie während Großvater Sonnes Reise über den hellen Taghimmel geschlafen hatten, konnte SETTING SUN WOMAN die Umrisse mancher ihrer Totemtiere im Heiligen Feuer der Sterne erkennen. Während die Welt schlief, tapste BÄR durchs Land des Sternenvolks und teilte seine besondere Medizin mit allen. In der Dunkelheit mahnte er die Kinder der Erde, in sich zu gehen, *über sich nachzudenken und sich selbst zu beobachten*. Seine ruppige, rohe Kraft und seine massige Gestalt zeugten vom Nutzen des sich Zurückziehens und des Winterschlafs. DICKHORNSCHAF in anderen Weltgegenden als Widder bekannt, durchwanderte ebenfalls den Himmel, durchquerte die Berge und Täler des dunkelviolett schimmernden Alls. Mit seinen großen Hörnern stand der Widder für *Hartnäckigkeit und die Bereitschaft, Herausforderungen frontal anzugehen*. Die Medizin dieser beiden tierischen Vorbilder hatte SETTING SUN WOMAN auf ihrer Erdenreise gute Dienste geleistet und sie suchte eifrig nach den Sternenformen dieser Totemtiere, um ihnen, wenn pechschwarze Dunkelheit den Himmel überzog, ihren Dank zu bekunden.

■■■

Setting Sun Woman erwachte aus ihren Gedanken und lugte zu der Stelle am Himmel, wo Wata-jis aufleuchten würde. Sie erhob ihre Stimme, sang und entbot mit ihrem Lied dem Stern, der für sie wie eine Schwester war, ihren aus tiefstem Herzen empfundenen Willkommensgruß.

Hi-nay, hi-nay, Wata-jis,
Hi-nay, hi-nay, Wata-jis,
Ya-ta-hey, Ya-ta-hey.
Dey-whey-no-de, no-way,
Dey-whey-no-de, no-way,
Wata-jis, Wata-jis.

Willkommen, Willkommen, Abendstern,
Willkommen, Willkommen, Abendstern,
ich grüße deinen flammenden Geist.
Wir sind Schwestern, du und ich,
wir sind Schwestern, du und ich,
Abendstern, Abendstern.

Als Setting Sun Woman ihr Lied beendete, reckte Wata-jis ihr rötlich schimmerndes Gesicht durch den Schleier des Nachthimmels. Immer schon war die Clanmutter ergriffen vom glühenden Funkeln des Abendsterns, heute Abend jedoch geschah etwas Besonderes. Setting Sun Woman sah, wie ein Geisterkanu auf einem Fluss aus Nebel dahinglitt und sich der Erde näherte. Ein blauer Lichtstreifen von Wata-jis ließ die Wellenkämme des Nebelflusses glitzern, auf denen sich das Kanu wiegte, um schließlich zu Füßen von Setting Sun Woman auf der Erde zu landen.

Die Lichtform des Kanus setzte sich aus milchigem Mondlicht und opalartig schimmerndem Sternenfeuer zusammen. Setting Sun Wo-

MAN sah, dass niemand im Geisterkanu saß und paddelte, und fragte sich, ob sie wohl einsteigen solle. Sie lugte über den Rand ins Innere und entdeckte auf dem Boden des Kanus ein Kind in einer Kindertrage – kuschelig eingepackt in Decken aus weißem Fell und sicher verschnürt auf einem Wiegenbrett –, das sie mit offenem Blick ansah. Das Baby lächelte und schaute der Clanmutter geradewegs in die Augen. Das konnte kein gewöhnliches Kind sein. Schließlich überwand SETTING SUN WOMAN ihre Verblüffung und grüßte das Kind im Wiegenbrett mit den formellen Worten: „Danke für dein Dasein".

Das Kind antwortete mit einem Lächeln und sprach: „Ich bin das Kind von Morgen, SETTING SUN WOMAN. Ich bin in diesem Geisterkanu gekommen, weil mich ABENDSTERN schickt. Ich bin der Spur der Lagerfeuer gefolgt, die die Ahnen entzündeten und die einige Kinder der Erde eines Tages Milchstraße nennen werden. Ich bin gekommen, um dir die verborgenen Gefühle der Zukunft zu zeigen, die du in deinem Herzen trägst."

SETTING SUN WOMAN stand da in der Stille und bemerkte, dass die Geräusche der Nachttiere verstummt waren. Sie holte tief Luft und fragte dann: „Wie soll ich dich nennen?"

„Ich bin Wata-jis, der Abendstern, deine Schwester."

SETTING SUN WOMAN sah das Funkeln in den ebenholzdunklen Augen des kleinen Mädchens und ein inneres Wissen erfüllte sie, wodurch alle Anspannung von ihr abfiel. Sie sah, dass dieses Kind ein Geschenk der Medizinschale des nächtlichen Sternenhimmels war und seine Augen nichts als Liebe und Güte ausstrahlten.

Das Kind hob wieder zu sprechen an und die Clanmutter hörte zu. „Ich bin eingewickelt auf dem Wiegenbrett der Schöpfung, Mutter. Wenn du gewillt bist, mich auf deinem Rücken zu tragen, wirst du die Absicht deines Weges auf Erden verstehen. Ich bin die Verheißung aller Morgen, die jemals sein werden. Alle Träume von Ganzheit und Harmonie sind in mir verkörpert. Ich repräsentiere all jene Spirits, die vom

Atem des Großen Geheimnisses zum Schoß der Schöpfung reisen, den wir die Medizinschale des nächtlichen Sternenhimmels nennen, und dann weiter zur Erde, um dort als Menschen, als Zweibeinige geboren zu werden."

Setting Sun Woman fasste ins Geisterkanu und hob behutsam das Wiegenbrett der Schöpfung mit dem darauf verschnürten Kind heraus. Sachte legte sie sich die Trageriemen um die Schultern und setzte sich die Babytrage auf den Rücken. Nachdem sie das Tragegestell gesichert hatte, sprach sie: „Wata-jis, Ich danke dir, dass du gekommen bist um mir Lehrerin und Mentorin zu sein. Was soll ich als Nächstes tun?"

Ein Kichern kam aus dem Mund des winzigen Mädchens und sie antwortete: „Wir wollen eine Art Spiel spielen, Mutter. Merkst du, dass du mich, wenn ich auf deinem Rücken bin, zwar nicht sehen kannst, dich mein Gewicht aber an meine Anwesenheit erinnert? Immer da, aber nicht sichtbar?"

„Ja, das ist wohl so. Ich merke schon, die Kinder der Zukunft sind so. Ich kann sie nicht sehen, weil sie noch nicht geboren sind, aber ich ziehe ihre Bedürfnisse immer mit in Betracht, auch jetzt schon. Sie werden Nahrung, Schutz, Feuer, Wasser, Luft, fruchtbaren Boden und Gesellschaft brauchen – die Gesellschaft All Ihrer Verwandten"

Wata-jis war vom schnellen und logischen Denken der Clanmutter angetan und sprach weiter: „Mutter, welcher Sinne bedienst du dich, wenn du mich nicht sehen kannst?"

„Ich muss mich auf die anderen Sinne konzentrieren und höre deine Stimme, spüre dein Gewicht, rieche den süßen Duft deines Haars, stelle meinen Körper auf deinen Rhythmus ein und ahne deine Bewegungen voraus, so dass wir das Gleichgewicht nicht verlieren, wenn ich dich auf dem Rücken trage."

Wata-jis lächelte: „Das sind die gleichen Fähigkeiten, die die menschlichen Erdenkinder entwickeln müssen, um sich auf die Zukunft vorzubereiten, Mutter. Um im Hier und Jetzt Harmonie und Balance zu finden, müssen sie das Gewicht der Bedürfnisse zukünftiger Generationen spüren. Wenn sie die kostbaren Ressourcen von Mutter Erde verschwenden, wird es keine Zukunft in Wohlstand für die Generationen geben, die noch nicht geboren sind. Wenn die Menschheit lernt, das Wiegenbrett der Schöpfung als nicht sichtbaren Teil ihrer selbst zu tragen, dann besteht kein Grund, Gegenwart und Zukunft voneinander abzugrenzen. Alles, was man zum Überleben auf der Guten Roten Straße braucht, wird da sein, von ganz alleine – weil jeder, der heute lebt, sich in der Verantwortung sieht für das, was die nächsten Sieben Generationen brauchen."

SETTING SUN WOMAN fragte: „Abendstern, was ist, wenn einige Mitglieder des Menschenstamms diese Lehren vergessen?"

„Leider wird diese Zeit kommen, Mutter. Die Medizin von WAPITI liefert die *Beharrlichkeit und Durchhaltekraft*, welche die Aufrechten und Verantwortungsvollen brauchen werden, um weiter für die Bedürfnisse zukünftiger Generationen vorzusorgen. Wir können auch OPOSSUM um seine innere Stärke und Medizin bitten, die in *Planung und Strategie* besteht. Die Zweibeinigen müssen flexibel sein und bereit, sich um der Zukunft willen zu ändern und innerlich zu wachsen. Man wird die Bedürfnisse der einen mit dem Verlangen der anderen nach materiellem Besitz verwechseln. Manche werden der Gier anheimfallen, dem Streben nach Macht und dem Wunsch, die Massen zu beherrschen. Jeder Mensch wird die Chance haben, sich diesen Herausforderungen zu stellen, indem er sein inneres Wissen wiederentdeckt. Die Lösung wird dir in die Hände fallen. Du bist die Clanmutter des Westens, die den demütigen und den bescheidenen, den sanften und den treuherzigen, den aufrechten und den verantwortungsvollen Kindern der Erde helfen kann. Bringe ihnen bei, in sich zu gehen."

SETTING SUN WOMAN stimmte Wata-jis zu und steuerte ihre eigenen Gedanken bei: „Ich habe bemerkt, dass du in Decken aus dem schneeweißen Fell des Großen Weißen Bären gekuschelt bist. Diese Felle sind mir heilig. Eisbär hat mich gelehrt, die Höhle in meinem Innern zu betreten und meine eigenen Wahrheiten zu finden. Aufgrund dieser Lektion bin ich in der Lage, meine Wahrheit zu leben, jeden Tag und jede Nacht. Wenn jedes Kind der Erde dieses innere Wissen finden könnte, würden wir den zukünftigen Generationen ein Erbe zusichern, das aus Harmonie und einem Leben in Wohlstand besteht."

„Das stimmt, Mutter, wir könnten sie auch die Weisheit des buckligen Reisenden der Wüste lehren. Kamel teilt gern seine Medizin, seine besondere Stärke besteht *im Bewahren, im Haushalten und dem klugen Einsatz von Ressourcen*, selbst in Zeiten des Mangels. Eine seiner Gaben des inneren Wissens ist es, zu wissen, wie und wann die vorhandenen Ressourcen am besten einzusetzen sind. Bär lebt vom eingelagerten Fett, wenn er Winterschlaf hält, Kamel lebt vom eingelagerten Wasser, wenn es durch die Wüste streift, und der Mensch lebt in Wohlstand, wenn er sich nur so viel nimmt und isst, wie er braucht."

Setting Sun Woman hatte die Lektion verstanden, dass es nötig war, sich auf das Morgen vorzubereiten. Mutter Erdes Ressourcen würden den Kindern der Erde reichhaltig zur Verfügung stehen, wenn diese denn lernten, sie zu erhalten und sparsam damit umzugehen.

„Mutter, du weißt, dass ich der Abendstern bin, aber wusstest du auch, dass ich ebenso die Verheißung des Morgen bin? Denn sechs Mondzyklen lang bin ich auch der Morgenstern."

Was Wata-jis hier offenbarte, verblüffte Setting Sun Woman. „Aber nein, das wusste ich nicht", gab sie erstaunt zurück.

„Ich werde zum Morgenstern und reite auf den Strömungen des sonnenbeschienenen Morgenhimmels. Und acht Tage lang während der dreizehn Mondzyklen bin ich weder am Morgen noch am Abend zu sehen. In dieser Zeit begebe ich mich in die Leere der Großen Medizinschale des nächtlichen Sternenhimmels, um wiedergeboren zu werden. Ich bereise die Heilige Spirale der Acht Mächte, besuche Osten,

Südosten, Süden, Südwesten, Westen, Nordwesten, Norden und Nordosten. In jeder dieser Himmelsrichtungen halte ich mich einen Tag und eine Nacht lang auf und befasse mich mit den Stufen der Transformation, die mich lehren, meinen Weg und meinen Fokus zu ändern.

Die Heilige Spirale führt von einem Medizinrad der Erfahrung zum nächsten. Stellen wir uns ein Rad vor, das auf dem Boden liegt, und ein zweites parallel dazu ein paar Meter weiter oben, so sehen wir zwei Kreise – zwei unterschiedliche Erfahrungskreise. Zwischen beiden ist nur dünne Luft oder eine imaginäre Wendeltreppe, deren Stufen aus den Lektionen bestehen, die wir von den acht Himmelsrichtungen lernen. Alle Lebensformen steigen die Stufen dieser Wendeltreppe hinauf, wenn sie im Rahmen ihrer Entwicklung bereit sind für die nächste Ebene von Lebenserfahrung."

Setting Sun Woman dachte einen Augenblick nach und sagte dann: „Du meinst, jede Blume, die Knospen treibt, erblüht und dann ihre Blütenblätter abwirft, wird dann, am Ende dieses Zyklus, acht Tage und Nächte lang Neues lernen, ehe sie zur nächsten Erfahrung schreitet?"

„Ja. Die Geistige Essenz jedes Lebewesens steigt acht Tage und Nächte lang die Heilige Spirale hinauf und beginnt dann den nächsten Lebenszyklus. In dieser Zeit lässt sich die Vergangenheit ebenso überdenken wie neu Gelerntes und errungene Siege. Auch kann es eine Zeit der Planung und Vorbereitung sein, aber auch eine Zeit des Abschieds von der Vergangenheit und des Willkommenheißens der Zukunft. Viele Menschen vergessen diese Zeit der Kontemplation und beginnen ihre nächste Lebensphase dann unvorbereitet und unausgeglichen. Wer die Große Leere und die Heilige Spirale ignoriert und nicht wertschätzt, sieht sich mit vielen Schwierigkeiten konfrontiert."

„Wata-jis, wenn du die Heilige Spirale nach oben steigst, was passiert dann mit dir?"

„Ich verbinde mich mit meinem Orenda und lasse die Vergangenheit los, indem ich dankbar bin für alles, was ich gelernt habe. Ich sehe die Spirale um mich herum, weil ich mich in der Mitte meines Heiligen Raums befinde, aber ich sehe auch die Stufen, die aus den acht Himmelsrichtungen in meinem Innern entstehen. Am Nachthimmel lebe ich als Abendstern die weibliche Seite meines Wesens aus. In der Großen Leere der Spirale bin ich alles und nichts – reiner Geist. Nach acht Tagen lebe ich als Morgenstern die männliche, demonstrative Seite meines Wesens aus. Die Himmelsrichtungen der Acht Mächte in der Spirale lehren mich, dass ich beides bin – weiblich und männlich. Wenn ich über den Nachthimmel reite, gehe ich in mich und suche nach der Wahrheit meines freien Willens und meines Bestrebens, der Welt meine Gaben zu zeigen. Als Morgenstern bringe ich all die persönlichen Wahrheiten ans Licht und teile, was ich bin, mit allen, die darauf warten, dass die Morgendämmerung anbricht."

SETTING SUN WOMAN verstand. „Beide Seiten deines Wesens äußern sich auf deiner Reise. Die Westliche Richtung ist die weibliche und die Östliche die männliche. In den acht Tagen und Nächten deiner Abwesenheit, wenn du nicht im Land des Himmelsvolks zu entdecken bist, zeigst du den Menschen, wie sie sich mit ihrem Orenda verbinden können. Was die Menschen von dir lernen können ist, die weibliche, die männliche und die heilige Energie des Großen Geheimnisses in Einklang zu bringen, die in allen Dingen wirkt, nicht wahr?"

„Ja, und dass die Ziffer 8 unendliche Möglichkeiten symbolisiert. Wer Verständnis dafür entwickelt, dass die geistige und die physische Welt zwei Medizinräder bilden, wird erkennen, dass die beiden Kreise in Wirklichkeit eine unendliche Schleife ergeben. Eine unendliche Schleife von Lebenslehren.

SETTING SUN WOMAN sah die Güte, die das Große Geheimnis in alle Teile der Schöpfung gelegt hatte, und empfand Dankbarkeit, dass in diesem umfassenden Plan Wata-jis ihren Weg kreuzen sollte. Das

Wiegenbrett der Schöpfung trug nicht nur das Potential der ungeborenen Kinder aller morgigen Tage in sich, sondern hatte jedem Kind auch die Fähigkeit verliehen, eine weibliche und eine männliche Seite auszuleben, egal welchen Geschlechts der Körper des Kindes war. All ihre menschlichen Kinder konnten ihren individuellen, persönlichen Willen ausdrücken, weil jedes Kind der Erde die Chance in sich trug, sich von seinem Orenda führen zu lassen. Wie bei Wata-jis, dem Abendstern, lebte die Verheißung des Morgen in jedem menschlichen Wesen. Die Menschen blickten einer strahlenden Zukunft entgegen, wenn es ihnen gelänge, beide Seiten ihres Wesens mit ihrer Geistigen Essenz, die sie mit der grenzenlosen Fähigkeit zur Erschaffung des Morgen ausstattete, in Einklang zu bringen, und heute in Harmonie zu leben.

Setting Sun Woman spürte, wie Wata-jis ihr Gewicht verlagerte und einen kleinen Seufzer hören ließ. Die Clanmutter nahm die Babytrage vorsichtig ab und wiegte Wata-jis in ihren Armen. Dem Kind wurden die Augen schwer und fielen zu. Setting Sun Woman lächelte und stellte fest, dass selbst ein aus Sternenlicht gewobenes Kind Schlaf brauchte. Sie gab ihm einen Kuss auf die Wange und versprach in aller Stille, alles Neugelernte in ihrem Herzen zu bewahren. Der Schlafmann hatte Sand über die Augen des kleinen Mädchens gestreut und schickte es ins Reich der schönen Träume. Setting Sun Woman schob das kleine Bündel zwischen die Decken aus dem Fell des Großen Weißen Bären am Boden des Geisterkanus. Ehe sie zurücktrat, steckte sie rasch noch eine schlafende Wildblume in die Verschnürung des Wiegenbretts, damit ihr Duft die Träume und Sinne des Babys mit der Erinnerung an ihre gemeinsame Zeit erfüllte.

Langsam wurde das Geisterkanu von den mondbeschienenen Händen aufgehoben, die der Sternenschein des Abendsterns formte, und auf den Fluss des Lichts gesetzt, auf dem es hinwegtrieb und im Nachthimmel verschwand. Setting Sun Woman blieb nachdenklich und ein wenig wehmütig zurück. Sie nahm die Geräusche der nachtaktiven Tiere wahr, die nun wieder herumzustreifen begannen. Das gelegentliche Schreien und Heulen ihrer Kinder der Nacht gab ihr Trost und ein Gefühl, nicht allein zu sein. Als sich die Clanmutter umwandte, um zur Hütte zurückzugehen, die sie sich am Waldrand gebaut hatte, nahm sie aus den Augenwinkeln ein weißliches Schimmern wahr. Sie drehte sich um und blickte in die Richtung, von wo es kam. Zwischen Klee und wilden Blumen lag das Fell eines Großen Weißen Bären – ein Geschenk von Wata-jis.

SETTING SUN WOMAN nahm das Fell auf und legte es sich als Decke um die Schultern. Tränen der Freude und Dankbarkeit stiegen ihr in die Augen. Sie schaute zu der Stelle am Nachthimmel, wo sie Wata-jis vorhin gesehen hatte. Das helle Licht des Abendsterns funkelte wie zum Gruß, verschwand dann und tauchte wieder auf, wie um die Clanmutter an die zwei Seiten seines Wesens zu erinnern. Nehmen und Geben waren beides heilige Wege zu Harmonie und Balance. Ob den zukünftigen Bedürfnissen der nächsten Sieben Generationen entsprochen wurde, das hing von der Fähigkeit ab, in sich zu gehen und jeden Moment des Lebens im Gleichgewicht zu sein. Das Fell des Großen Weißen Bären des Westens stand für den Geist aller Bärenarten auf dem Planeten. SETTING SUN WOMAN würde sich immer der Lektionen erinnern, die sie in der Höhle von Bär gelernt hatte, und sie würde sich immer dann in die warme, weiche Decke aus weißem Fell kuscheln, wenn sie sich in sich selbst zurückzog.

Diese besondere Erinnerung hatte SETTING SUN WOMAN durch viele beunruhigende Jahre getragen, in denen die Kinder der Erde der Gier in den Herzen mancher Menschen ausgesetzt waren. Sie verspürt nun die Meeresbrise auf ihren nackten Armen und meint, in den leuchtend bunten Flossenträgern, die in den Gezeitenbecken unter ihr herumschwammen, den WHIRLING RAINBOW OF PEACE zu erkennen, den Wirbelnden Regenbogen des Friedens. Das gemeinsame Ziel des Erdenstamms war es, das Vermächtnis von Harmonie und Frieden zu erfüllen, welches das Große Geheimnis in allen Daseinsformen verankert hatte. Inneren Frieden findet man im eigenen Selbst. SETTING SUN WOMAN blickt zum Horizont, wo Meer und Himmel aufeinandertreffen, und ist dankbar, dass die menschlichen Kinder den LOOKING-WITHIN PLACE wieder für sich entdeckt haben, einen Ort der inneren Einkehr, an dem sie den Blick auf ihr Inneres richten.

Die Hüterin der Träume von Morgen wird aus ihren Gedanken gerissen, als WALROSS auf den Strand unter ihr watschelt und einen Gruß grunzt. SETTING SUN WOMAN lacht, weil sie gerade direkt daran erinnert wurde, bezüglich der Zukunft keine negativen Gedanken zuzulassen. Walross ist der Lehrer unter den Tieren, der die Menschen auf die Kreisläufe und die Veränderungen aufmerksam macht, die das Leben mit sich bringt. Das Tier mir den langen Stoßzähnen, das die Ränder der Meere bewohnt, verfügt über die Medizin, *Handlungen und Gefühle abzuwandeln, um mit den Veränderungen, die das Leben mit sich bringt, umgehen zu können.* SETTING SUN WOMAN begriff: Es war an der Zeit, die Augen auf das Ziel zu heften und nicht auf die Eigenwilligkeit und Launenhaftigkeit der Menschheit. Der Mensch lernt und wächst durch Ausprobieren, durch Versuch und Irrtum. Früher oder später werden alle Zweibeinigen versuchen, die eigenen Gefühle zu verstehen und die Höhle von Bär finden.

Die Gezeiten wechseln mit dem Lauf der Tage und Nächte, der Jahreszeiten, Großmutter Monds Zyklen und dem Wetter. Die Clanmutter sieht, wie auch die Gewässer von Mutter Erde die Reise des Menschen widerspiegeln. Wenn sich die Menschheit ihren Rhythmus analog zu den Gezeiten vom Fluss des Lebens vorgeben lässt, anstatt sich jeder neuen Welle der Erfahrung entgegenzustellen, wird sich Harmonie bereits durch kleinste Anpassungen einstellen. Die krachenden Wellen der stürmischen See, die das Ufer mit sich reißen, widerspiegeln das Ungleichgewicht, das von menschlicher Halsstarrigkeit und Unbeweglichkeit herrührt. SETTING SUN WOMAN begreift, dass uns die Natur als endloser Quell an Spiegelbildern aus der Welt innerhalb der Welten vorgibt, wie wir in Harmonie leben können. Sie freut sich auf den Tag, da dieses innere Wissen endlich all ihre menschlichen Kinder erfasst.

Großvater Sonne schickt das Licht schlafen und malt auf den Himmel herbstfarbene Blättern der Erntezeit. SETTING SUN WOMAN schaut zu, bis die glühende Masse seines kürbisförmigen Körpers den Horizont berührt und im Meer versinkt. Sie spürt der Stille des Abends nach als sie plötzlich WIND CHIEF – das Oberhaupt aller Winde – aufbrausen und laut zischen hört, als vermische sich das Feuer von Großvater Sonnes Körper mit den Wassern von Mutter Erde, und als zeige es mit unsichtbarem Rauch an, dass die Heilige Pfeife vom Tag an die Nacht weitergereicht wurde. Die Sonnenstrahlen, die am Tage die menschlichen Worte des Dankes zum Großen Geheimnis trugen, übergeben diese heilige Pflicht nun den Lichtstrahlen, die aus der nächtlichen Medizinschale des Sternenhimmels dringen.

SETTING SUN WOMAN steht da, erhebt die Arme zum Himmel und dankt für alles, was sie an diesem Tag erleben durfte. Sie grüßt die sich herabsenkende samtene Decke des Nachthimmels und stellt sich vor, wie das Wiegenbrett der Schöpfung in ihren Armen ruht, dem Himmel dargeboten. Wata-jis erscheint, als wolle sie die Kindertrage aus SETTING SUN WOMANS ausgestreckten Armen entgegennehmen. Die Clanmutter spürt deutlich die schwesterliche Bindung zwischen ihr und dem Abendstern. Das Band ist so stark, dass es bis in alle Ewigkeit halten wird, weil es mit Liebe aus Fäden gewebt ist, die die Verheißung von Morgen, von der Zukunft in sich tragen.

SETTING SUN WOMAN - Die Sonnenuntergangsfrau

WEAVES THE WEB

Die Schöpferin

*Hauchdünne Fäden des Lebens halten mich
schwebend zwischen Erde und Himmel,
webend das Netz, träumend den Traum,
werde ich fliegen durch beide Welten.
Mutter, du inspirierst mich,
und ich erschaffe das Kleid meiner Träume,
gestatte der Künstlerin in mir
mein Leben mit Achtung zu gestalten.
Aus dem Lehm der Erfahrung
Forme ich ein heiliges Gefäß
Umfassend die Essenz meines Lebens,
welche tief in meinem Innern singt.
Mutter, deine Geheimnisse der Schöpfung
lehrten mich die Ketten zu sprengen
welche meine Freude zurückhielten.
Du lehrtest mich zu gebären
die Visionen in meinem Innern,
sie loszulassen wie silberne Pfeile,
neu anfachend das Feuer der Schöpfung.*

Die Clanmutter des Zehnten Mondzyklus

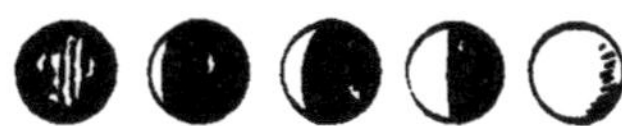

Weaves the Web – die die Neues webt – verkörpert das schöpferische Prinzip, das in allem steckt. Ihr Mondzyklus fällt in den Monat Oktober, ihre Farbe ist rosa. Innerhalb der dreizehn Zyklen der Wahrheit fällt es ihr zu, *mit der Wahrheit zu arbeiten.* Sie lehrt uns, unsere Hände zu gebrauchen, um Schönes und Wahres in materieller Form zu erschaffen. Rosa ist die Farbe der Kreativität. Weaves the Web lehrt uns, wie durch Handwerk und Kunst unsere Vorstellungen und Träume Gestalt annehmen in der physischen Welt. Durch den Gebrauch der Hände machen wir unsere Bereitschaft deutlich, All Unseren Verwandten zu dienen.

Weaves the Web ist die Beschützerin der Schöpferischen Kraft in allem. Mit ihrer Hilfe leben wir unsere Kreativität positiv aus und nutzen die Energie, die sich uns bietet. Diese Clanmutter ist auch die Hüterin der Lebenskraft, sie lehrt uns, auf unsere Gesundheit zu achten, unsere Träume zu verwirklichen, unser Talent zu nutzen und zu entwickeln und uns unseres geistigen Potentials zu bedienen.

Die Clanmutter des Zehnten Mondzyklus ist die Mutter des konstruktiven und des destruktiven Prinzips – sie sagt uns, wann Mauern einzureißen sind, um Neues zu erschaffen. Sie lehrt uns auch, das Geschaffene zu hegen, denn sie ist die Hüterin des Überlebensinstinkts. Wenn unser körperliches, emotionales, mentales oder spirituelles

Überleben in Gefahr ist, zeigt uns WEAVES THE WEB, wie wir die Quelle der Lebenskraft anzapfen können, um über diese Stagnation hinauszuwachsen. Sie ist eine Künstlerin, eine Schöpferin und eine Muse, die uns zuzwinkert und uns inspiriert, das Schöne zu erschaffen, das wir uns von Herzen wünschen. Indem wir etwas zum Anfassen herstellen und dieses Geschaffene mit Schönheit anreichern, lernen wir, dass sich Träume durchaus bildlich darstellen lassen, weil wir unseren Visionen ja eine Form geben. An diese Clanmutter wenden wir uns, wenn wir Angst vorm Scheitern haben oder meinen, unserer Persönlichkeit nicht genügend Ausdruck verleihen zu können.

Wenn wir die Verwirklichung unserer Träume angehen, lehrt uns WEAVES THE WEB, die Lebenskraft zu nutzen, die in den vier Elementen Luft, Erde, Wasser und Feuer steckt. Wir lernen, diese vier Elemente mit der kreativen Essenz zu vermischen, die uns das Große Geheimnis zum Geschenk gemacht hat. Diesen kreativen Funken nennen wir Ewige Flamme der Liebe und er wohnt in unserer Geistigen Essenz. Wenn das Verlangen, etwas zu erschaffen, sich erst einmal fest etabliert hat in uns, dann sind wir auch in der Lage, die Entscheidung zu treffen ZU SEIN. Dann geben wir unserer Geistigen Essenz, unserem Orenda eine Form, indem wir uns selbst, unsere eigene Persönlichkeit ausdrücken.

Wie Großmutter SPINNE, die das Netz des Universums webte, lehrt uns auch WEAVES THE WEB, das Netz unserer Erfahrungen zu weben. Sie lehrt uns, dass jeder Kreis, den wir erschaffen, weiterwächst und sich erweitert, bis er die Kreise berührt, die von den anderen Daseinsformen geschaffen wurden. Die Netze, die wir erschaffen, können uns zur Falle werden, wenn wir beim Weben nicht vom Streben nach Wahrheit erfüllt sind. Diese Clanmutter bittet uns, mit der Wahrheit und für die Wahrheit zu arbeiten, damit sich ein gemeinsamer Traum von der Welt verwirklicht, den alle Lebewesen teilen. Ein Netz, das aus lauter Gier geknüpft wird, wird denjenigen, der es webt, am Ende selbst einfangen und verschlingen, weil es viel zu eng ist, als dass ein Geben, ein Nehmen und ein Teilen noch möglich wäre. Ein Netz, das zu locker geknüpft ist, wird kaum halten – es braucht Festigkeit, eine gewisse Kunstfertigkeit und Achtsamkeit. In einem Netz, das aus Furcht und Angst geknüpft ist, werden sich die Lektionen sammeln, die nötig sind, um diese Ängste zu überwinden. Ein Netz, das geknüpft ist aus der Liebe zum Erschaffen und dem Wunsch, die Fülle miteinander zu teilen, dieses Netz wird so lange halten, bis sich der Traum erfüllt.

WEAVES THE WEB ist die Clanmutter, an die wir uns wenden, wenn wir unsere Träume verwirklichen möchten und nicht wissen, wie. Sie zeigt uns, was wir tun müssen, um unsere Kreativität ins Fließen zu bringen und uns diesem Flow hinzugeben. Einen Traum zu gebären gelingt dann, wenn man das Verlangen hat, etwas zu erschaffen, sich bewusst entscheidet, etwas zu erschaffen und dann sofort in das Handeln übergeht. Wer den Strom der Lebenskraft nutzt, kann seinen Traum in der physischen Welt verwirklichen.

Als Großmutter Spinne herabsteigt

WEAVES THE WEB sitzt am Flussufer unterhalb der schroffen Kalkfelsen, um dort weiße Tonerde zu sammeln. Ganze Klumpen weißen Tons legt sie in ihren aus Riedgras geflochtenen Korb. Die Blätter der Busch-Eichen sind leuchtend rot gefärbt und stehen in scharfem Kontrast zum gelben Blütenstaub, der auf den sattgrünen Blättern der umstehenden Zypressengewächse liegt. Die Blätter dieser Angehörigen des Stehenden Volks – der Bäume – werden beim Brennen der Schale, die sie aus dem Ton formen will, verschiedene Farben erzeugen. Sie wird die Kalksteinfelsen hinaufklettern müssen, um an die schuppenartigen Blätter der Lebensbäume und die orange-roten Eichenblätter zu gelangen, aber das tut sie gerne.

Weaves the Web findet so viel Freude am Erschaffen schöner Dinge und am Experimentieren mit neuen Farben und Formen, dass sie sich oft völlig in dem kreativen Prozess vergisst. Manchmal, wenn sie durch die Gegend streift, findet sie sich plötzlich tief im Hochwald wieder, umgeben von wuchernden Kletterpflanzen und zwitschernden Vögeln, und hat keine Ahnung, wo sie eigentlich ist. Aber Weaves the Web besitzt die Fähigkeit, ihren Weg zurückzuverfolgen, indem sie in ihren Korb schaut und sich die Objekte ansieht, die sie in einer bestimmten Reihenfolge darin platziert hat. So sieht sie sich das zuletzt Hineingelegte an und geht dann zu der Stelle, wo sie es gefunden hat. Und so geleiten sie ihre gesammelten Schätze Stück für Stück in bekanntere Gefilde zurück, wo sie oft wandert und von wo die Clanmutter den Weg nach Hause mühelos zurückfindet.

Weaves the Web orientiert sich an dem, was sie aufliest – Rinde, Beeren, Knollen, Blätter, Moos – genauso, wie sich Großmutter Spinne an den silbrigen Fäden ihres Netzes orientiert. Es ist egal, ob die Mutter der Kreativität im Kreis geht oder einer geraden Linie folgt – den Weg nach Hause in ihr Lager findet sie immer wieder. An jedem Ort, an dem Weaves the Web etwas aufsammelt, macht sie einen ihrer Fäden, die kreativer Ausdruck ihres Selbst sind, an einer Pflanze, dem Boden oder einem Stein im sonnenbeschienenen Wald fest. Die Clanmutter lässt für die Waldwesen immer eine kleine Gabe zurück, wenn sie sich etwas nimmt, was sie verwenden möchte. Dieser liebevolle Austausch, durch den sie ihre Dankbarkeit bekundet, hinterlässt eine Spur in der üppigen Vegetation, anhand derer sie den Weg zurück ins Lager findet, das sich an die Kalksteinfelsen schmiegt, die sich oberhalb der Biegung des Flusses auftürmen.

Als WEAVES THE WEB mit einem scharfen Stein, der ihr als Handwerkzeug dient, noch mehr Ton aus dem Ufer gräbt, sieht sie vor ihrem inneren Auge bereits die Medizinschale, die sie aus dem Ton formen wird. In Vorfreude darauf, mit ihren Händen Gefäße formen zu können, empfindet sie bereits jetzt ein Gefühl der Zufriedenheit, wodurch ihr die schwere Arbeit des Grabens nach dem Ton leichter fällt. Das Loch, das die Schneeschmelze und das Frühjahrshochwasser ausgewaschen hatten, erscheint ihr wie ein weit aufgerissener, hungriger Schlund, der sie aus der Uferböschung heraus anstarrt, und erinnert WEAVES THE WEB daran, dass Mutter Erde neue Nahrung braucht, nachdem sie den wolkenfarbenen Ton mit ihrer zweibeinigen Tochter geteilt hatte. WEAVES THE WEB trägt mehrere große Steine den felsigen Abhang herunter, um die Öffnung zu füllen, die entstanden war, als sie den Lehm aus dem Boden grub.

Am gegenüberliegenden Ufer kommt EICHHÖRNCHEN den Stamm eines Pecanbaums heruntergeflitzt, die Backen voller Nüsse. Tapfer versucht er, die Clanmutter mit einem Lächeln zu grüßen, ohne dass ihm die Pecannüsse aus dem Mäulchen purzeln. WEAVES THE WEB muss ob seiner misslichen Lage kichern und daran denken, welche Medizin es sie gelehrt hatte mit seiner naturgegebenen Fähigkeit, *Energiequellen zusammenzutragen und immer etwas für magere Zeiten zur Seite zu legen.* In den ersten Jahren ihres Erdenpfads hatte die Clanmutter gelernt, unterirdische Vorratskammern anzulegen und für den Winter getrocknete Früchte, Knollen und Fleisch zusammenzutragen und zu verstecken. Eichhörnchen bereitete sich schon wieder auf den nächsten Schnee vor.

WEAVES THE WEB bemerkt, dass auch Mutter BIBER und ihr Clan bereits Vorsorge treffen für die kommenden Weißen Monate, denn sie sind eifrig damit beschäftigt, den Fluss anzustauen, indem sie Schösslinge zum Damm tragen, den sie auf der anderen Seite des schmalen Flussarms angelegt hatten, ein Stück stromab von der Stelle, wo sie nach Lehm gräbt. Die fallenden Temperaturen sind ein untrügliches Zeichen, dass es höchste Zeit ist, all das Material zusammenzutragen, das sie braucht, um sich den Winter über zu beschäftigen, wenn die schneidend kalten Weißen Winde aus dem Norden sie in ihren Aktivitäten einschränken. Ihre Vorratskammern sind gefüllt, sie hat Kräuter gesammelt zum Kochen und für medizinische Zwecke, hat die frischen Häute gegerbt, die sie für einen neuen Parka braucht, und nun trägt sie das Material zusammen, das sie für die Herstellung von allerlei neuen Gerätschaften und Utensilien benötigt, die ihr das Leben im Lager erleichtern.

Still dankt sie Mutter Biber, dass sie ihr beigebracht hatte, ihre Zeit sinnvoll zu nutzen und, wenn nichts weiter zu tun war, nicht untätig herumzusitzen, sondern etwas zu fertigen. Biber ist die Hüterin der Medizin des Tätigseins und Bauens, sie lehrt die Menschen, *sich zu beschäftigen und dabei produktiv zu sein.* Denn so lassen sich Visionen und Träume von einem besseren Leben in die Tat umsetzen. Die Angehörigen des Stammes, der während der Reifemonde ihren Wald durchquert auf dem Weg zum alljährlich stattfindenden Sommerrendezvous, einem Zusammentreffen vieler Clans und Stämme, handeln und tauschen immer gern mit der Künstlerin, deren Kreationen so ungewöhnlich sind. Wenn der Schnee im Unterholz dem frischen Hellgrün neuer Triebe wich, hatte WEAVES THE WEB so viel handgefertigtes Spielzeug, Körbe, Kleidung, Tontöpfe und Küchengerätschaften gefertigt, dass ihr Vorratslager voll davon war. Bis zum Mond der Beerenreife hatte sie dann alles schon wieder eingetauscht gegen Sachen, die sie für sich selbst benötigte, um in den Monaten des Fallenden Schnees allein im Wald gut über die Runden zu kommen.

In den Monden der Fallenden Blätter sammelte WEAVES THE WEB, was sie an Rohmaterialien finden konnte, und plante bereits, was sie alles daraus fertigen wollte, während ihre Tierfreunde Winterschlaf hielten. Der Lehm, nach dem sie derzeit gräbt, würde ihren Vorrat an

Künstlermaterialien ergänzen, ebenso die Blätter, die sie heute ebenfalls noch sammeln wollte, ehe Großvater Sonne untergeht. Die nächsten zwei Monde wird die Clanmutter weiter sammeln und all ihre Vorräte dann in der Höhle deponieren, die sie sich als behagliche Wohnstatt eingerichtet hatte. Die vor ewigen Zeiten im Zuge der Hebungen, Senkungen und Faltungen von Mutter Erde entstandenen Hohlräume im Fels bieten der Clanmutter der Kreativität hervorragend Platz, um alles aufzubewahren. Eine der aus dem Kalkstein ausgewaschenen Kammern war hoch oben sogar über einen Kamin mit der Außenwelt verbunden, wodurch sie sich als natürlichen Brennofen für die Töpferei verwenden ließ.

Der Winter hält Einzug mit all seiner stürmisch-bedrohlichen Pracht. Die Nordwinde treiben den Schnee in großen Wirbeln durch die Gegend und überziehen alles mit glitzernden Eiswesen und einer Decke aus Schneeflockenflaum. In der Höhle ist es warm und Weaves the Web fühlt sich wohl. Jeder neue Tag bringt ihr neue Ideen und die Freude am Schnitzen, Töpfern, Korbflechten, am Basteln von Püppchen und Figuren aus alten Knochen und am Nähen von Kleidung aus Fellen und Leder nimmt kein Ende. In alle Stücke, die sie fertigt, legt Weaves the Web Liebe und Geschick und haucht damit jeder ihrer Kreationen Leben und Daseinszweck ein, ähnlich dem Großen Geheimnis, das aller Schöpfung Leben und Daseinszweck einhauchte. Sie freut sich schon jetzt auf die Tage des Tauschens und Handelns in den Reifemonden, in denen sie die Ergebnisse ihrer künstlerischen Ader mit anderen Zweibeinigen teilen kann. Alleine die Vorstellung der freudig erregten Gesichter nach dem erfolgreichen Abschluss eines Tauschhandels wärmt ihr das Herz, selbst jetzt, im bitterkalten Winter. Ihre Tauschpartner würden vor Abschluss des Handels niemals zeigen, wie sehr ihnen etwas gefiel – aus Angst vor einem allzu hohen Preis –, aber das Leuchten in ihren Augen war hinterher umso größer und der Mutter der Kreativität zusätzlicher Lohn und Anerkennung.

▪▪

Eines Tages, die ersten Schneefälle hatten Mutter Erde in ihre weiße Decke gehüllt, wacht WEAVES THE WEB auf und entdeckt ein äußerst kunstvoll gesponnenes Spinnennetz vor einer der Felsnischen – so etwas Außergewöhnliches hatte sie bisher nicht gesehen. In der Mitte sitzt eine höchst ungewöhnliche Spinne, bis auf einen roten Fleck am oberen Segment ihres Körpers war sie völlig weiß. WEAVES THE WEB bewundert die ungewöhnliche Erscheinung ihrer achtbeinigen Freundin. Spinnen erschienen normalerweise nicht mitten in der Winterkälte. Die Wärme in der Höhle mochte sie angelockt haben, aber eigentlich glaubt WEAVES THE WEB nicht daran. Sie vermutet vielmehr, dass ihr Großmutter Spinne, die am Netz des Universums webt, ein Zeichen sendet. Großmutter Spinne war die ganz besondere Kreatur, die das Große Geheimnis auserwählt hatte, um das allererste, das Urnetz der physischen Welt zu knüpfen und so ein Grundgerüst aus konzentrischen Kreisen zu schaffen, an dem das Fleisch und die Realität aller Daseinsformen der Schöpfung andocken konnte.

WEAVES THE WEB fragt Spinne, ob sie eine Botschaft für sie habe, und erschrickt, als die Antwort des Krabbeltiers als Stimme innerhalb ihrer menschlichen Gedanken widerhallt.

„Großmutter Spinne hat mich geschickt, um dir zu sagen, dass du viele Dinge voll Schönheit geschaffen und ein neues Netz voll Erfahrung gewoben hast, weil dein Herz das Verlangen verspürte, deine Kreativität mit anderen zu teilen. Nimm deine neue Medizinschale und suche darin die Visionen, welche die tief in deinem Herzen versteckten Wünsche widerspiegeln. Suche nach Antworten auf das, was sich im Netz fängt, das du aus deinen verborgenen Wünschen geknüpft hast. Vertraue darauf, dass du gut gewählt hast und deine Träume in Erfüllung gehen."

WEAVES THE WEB geht zum hinteren Ende ihrer Höhle, wo sie die ihr heiligen Objekte aufbewahrt, und holt ihre neueste Kreation. Die Schale ist hartgebrannt und geschwärzt durch den Rauch der Blätter, die sie gesammelt hatte. Hier und da blitzen farbige Sprenkel durch, hervorgerufen von Spurenelementen im Ton. Sie kommt zurück, entfacht ein Feuer und füllt die Schale mit geschmolzenem Schnee. Es dauert gar nicht lange, da stellt sich das Bild von drei Zweibeinigen ein, die durch den Schnee am Rande eines Waldes stolpern. Mit Mühe kämpfen eine größere und zwei kleinere Gestalten gegen die mächtigen Winde eines Sturms an. Die Vision ändert sich, und Weaves the Web sieht die lachenden Gesichter zweier Kinder – und dann nichts mehr.

In jener Nacht träumt WEAVES THE WEB, dass sie am Meer am Fischen ist. Als sie hinabschaut in ihr Netz, entdeckt sie einen Seestern, der ungewöhnlich aussieht, leuchtend purpurrot. SEESTERN spricht sie an und erzählt ihr, dass sein Körper die kreative Lebenskraft repräsentiert, die den Zweibeinigen zur Verfügung steht, wenn sie die Chiefs der Luft-, Erd-, Wasser- und Feuerclans anrufen und deren vier Elemente mit der Kreativen Kraft des Großen Geheimnisses verschmelzen. Seestern erklärt WEAVES THE WEB, dass sie ja auf die gleiche Weise die Energie gewonnen habe, die sie für ihr Kunsthandwerk brauche und aus der sich die Findigkeit und der Einfallsreichtum speisen, mit denen sie die Höhle in ein warmes Zuhause verwandelt hatte.

Seestern flüstert dem Herzen der Clanmutter zu: „WEAVES THE WEB, du hast deine Kreativität eingesetzt, um dein Leben mit Schönheit zu füllen, aber du bist darüber vereinsamt. Der verborgene Wunsch in deinem Herzen webt einen Traum, der diese Einsamkeit ändern kann, sofern du aufmerksam bist. Den Reichtum an kreativem Talent, den du besitzt, kannst du mit anderen teilen, wenn du deinem Traum von einer eigenen Familie das Leben schenkst."

Die Clanmutter ist irritiert von Seesterns Enthüllung, aber sie kann ihre Sinne nicht von dem Traum abwenden. Sie versucht aufzuwachen, hat Mühe mit ihrem Wunsch, sich zu erinnern, aber als sich die Traumlandschaft ändert, taucht sie sogar noch tiefer ein in die Bilder, die sie sieht. Auf einer bestimmten Bewusstseinsstufe weiß die Hüterin des Überlebensinstinkts, dass sie nachgeben und der Traumvision folgen muss, wenn sie verstehen will, warum sie dem Gefühl des Einsamseins bisher nicht erlaubte, an die Oberfläche zu steigen. Sie seufzt im Schlaf, und springt dann hinein in die Wasserwelt um sie herum. Viele Kubikmeter Ozean ziehen an ihr vorbei, als sie in den Wellen versinkt und feststellt, dass es sich unter dem Traumwasser tatsächlich atmen lässt. Als sie den Meeresgrund erreicht, flüstert ihr Seestern, der auf ihrer Schulter sitzt, wieder etwas ins Ohr.

„Weaves the Web, du bist in den wassergefüllten Leib von Mutter Erde eingetaucht. Hier kannst du deine Träume zur Welt bringen und auch zulassen, dass du selbst wiedergeboren wirst. Du hast die Einsamkeit nie an die Oberfläche dringen lassen, weil du damit beschäftigt warst, deine Kreationen mit Leben zu erfüllen."

Die Clanmutter konzentriert sich auf ihren Unterleib und sieht all die Gefühle, die sich dort angestaut hatten, weil sie sie in ihrem Wunsch, etwas zu erschaffen, vor sich selbst versteckt hatte. Sie will Kinder. Sie will, dass sie mit dem Spielzeug spielen, das sie herstellt, will den Jungen beibringen, ihre Phantasie zu gebrauchen und nach Herzenslust Dinge zu erschaffen. Sie will die Weisheit mit ihnen teilen, die sie in sich trägt – dass jeder Mensch die Fähigkeit besitzt, etwas zu erschaffen, und dass die einzige Grenze dabei die eigene Phantasie ist. Kinder wissen, wie man diese Art von Magie erschafft, und Weaves the Web weiß es auch. Plötzlich steigt ein erbitterter Schrei ihre Kehle hinauf und sie schreit sich ihre Einsamkeit vom Leib und ins Wasser. Da bemerkt die Clanmutter auf einmal, wie sich in ihrem Bauch etwas regt. Sie verspürt den Drang, ihre Beine zu spreizen und heftig zu pressen. Sie überlässt es ihrem Körper, zu tun, was zu tun war, und eine große, in allen Farben des Regenbogens schillernde Blase gleitet aus ihrem Leib ins Wasser und steigt an die Oberfläche. Flüchtig erhascht sie den

Blick leuchtender Augen und zweier Gesichtchen, die sie lachend anstrahlen. Ihr Körper zuckt unfreiwillig zusammen und sie erwacht.

Die Nacht geht ihrem Ende zu, doch die Morgendämmerung ist noch nicht angebrochen und es ist ungewöhnlich kühl. Also entscheidet sie, aufzustehen und ein ordentliches Feuer anzufachen, um ihren zitternden Körper zu wärmen. Sich noch einmal umzudrehen und zu versuchen, wieder einzuschlafen, hätte keinen Sinn. Sie sieht zur Felsnische, wo Spinne gesessen hatte, und entdeckt erstaunt, dass die Umrisse der drei Zweibeinigen in den äußeren Rand des Netzes gewebt sind Spinne ist verschwunden. Das Feuer kommt nur schwer in Gang, weil es vom Höhleneingang herzieht. Die Clanmutter wirft sich eine schwere Felldecke um die Schultern und taumelt zur Türöffnung.

Als Weaves the Web versucht, diese wieder dicht zu verschließen, indem sie den unteren Rand der Felle, die davorhängen, mit Steinen beschwert, sieht sie gar nicht weit vom Weg, der zu ihrer Behausung führt, einen großen schneebedeckten Haufen, der normalerweise nicht dort war. Da sie meint, ein verirrtes Tier habe sich womöglich das Bein gebrochen und würde sie nun mit frischem Fleisch versorgen, greift sie nach ihrem Feuersteinmesser und wagt sich tapfer in das neblige Grau des frühen Morgens kurz vor Anbruch des Tages. Als sie den Haufen erreicht, schubst sie das Tier sachte mit ihrem in Felle gehüllten Fuß an um zu sehen, ob es noch lebt. Nach einem zweiten, etwas beherzterem Tritt hört die Hüterin der Kreativität ein menschliches Stöhnen. Und schon ist sie dabei, fieberhaft und in Windeseile den Körper aus dem Schnee zu graben.

Sie legt eine beinahe steifgefrorene Büffelfelldecke frei, wirft sie zur Seite und erkennt den Körper einer Frau, ganz blau vor Kälte, die zwei Kinder zu schützen versucht. Die Clanmutter bückt sich zu ihr und hält ihr Ohr an den Körper, aber die Frau ist nicht mehr am Leben, sondern wandelt nun in der Geistigen Welt. Sie versucht, unter die erfrorene Mutter zu greifen um festzustellen, ob die Kinder noch atmeten. Die steifgefrorenen Arme der Frau sind im Weg und behindern sie, doch dann gelingt es ihr, zunächst einen Jungen von vier Sommern und dann seine ältere Schwester hervorziehen und in die Arme zu schließen. Sie legt beide Kinder auf ihre eigene Decke, damit ihre kleinen Körper nicht direkt mit dem vereisten Schnee auf dem Boden in Berührung kommen, und bedeckt sie mit den beiden kleineren Fellen, die unter ihnen gelegen hatten.

Sie müht sich ab und zieht ihre Last den Weg hinauf. Die Körper der Kinder sind eiskalt, aber sie atmen. Sie dankt dem Nordwind, dass er nicht noch mehr Schnee gebracht hatte, und dass die beiden ihr nun Anvertrauten leben. Den Körper der Frau hatte sie zugedeckt, aber sie würde bald zurückkehren müssen und ihn tiefer vergraben, damit sich herumstreunende Raubtiere nicht darüber hermachen. Schließlich erreicht sie den Höhleneingang mit den Fellen, die die Höhle vor der Kälte schützen. Das Feuer brennt hell und spendet allen dreien die Wärme, die sie so dringend brauchen.

Unter Wimmern und Stöhnen reibt Weaves the Web eifrig die halberfrorenen Körper der Kinder, damit das Leben wieder in ihre Glieder zurückkehrt. Die Clanmutter ist zuversichtlich, dass sich die Kinder erholen werden, denn sie hatte die lachenden Gesichter in ihren Visionen gesehen. Dennoch bemüht sie sich weiter um die Kinder und reibt sie eilig mit heilender Salbe ein – nur kurz unterbricht sie ihr Tun, um einen Topf mit dicker, nahrhafter Suppe übers Feuer zu hängen.

Nachdem sie die Kinder warmgerieben, ihnen etwas zu essen gegeben und sie in Schlafdecken aus besonders dicken, schweren Fellen gesteckt hatte, ruht sich die Clanmutter aus. Zarte Seufzer und leises Stöhnen kommen aus den kuscheligen Büffelfellen nahe beim Feuer. Als sie sich vergewissert hat, dass die Kinder schlafen, zieht die Hüterin des Überlebensinstinkts ihren Fellparka über und verschwindet draußen, um im schwindenden Licht des zu Ende gehenden Tages die Mutter der Kinder zu begraben. Todmüde kommt sie später zurück, schürt noch einmal das Feuer für die Nacht und fällt dann in einen tiefen, traumlosen Schlaf – doch ein Teil von ihr lauscht noch nach den Kindern, um sich zu vergewissern, dass es ihnen gutgeht.

Sound of Rain ist ein junges Mädchen von elf Sommern, die die Anwesenheit von WEAVES THE WEB sichtlich genießt und Trost darin findet. Das Mädchen hat akzeptiert, dass ihre Mutter nun in der Geistigen Welt war, und nennt die Clanmutter vom ersten Moment an „Tante". Mit dieser zärtlichen Anrede zeigen die Kinder eines Stammes Respekt gegenüber weiblichen Stammesältesten und auch, wie sehr ihnen bewusst ist, dass die Familie weit über reine Blutsverwandtschaft hinausreicht. Sun Behind the Clouds, ihr kleiner Bruder, hat erst vier Sommer gesehen, ist aber frühreif, ein wenig altklug, recht keck und an allem interessiert. Der kleine Krieger ist begeistert von allem, was seine neue Tante tut, und mehr noch davon, dass sie ihn tatkräftig mit einbezieht in ihre Arbeiten rund um das Leben in der Höhle.

WEAVES THE WEB ist außer sich vor Freude über die Gesellschaft ihrer neuen Nichte und ihres neuen Neffen. Die Kinder sind stets aufmerksam und überlegen, wie sie bei den alltäglichen Aufgaben helfen können. Sound of Rain ist ist sehr kreativ und spricht gerne über Ideen, die nur so sprudeln, während sie lernt, wie man bestimmte Dinge herstellt. Sun Behind the Clouds lernt schnell, ist der Ruhigere von beiden und versteckt sein strahlendes Lachen gerne hinter einer ungewöhnlichen Nachdenklichkeit. Stundenlang können die drei zusammensitzen und wunderschöne neue Spielzeuge, Tongefäße und Malereien anfertigen, aber auch Geschichten erzählen und Spiele spielen. WEAVES THE WEB hat das Gefühl, ein Geschenk erhalten zu haben, das ihr Leben abrundet und vervollständigt. Die Kinder haben ihren Verlust durch eine magische Welt ersetzt, in der jeder neue Tag mit Spielen, Spaß und dem Gefühl von Familie angefüllt ist, da sie bei einer Tante leben, die sie liebevoll umsorgt. Draußen heulen und ächzen die Winterstürme, aber in der Höhle brennt ein warmes Feuer, es gibt reichlich zu essen und auch an angenehmen Erfahrungen und neuen Erlebnissen mangelt es nie.

WEAVES THE WEB hilft Sun Behind the Clouds, aus Rohleder einen Schild in Kindergröße, einen kleinen Bogen und ein Bündel winziger Pfeile zu fertigen. Der junge Krieger sitzt stundenlang im hinteren Teil der Höhle und schießt auf die riesigen Vierbeiner, die die Clanmutter an die Höhlenwände gemalt hat. Sun Behind the Clouds schleicht seiner Beute nach, verbirgt sich hinter Felsen, die hier und da auf dem Kalksteinboden verstreut liegen und tut dann so, als sei er ein ausgewachsener Jäger, der den Bison oder den mächtigen Wapiti mit einem einzigen Pfeil niederstrecken kann. Oft ahmt er nach, wie er das Fleisch nach Hause schleppt an das Feuer von Tante und Schwester. WEAVES THE WEB dankt Sun Behind the Clouds immer für seine Tapferkeit und das imaginäre Fleisch, mit dem er sie versorgt. Jeden Tag fragt sie mit ernster Miene den kleinen Krieger, welchen großen Vierbeiner er denn heute erlegt habe, worauf er den Namen des Tiers nennt. Daraufhin lehrt die Tante den Jungen, das Tier um Vergebung zu bitten, dem Geist des Tiers für die bereitwillig gespendete Nahrung zu danken und den Geist des Tieres freizulassen. Jedes Mal, wenn Sun Behind the Clouds frisches, unsichtbares Fleisch nach Hause bringt, kocht Weaves the Web zum Abend etwas vom getrockneten Fleisch, das in ihren Vorratskammern lagert.

Sound of Rain ist sichtlich davon beeindruckt, wie ihre Tante die blühende Phantasie beider Kinder so sehr unterstützt und auch immer mitspielt. Die Clanmutter fördert jede Art von Kreativität bei den Kindern, egal ob beim Spielen, beim Basteln oder beim Helfen im Haushalt. Wenn die Kinder einen einfacheren und leichteren Weg finden, etwas zu tun, der am ehesten ihrer Persönlichkeit entspricht, stellt sich WEAVES THE WEB nie dagegen, im Gegenteil. Die Clanmutter bringt den beiden Schutzbefohlenen bei, mit den Händen zu arbeiten, aber auch, dass Schönes nicht nur durch Handwerkskunst entsteht, sondern dass man sich auch einfach das Leben schön machen kann. Sie lehrt sie, sorgsam mit Material und Werkzeug umzugehen, stolz auf das mit eigenen Händen Geschaffene zu sein und in alles, was man erschafft, viel Liebe zu legen. Denn, so erklärt sie den Kindern, auch das Große Geheimnis habe in jede Daseinsform viel Liebe gesteckt und sie, die Zweibeinigen, hätten die Aufgabe, dieses Vermächtnis der schöpferischen Kreativität voller Liebe weiterzuführen.

Weaves the Web lehrt die Kinder, dass jedes gemalte Symbol und jede Farbe eine Bedeutung für den Künstler hat, wenn er ein Objekt der Schönheit schafft. Die Medizingeschichte, die hinter jedem getöpferten Gefäß und jedem gebastelten Spielzeug steckt, lädt den Gegenstand mit einer Aufgabe auf – einem Lehrauftrag, der dem Zweibeinigen, der ihn sich ansieht, etwas verdeutlichen soll. Der individuelle Ausdruck des Künstlers oder Kunsthandwerkers, der ein Kunstwerk erschafft, widerspiegelt immer, wie er im tiefsten Innern empfindet, wie gut er seine Fertigkeiten entwickelt hat und wie er die Welt um sich herum sieht. Weaves the Web wird für die beiden Kinder zur Quelle der Inspiration, zu einer Art Muse, denn sie ermuntert sie nicht nur, ihre Phantasie spielen zu lassen, sondern auch, ihren Verstand zu gebrauchen und so die Kreativität in realisierbare Bahnen zu lenken, damit die Bilder im Kopf und die handwerklichen Dinge oder Spielzeuge, die dann wirklich entstehen, übereinstimmen.

Sound of Rain ist ein herausragendes Beispiel dafür, wie schnell ein Kind lernen und Geschick wie ein Erwachsener entwickeln kann. Die scharfe Beobachtungs- und Nachahmungsgabe des jungen Mädchens verblüfft Weaves the Web. Ihre Phantasie und ihr Selbstgefühl scheint bei jeder neuen Unternehmung durch, die sie anpackt und auch zu Ende bringt. An der Art und Weise, wie Sound of Rain mit dem Ton umgeht und mit größter Sorgfalt die Gefäße formt und bemalt, kann Weaves the Web ablesen, dass aus dem Mädchen einmal eine Meisterin, große Keramikerin und Künstlerin werden wird. Außerordentlich fein und genau malen ihre unbeirrbaren Hände die Symbole auf, geleitet von ihrem angeborenen Sinn für Proportion und Komposition.

Weaves the Web wird bewusst, dass ihr verborgener Herzenswunsch, ihr Traum von liebevollen, künstlerisch begabten Kindern wahr geworden ist. Als die wärmeren Monde nahen, ertappt sich die Clanmutter dabei, Zukunftsträume zu weben, die ihre Nichte und ihren Neffen einschließen: Wie sie gemeinsam die Magie erleben, sich ein Leben voller Möglichkeiten zu schaffen. Jeden Tag dankt Weaves the Web für die Erfülltheit, die sie empfindet, fühlt sie sich doch privilegiert, beobachten zu können, wie die Kinder heranwachsen und sich spielerisch und voller Begeisterung selbst ausdrücken. Sie vergisst, wie es war, die Winter allein und in Stille zu verbringen, nur in Gesellschaft von Tontöpfen, Bastelarbeiten und selbstgefertigtem Spielzeug.

In den Monden des Wärmerwerdens dringt eines Nachts die Stimme von Mutter Erde in Weaves the Webs Träume ein: „Tochter meines Geistes, höre mir zu. Das Geschenk, das du dir in Form dieser beiden Kinder selbst gemacht hast, ist ein Geschenk von Großmutter Spinne, der Traumweberin. Du wirst bis zu ihrem Erwachsenwerden für diese Kinder sorgen. Du wirst ihren Überschwang und ihre Tränen teilen. Wenn du zusiehst, wie sie die Zyklen des Wachstums und der Veränderung durchmachen, wirst du dich in ihnen wiedererkennen. Diese Erinnerungen sind die Schätze, die jede Mutter in ihrem Herzen trägt. Wenn sie größer werden, setzen die Kinder ihre Kreativität auch ein, um deine Autorität, deine Weisheit, deine Entscheidungen in Frage zu stellen. Wisse, dass sie eine feste Hand genauso brauchen wie eine liebevolle Tante, die ihnen beibringt, wie man durch den Ausdruck der eigenen Persönlichkeit und durch Kreativität Begrenzungen auflöst."

Die Clanmutter denkt an all die Momente zurück, als sie den beiden gezeigt hatte, dass man aus einem Tontopf oder einem Spielzeug, das nicht so gelungen war wie geplant, etwas anderes, Neues bauen konnte. Aufbauen und Einreißen, Erschaffen und Zerstören liegen nah beieinander, vieles lässt sich immer wieder neu erfinden, man muss nur seine Phantasie gebrauchen. Weaves the Web nimmt sich die weisen Worte von Mutter Erde zu Herzen und ist gewillt, nichts davon je wieder zu vergessen. In ihrem Traum spricht Mutter Erde weiter.

„Du hast dir deinen verborgenen Herzenswunsch erfüllt, indem du deine Träume mit den unsichtbaren Fäden der Schöpferischen Kraft webtest, meine Tochter. Du hast einen liebevollen Familienkreis erschaffen, der die Kreise der anderen Lebensformen berührt, sobald ihr eure Erlebnisse miteinander teilt. Wenn deine Kreise der Schöpfung mit den Kreisen der Lebenserfahrungen anderer zusammentreffen, eröffnen sich für alle, die teilzuhaben bereit sind, neue Ideen und neue Kreativität. Sun Behind the Clouds ist die lebende Verkörperung der männlichen Seite deines Wesens und Sound of Rain spiegelt den weiblichen Teil deines Selbst. Du wirst sie liebevoll auf ihrem Weg zum Erwachsensein begleiten und ihnen dabei die Möglichkeit schaffen, ihre eigene Persönlichkeit auszudrücken. Die Netze der Kreativität, die ihr dabei knüpft, werden ihnen zugutekommen, solange sie auf Erden wandeln. Aufgrund ihrer Erlebnisse und Erfahrungen wirst du sehen, wie sich deine eigene Kreativität mit ihrer vermischt und sich eure gemeinsamen Träume verwirklichen. Sei Deinen Kindern eine gute Lehrerin, Weaves the Web, denn so wirst du anderen zeigen, dass der Geist des Künstlers, der in jedem Menschen steckt, eine Welt zu gestalten vermag, in der die Kreativität respektiert wird, die das Große Geheimnis in allem, was lebt, angelegt hat."

Als die Stimme von Mutter Erde verklingt, findet sich Weaves the Web in ihrem Traum auf einem Geparden reitend wieder. Seine besondere Stärke, *Aufgaben durch Schnelligkeit und Wendigkeit zu lösen*, lassen vor dem inneren Auge der Clanmutter Bilder wie im Zeitraffer aufblitzen. Bilder, in denen sie sieht, wie sie die Kinder anleitet, neue Aufgaben zu lösen, damit Bequemlichkeit und ewiges Aufschieben, die von fehlender Inspiration herrühren, keine Chance haben. Die Zukunft wird eine gute sein, der Horizont leuchtet hell vor lauter Möglichkeiten, und Weaves the Web hat eine nie versiegende Inspirationsquelle gefunden – sie sieht die Welt mit den Augen von Sound of Rain und Sun Behind the Clouds.

Weaves the Web dankt still dem Großen Geheimnis für die Gelegenheit, der Schönheit Ausdruck zu verleihen, die sie im Dasein als Mutter der Schöpferischen Kraft findet. So wie das Leben ihrer Kinder sich entwickelt und verändert, würde auch ihr Pfad sich erweitern und verändern. Jede ihrer Kreationen ist Ausdruck ihrer Liebe und ihrer Persönlichkeit, und hat eine Bestimmung und die Aufgabe, anderen dienlich zu sein. Ihre Kinder werden ihre eigene Bestimmung und Aufgabe finden durch die ihnen eigene, ganz individuelle Form des Selbstausdrucks. Als Hüterin des Überlebensinstinkts wird der Clanmutter bewusst, dass sie einen Weg gefunden hat, die Weisheit und Liebe, die sie in ihrem Orenda trägt, so weiterzugeben, dass sie die Prüfungen der Zeit überstehen. Denn sie hat ein Netz der schöpferischen Kraft geknüpft, das ihr ermöglicht, ihre verwirklichten Träume auf lange Sicht mit Leben und Beständigkeit zu erfüllen.

Weaves the Web - Die Schöpferin

WALKS TALL WOMAN

Die Wahrhaftige

Du wandelst in Schönheit, Mutter,
lässt alle wissen,
wie herrlich das Große Geheimnis ist,
das deinem Geist Freiheit verleiht.

Gelenkt vom Guten in Dir,
das sich durch deine Taten zeigt,
brauchst du keines anderen Billigung,
denn deines Herzens Wahrheit
ist Wegweiser genug.

Du lehrst mich zu gehen,
zur Wahrheit zu stehen,
Denken und Tun in Einklang zu bringen,
ohne falsch zu sprechen.

Wenn du da bist, stehe ich aufrecht
und halte den Kopf hoch,
die Füße fest auf dem Boden,
verwurzelt in Mutter Erde,
die Arme Vater Himmel umschlingend.

Die Clanmutter des Elften Mondzyklus

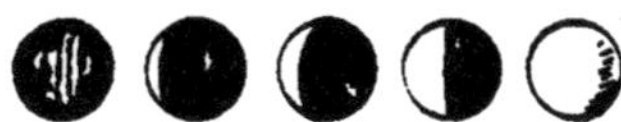

WALKS TALL WOMAN – die die zur Wahrheit steht – ist die Clanmutter des November-Mondzyklus, sie lehrt uns, entsprechend unserer Worte zu handeln. Innerhalb der dreizehn Zyklen der Wahrheit ist es an ihr, *zur Wahrheit zu stehen und unseren Worten Taten folgen zu lassen*. Ihre Farbe ist weiß. Mit der Farbe Weiß gewinnen wir an Charisma und Ausstrahlung und lernen Autorität und Willensstärke richtig und zum Wohle aller einzusetzen. WALKS TALL WOMAN zeigt den Kindern der Erde, wie sie selbst durch eigenes Beispiel vorangehen, anstatt andere aufzurufen, einem Anführer zu folgen. Diese Clanmutter lehrt uns, Situationen im Leben dadurch zu verändern, dass wir die Sache selbst in die Hand nehmen und aktiv tätig werden, anstatt abzuwarten, dass andere etwas für uns tun.

WALKS TALL WOMAN lehrt uns, auf das Erreichte stolz zu sein – aus Selbstwertschätzung und nicht aus Hochmut. Je mehr wir unsere Fähigkeiten kultivieren, umso glücklicher und zufriedener sind wir mit uns selbst. WALKS TALL WOMAN sagt, dass Taten mehr wert sind als Worte. Wir stehen dann zur Wahrheit, wenn wir diese umsetzen und zu lebendigen Beispielen unserer Philosophien werden. Wenn wir mit Wahrhaftigkeit durchs Leben gehen, brauchen wir das, was andere von uns denken, nicht zu fürchten. Ein guter Ruf basiert auf Integrität und innerem Wissen, nicht auf der Meinung anderer, die vielleicht missgünstig, unsicher oder mit sich selbst nicht im Reinen sind. WALKS TALL WOMAN lehrt, dass wir durch unsere Beziehung zum Großen Geheimnis und zum Leben Selbsterkenntnis erlangen und unsere SPIRITS – Geistführer kennenlernen.

Die Elfte Clanmutter ist die Hüterin von LEADERSHIP – Führungsqualität und die Bewahrerin Neuer Wege. Sie zeigt uns, wie wertvoll es ist, mit gutem Beispiel zu führen, zum besten Ausdruck seiner Selbst zu werden und alle Optionen auszuloten, die sich uns bieten. Und sie weist uns darauf hin, wie wichtig Innovation und Neuerung sind. Gibt es eine geeignetere oder effizientere Art und Weise, etwas zu tun, wird WALKS TALL WOMAN immer vom Alten abweichen und das Neue ausprobieren um zu sehen, ob es funktioniert. Wenn ja, wird sie zu dieser Wahrheit stehen und sie umsetzen. Dank dieser Medizin gilt sie als Mutter der Innovation. Diese Art der Neuerung zerstört keine althergebrachten Traditionen, sondern fügt ihnen neue Aspekte hinzu und ermöglicht damit, die uralten Riten der Ahnen lebendig zu erhalten, daran zu wachsen und weitere Fortschritte einzuleiten.

Die Elfte Clanmutter ist auch die Mutter von Durchhaltekraft und Stehvermögen, die uns den Wert unserer Gesundheit vor Augen führt. Was unser Körper wirklich braucht und wie wichtig körperliche Bewegung ist, um ihn zu stärken, ist Teil ihrer Weisheit. Wer aufrecht steht und geht, kann auch zur Wahrheit stehen. Als Sinnbild für den aufrechten Gang steht die Fähigkeit des menschlichen Körpers, mühelos seinen Schwerpunkt zu finden und sich anmutig zu bewegen. Dazu ist unserem Körper von Natur aus Beweglichkeit gegeben. Diese Beweglichkeit, lehrt uns WALKS TALL WOMAN, sollten wir auch als mentale Stärke einsetzen und flexibel genug sein, auch andere ihre eigenen Wege gehen zu lassen. Ein gesunder Geist fördert die Gesundheit des Körpers. Ein von Halbwahrheiten und negativen Gedanken durchsetzter Verstand kann den Körper so weit beeinträchtigen, dass er krank wird. WALKS TALL WOMAN lehrt uns, die Bedürfnisse unseres Körpers zu achten, indem wir für Ausgewogenheit sorgen. Ausgewogenheit bei körperlichen Aktivitäten, bei der inneren Einstellung, bei Ess- und Schlafgewohnheiten und bei der Körperpflege.

Walks Tall Woman lehrt uns auch, dass wir nur dann durchhalten und unsere Ziele erreichen, wenn unser Körper gesund ist. Um in diesem Sinne ausdauernd zu sein, bringt sie uns bei, wie wir uns zäh und entschlossen allen Herausforderungen direkt stellen – mit Beharrlichkeit, Aufrichtigkeit, Selbstreflexion und geistiger Stärke. Durch Walks Tall Woman lernen wir, das Ziel im Blick, die Füße auf dem Weg, die Wahrheit im Herzen zu behalten und niemals darauf zu warten, dass ein anderer dies für uns tut. Das Geheimnis der Medizin dieser Clanmutter besteht darin, durch ihr Vorbild zu führen, persönlich Verantwortung zu übernehmen für das eigene Denken und Handeln, zu seinen Worten zu stehen und sie mit Taten zu untermauern. Die Herausforderung dabei ist die Bereitschaft, unsere Angst vor dem Handeln loszulassen und unsere Aktivitäten mit Ruhe, Entspannung und Rückzug zu auszugleichen.

Den Pfad der Wahrheit suchen

Walks Tall Woman kann das Rauschen des Windes hören, der an ihrem Ohr vorbeipfeift, und das Pochen ihres Herzens, das ihren gesamten Körper erfüllt. Verschwommen nimmt sie das Grün aus den Augenwinkeln wahr, als sie über die Wiese zum Waldrand rennt. Kaum in den Wald eingetaucht, verlangsamt sie ihren Schritt ein wenig und weicht geschmeidig den Brombeerranken aus, ohne jedoch Zweige abzubrechen oder das Unterholz zu zertreten. Rasch und in aller Stille durchquert sie den dichten Wald und drängt ihrem Ziel entgegen.

Das Zirpen der Geflügelten hört plötzlich auf und Walks Tall Woman bleibt abrupt, aber geräuschlos stehen. Als sich das starke Trommeln ihres Herzens etwas beruhigt hat, hört sie irgendwo in der Nähe die leisen, verstohlenen Geräusche eines großen Tiers. Vorsichtig drehte sie sich um und hebt den Kopf, um in die Baumkronen zu spähen. Goldgelbe Augen starren sie durchdringend an. Bereit zum Sprung und selbstsicher kauert die große Katze auf dem dicken Ast von Platane. Walks Tall Woman bringt den Mut auf, mit der ihr eigenen Kühnheit dem starren Blick standzuhalten, auch wenn sie sich einer tapferen und überaus mächtigen Berglöwin gegenübersieht. Aus Gründen, die Walks Tall verborgen bleiben, sitzt Puma einfach weiter auf dem Ast und scheint kein besonderes Interesse an der Frau unter ihr zu zeigen. Die Berglöwin beginnt in aller Ruhe, ihre Pfoten zu lecken und sich zu putzen.

Walks Tall wartet nicht ab, was als nächstes passiert. Sie stürmt wieder los und rennt mit großer Eile weiter durch das enge Tal. Bald schon hat sie ihren Laufrhythmus und ihr Körper seinen Schwerpunkt gefunden und eine natürliche Balance stellt sich ein. Nicht ein einziges Mal stolpert sie oder verschiebt auch nur einen Zweig, ihre Füße scheinen über den Boden des Urwaldes zu schweben. Sie bahnt sich den Weg durchs Buschwerk und erreicht eine Lichtung mit wilden Veilchen und Erdbeeren, die neben einem flachen Flusslauf wachsen, der dem Rand des Waldes folgt. Walks Tall Woman setzt mit drei großen Schritten über den Fluss, das Wasser spritzt dabei in alle Richtungen, und geschmeidig springt sie das gegenüberliegende, mit Goldrute und Rotklee bewachsene Ufer hinauf.

Die Clanmutter weiß, dass sie kurz davor ist, ihr Ziel zu erreichen, und legt noch einmal alle Kraft in ihre kräftigen Beine. Sie rennt und rennt, überquert ein Stück Prärie voll goldgelben Korns und jagt den letzten Berg hinauf. Der Hang ist nicht leicht zu überwinden, aber die Mutter der Ausdauer meistert das letzte schwierige Stück, indem sie ihre Gangart ändert, trotz Schmerzen in der Brust tiefer atmet und ihren Körper antreibt, sich an den neuen Rhythmus anzupassen, den sie auf den letzten Metern ausprobiert.

Als Walks Tall Woman den Gipfel erreicht, begrüßen sie die erstaunten Gesichter der Leute vom Water Clan, mit denen sie den Winter verbracht hat. Erst als Großvater Sonne ein Viertel seines Wegs durch das Land des Himmelsvolks zurückgelegt hat, erscheint ein weiterer Läufer. Es ist ein sommerliches Spiel, ein freundschaftlicher Wettbewerb, und die Clanmutter hat das Rennen genutzt, um den Leuten vom Wasserclan viele weitere Lektionen über Ausdauer, Zähigkeit, und Durchhaltevermögen beizubringen.

An jenem Abend, als alle gemeinschaftlich ums Feuer sitzen, die Sterne funkeln und die Bäuche satt sind vom Festschmaus, ergreift Walks Tall Woman das Wort. Da sie eher dafür bekannt ist, wenig Worte zu machen, hören ihr die Clanmitglieder besonders aufmerksam zu. Walks Tall Woman meint, es sei wichtig, neue Pfade durch den Wald als Alternativen zu den alten zu finden, aber auch neue Wege, um die tagtäglichen Aufgaben besser zu bewältigen. Und dass sie das Rennen deshalb gewinnen konnte, weil sie für den Wettlauf eine neue, kürzere Route ausgekundschaftet habe. Nun, da die Monde des Wärmerwerdens und des Säens und Pflanzens vorbei sind, bietet sie an, den Menschen vom Water Clan beizubringen, wie man sich durch jegliches Terrain bewegt, ohne auch nur ein einziges Blatt abzuknicken.

Die Jäger und Fährtenleser sind unschlüssig, ob sie einer Frau gestatten sollen, ihnen etwas beizubringen, was sie normalerweise von anderen Männern lernen, doch die Clanmutter hat den Wettlauf gewonnen und damit auch die Wette, dass sie alle Männer schlagen kann, die daran teilnehmen. Die verblüfften Männer beginnen, Walks Tall Woman in einem neuen Licht zu sehen. Einige freuen sich sogar, neue

Fertigkeiten gelehrt zu bekommen, die ihnen sicherlich gut zustattenkommen werden beim großen Erntefest, zu dem alle Clans ihres Stammes zusammenkommen, um für die reiche Ernte zu danken.

Die Sommermonde hindurch arbeitet WALKS TALL WOMAN mit den Männern vom Wasserclan. Jeden Tag sehen sie ihr zu und lernen dabei Neues, und sie zeigt ihnen, wie sie aus allem, was sie anpacken, das Beste machen können. Die Clanmutter macht die Männer darauf aufmerksam, dass ANTILOPE, die auf den Prärien lebt und die sie dort jagen, voller Anmut durch die hohen Gräser springt und dabei nie das Gleichgewicht verliert. Das üben ihre Schüler dann, und versuchen, mit federnden Schritten auf den Fußballen zu laufen oder neue Gangarten auszuprobieren. Gemeinsam trainieren sie, auf umgestürzten Baumstämmen zu balancieren, die leicht wegrollen und sie dadurch zwingen, bei jedem einzelnen Schritt das Gleichgewicht zu halten. Dabei wenden sie Antilopes Medizin an – *die Anmut, den Zustand von permanenter Alarmbereitschaft und das sofortige Handeln.* Die Männer vom Water Clan entdecken, dass der Schwerpunkt ihres Körpers in den Hüften liegt, und lernen, ihre innere Visionskraft zu benutzen, um ihren Körper leichter zu machen, indem sie sich selbst als Antilope sehen, die so große Sprünge machen kann, dass es scheint, als fliege sie durch die Luft, um dann ganz leicht und ohne ein Geräusch wieder zu landen.

WALKS TALL WOMAN setzt das Training fort, lehrt die Kunst, seine Gangart zu wechseln, seinen Körper durch Willenskraft und Entschlossenheit voranzutreiben, die Bewegungsrhythmen des Körpers zu erkennen und einzusetzen sowie die Kunst des Auskundschaftens. Nicht ein einziges Mal erliegt die Clanmutter der Versuchung, den Männern zu zeigen, dass sie ihnen überlegen ist. Als Lehrerin ermutigt und unterstützt sie sie und sorgt dafür, dass diejenigen, die so kühn sind, etwas Neues zum ersten Mal auszuprobieren, von den anderen nicht ausgelacht oder herabgewürdigt werden.

Walks Tall Woman bringt dem gesamten Clan bei, dass es doppelt zählt, wenn man seine neuen Fertigkeiten durch Taten zu perfektionieren sucht. Selbst die kleinsten Kinder machen die Älteren nach, indem sie nach neuen Wegen suchen, bei den Alltagsverrichtungen zu helfen, die notwendig sind, um das Leben im Lager reibungslos am Laufen zu halten. Die Mutter der Innovation nimmt mit Wohlwollen wahr, dass die Kinder neue Wege auskundschaften, sich nützlich zu machen oder schöpferisch zu betätigen, aber auch, dass sie sich neue Spiele ausdenken, bei denen alle Kinder mitmachen können und niemand ausgeschlossen wird. Die Frauen sind begeistert, dass ihre Männer jeden Tag bei Sonnenuntergang lächelnd und selbstbewusst zu den Tipis heimkehren, weil sie viel geschafft und gelernt hatten. Bei den Clanmitgliedern, die sich auf die herbstliche Zusammenkunft und die Wettbewerbe vorbereiten, ist keine Spur mehr vom üblichen Klatsch und Tratsch und kleinlichen Streitereien, doch nur Walks Tall Woman bemerkte das. Wenn jeder etwas leistet, sind sie glücklich und zufrieden und haben weder das Bedürfnis noch die Zeit für leeres Geschwätz.

Walks Tall Woman hat hart gearbeitet, um den Water Clan gut auf die Spiele zum Stammestreffen vorzubereiten. Das Talent der Mutter der Ausdauer zahlt sich aus, denn der Wasserclan übernimmt die Führung und erringt viele Siege über die erstaunten anderen Clans ihres Volkes, was ihnen große Ehre einbringt. Als Dank für ihre Mühe bedenken die Männer vom Water Clan die Clanmutter mit einem Pferd. Walks Tall rührt diese Geste tief, denn zu jener Zeit sind Pferde selten. Die meisten Clans und Stämme besitzen ein Dutzend Pferde, selten mehr, oft weniger, zählen aber über einhundert Leute. Besitztümer und Gepäck transportieren die treuen Hunde.

Die Clanmutter nimmt das Geschenk an, indem sie ein paar Worte über die Medizin von Pferd spricht. Sie erklärt dem Wasserclan, dass die Macht dieser Medizin *im richtigen Einsatz eines Talents, einer Stärke und Fähigkeit* liegt. Pferd lehrt die Zweibeinigen, die Gaben der physischen und der geistigen Welt ins Gleichgewicht zu bringen. Wie Pferd müssen auch die Zweibeinigen lernen, Teil der Erde und eins mit dem Wind zu sein. Wenn die beiden Welten zusammenkommen, stellt sich ein Gleichgewicht ein, das den Menschen erlaubt, die Schönheit ihres Geists wahrzunehmen, der durch ihre physische Gestalt lebt und wirkt. In diesem Gleichgewicht kann körperliche wie geistige Macht ausgeübt werden. Pferd lehrt uns, *unseren Willen, Durchhaltevermögen, Stärke und Autorität und unsere Talente auf angemessene Weise zu gebrauchen und niemals zu missbrauchen.* WALKS TALL WOMAN dankt den Männern des Clans für ihr Geschenk und dem Großen Geheimnis für ihren und den gemeinsamen Erfolg und für all die neuen Fertigkeiten, die sie sich angeeignet hatten. Besonders dankbar ist sie, dass die Männer ihre Furcht vor dem Aktivwerden und dem Lernen von Neuem besiegt hatten, die sie um ihre Siege bei den Spielen hätte bringen können.

Der Mond des Roten Laubs folgt und mit ihm kommen viele neue Lektionen auf den Water Clan zu. Nach der Ernte und dem Sammeln wildwachsender Nahrung im Wald bereitet sich der Clan auf den herannahenden Winter vor. Der Geist des Sieges wirkt bei den Clanmitgliedern noch immer produktiv nach. Auch die Erinnerung an innovative Lösungen für alltägliche Aufgaben ist noch frisch, aber WALKS TALL WOMAN spürt, dass eine beunruhigende Veränderung im Gange ist. Diese ist so subtil, dass sie den Clanmitgliedern entgeht, aber ihr als Hüterin der Führungskraft ist sehr bewusst, dass etwas nicht stimmt. Die Situation erfordert jedoch noch mehr Klarheit, bevor sie mit einer angemessenen Lösung aktiv werden kann. Also beobachtet WALKS TALL WOMAN und wartet erst einmal ab, geht ihren Verrichtungen nach und spricht nicht weiter über ihre Wahrnehmung, solange die Zeit dafür noch nicht reif ist.

Mutter Natur malt die leuchtenden Farben des Sonnenuntergangs auf die Blätter und schickt die ersten Fröste, die den nahenden Winter ankündigen. WALKS TALL WOMAN geht in den Wald, um alleine zu sein und darüber nachzudenken, wie sie den Kindern der Erde helfen kann, mit den schleichenden Veränderungen umzugehen, ohne die richtige Lebenseinstellung erneut einzubüßen. Bei den Frauen wird wieder gestichelt und gezankt und die Männer sind verstimmt. Unter den Kindern verdrängen Knatsch und Kabbeleien die Kameradschaftlichkeit, die während der Gelben Monde geherrscht hatte.

WALKS TALL WOMAN legt sich auf ein Lager aus leuchtend buntem Herbstlaub und lässt sich von Großvater Sonne warm auf die Haut scheinen. Dieser seltene Moment der Untätigkeit und des Nachdenkens erweitert ihr Bewusstsein und sie sieht sich auf PFERD durch eine Traumzeit-Landschaft, durch offenes Gelände und weite Prärie reiten.

Schneller und schneller galoppieren die beiden und ihr Körper verschmilzt mit dem des Pferdes. Ihr Kopf ist vornübergebeugt, ihr Haar eins mit der Mähne ihres vierbeinigen Gefährten namens Runs with the Winds. Zusammen reiten sie über die Steppe voll goldgelben, windgepeitschten Grases und sie treibt den Hengst mit leichtem Druck ihrer Knie noch weiter an. Die Wälder der Gebirgsausläufer kommen näher und sie verschmelzt ihren Geist mit dem kräftigen Rhythmus und der Gangart des Pferdes. Ihre Wahrnehmung und Perspektive verändern sich und sie sieht plötzlich alles mit den Augen von Runs with the Winds. Als WALKS TALL WOMAN mit ihrem galoppierenden Gefährten vollends verschmilzt und die Kraft der vier Beine spürt, die dahindonnern und die Entfernung zum Vorgebirge rasch schwinden lassen, ist die Wandlung vollzogen.

Runs with the Winds hält zwischen den Bäumen des Waldes an und der Zauber löst sich auf – WALKS TALL WOMANS Wahrnehmung ist wieder die ihrer eigenen, menschlichen Gestalt. Sie steigt ab, aber noch immer pulsiert der reine Überschwang und das überwältigende Gefühl enormer Stärke durch ihre Adern. Als sie den Hengst zum Grasen anbindet, ist ihr, als würde sie beobachtet. WALKS TALL WOMAN folgt diesem Eindruck und blickt hinauf zur Krone einer gewaltigen Eiche – gerade rechtzeitig, um zu sehen, wie eine Berglöwin einen Satz macht und graziös auf dem Boden landet – ihr zu Füßen. Schnell wirft sie ihrem Hengst einen Blick zu, der aber zeigt keinerlei Interesse an der großen Katze. Das Benehmen des Pferdes erstaunt sie, aber in der Traumzeit gibt es keine Bedrohung durch die Tiere untereinander und sie entspannt sich.

Puma spricht sie an und überrascht sie damit. „Mutter, seit Beginn deines physischen Daseins gehst du neben mir, aber erst jetzt hast du den Schritt so weit verlangsamt, dass ich mit dir sprechen kann. Hast du meine Medizin vergessen, die ich dir mitgab, die Fähigkeit, *mit gutem Beispiel voranzugehen und dadurch zu führen*?"

Walks Tall Woman ist einen Augenblick lang wie benommen und sprachlos. „Was meinst du damit, Puma? Ich bin im Gleichgewicht und lasse immer meine Taten für mich sprechen. Habe ich etwas vergessen – eine Pflicht zu erfüllen oder etwas zu tun, was den anderen die Integrität meines Tuns zeigt?"

„Nein, Mutter, du warst deinen Kindern ein sehr gutes Vorbild. Du hast getan, was notwendig war. Du warst immer mitfühlend, fürsorglich und freimütig. Du hast deinen Kindern neue Wege gezeigt und innovative Ideen, damit sie falsche Einstellungen korrigieren und dem Wunsch ihres Herzens folgen konnten, aber du hast kein Gleichgewicht hergestellt zwischen Tätigsein und der Macht der Untätigkeit. Du warst so beschäftigt mit deinem Tun, dass du vergessen hast, dir die Zeit zu nehmen, die du brauchst, um deine Gedanken, Träume und deine Energie zu reflektieren und neu zu ordnen. Es ist jetzt das erste Mal seit deinem Betreten der Erde, dass du ausruhst und lockerlässt in deinem Bedürfnis, immer das perfekte Beispiel zu geben. Dass du die Sperre aufhebst, die dich davon abhält, ein Mensch zu sein."

Walks Tall Woman sitzt wie benommen auf dem Boden und stellt still fest, dass Puma recht hat. Die Tränen, die sie in all den Wintern ihrer menschlichen Existenz zurückgehalten hat, fließen nun und sie schluchzt, dass es ihren Körper schüttelt, so lange, bis sie keinen Ton mehr herausbringt und nach Luft schnappt. All der viele Ärger, den sie verspürt hatte, wenn sie frustriert oder verletzt war durch die Taten anderer, lag begraben im Schnee ihres gefrorenen Herzens. WALKS TALL WOMAN ist nun bereit, die Illusion, dass sie übermenschlich zu sein hat, loszulassen. In ihrem Versuch, ein tadelloses Beispiel zu geben, hatte sie ihre menschlichen Bedürfnisse mit Geschäftigkeit überdeckt. Ihr Hang und der Anspruch, immer ihr Bestes zu geben und immer die Beste zu sein, hatte sie auf einen einsamen Pfad geführt, der ihr verbat, jemals ihre Gefühle zu zeigen. Sie hatte all ihre spirituellen Erlebnisse außerhalb ihres Selbst gestellt und nie eine Auszeit zugelassen, in der sie die Lektionen hätte innerlich verarbeiten und als Teil ihres Menschseins in ihr Wesen integrieren können. Als sie sich schließlich wieder gefangen hat und die Tränen versiegt sind, spricht Puma weiter.

„Mit gutem Beispiel voranzugehen und andere auf diese Weise zu führen, ist ein Pfad der Schönheit, Mutter. Aber wenn du für andere Menschen Vorbild bist, musst du ihnen auch zeigen, dass Menschsein bedeutet, für seine Schwächen nicht verurteilt zu werden. Die Tränen laufen zu lassen ist der erste Schritt der Transformation. Fehler zu machen ist der Weg, um Fähigkeiten zur Vollendung zu bringen. Auf vielen Gebieten hast du es zur Meisterschaft gebracht – bei Durchhaltevermögen, Innovation und beim Aktivwerden; jetzt ist es an der Zeit, endlich zu einem weiblichen, fühlenden, menschlichen Wesen zu werden. Diese Verwundbarkeit ist eine Stärke, keine Schwäche. Tief in deinem Innern ist die Wahrheit vergraben, die du gefürchtet hast. Du meintest, sobald du herunterschaltest und eine Auszeit nimmst, wenn du sie brauchst, würde dich die Wahrheit einholen. Jene Wahrheit, dass du ein Mensch bist."

Puma wartet einen Moment, damit ihre Worte bis zum Herzen der

Clanmutter vordringen, und spricht dann weiter. „Du hast Stärke, Zähigkeit und Durchhaltevermögen entwickelt und auch die Fähigkeit, andere zu trösten, aber du hast größte Angst davor, selbst umsorgt zu werden. Wenn du es schaffst, Verletzlichkeit zu zeigen, indem du jemand anderem vertraust, wirst du am Ende lernen, dir selbst zu vertrauen. Wenn du zu viel von dir selbst verlangst – mehr, als du aushalten kannst – und vor der Wahrheit deines Menschseins davonläufst, ist das Signal, das die Welt von dir empfängt, ein völlig anderes als das, was du zu senden vermeinst. Du gibst anderen zu verstehen, du seiest unantastbar, wenn du vom frühen Morgen bis spät in die Nacht permanent in Bewegung bist. Du fürchtest Tiyoweh, die Stille, weil du Angst davor hast, dich der Furcht und der Kritik deines SCHATTENS zu stellen. Jenes Schatten-Selbst würde dir liebend gerne erzählen, dass du es nicht wert bist, dich auszuruhen, Freude zu empfinden oder ein Leben zu führen, zu dem wahre Freunde gehören, die dein Menschsein respektieren, und ein Partner, der dich dafür liebt, was du bist und nicht für die Taten, die du vollbringst."

WALKS TALL WOMAN spürt, wie ihr die Tränen der Transformation wie langsam fließende Flüsse die Wangen hinablaufen. Die Wahrheit hat Wurzeln geschlagen in ihrem Herzen und der Samen der Wandlung wirkt in ihrem Schoß. Dort würde er allmählich reifen, bis die Clanmutter eines Tages ihr neues, verletzlicheres Selbst zur Welt bringt. Still sitzt sie da und denkt über Pumas Worte nach, ehe sie ihm noch eine Frage stellt. „Wie kann ich anderen Frauen Vorbild sein, Puma, wenn ich diese Lektionen alle erst selbst lernen muss?"

„Du bist die Mutter der Innovation, WALKS TALL WOMAN. In der Welt von heute hat die Frau die Aufgabe der Fürsorge gegenüber anderen übernommen. Ein Ausgleich muss gefunden, das Gleichgewicht wieder hergestellt werden. Mutter Erde ist gern bereit, für ihre Töchter zu sorgen, sie zu nähren, aber ihre Töchter müssen die Zeit einfordern, die sie brauchen, um diese Fürsorge selbst zu empfangen.

Du hast deine Kinder gelehrt, dass der Schwerpunkt des menschlichen Körpers im Becken liegt. Bei Männern liegt er dort, wo sich ihre Hoden vor der Pubertät befanden. Bei Frauen ist es die Gebärmutter. Als Mütter der Schöpferischen Kraft müssen die Frauen ihre Bestimmung verstehen – sie haben die Aufgabe, die Samen aller Zukunftsträume der Planetaren Familie zu nähren und durch das Gebären neue Generationen von Kindern in die Welt zu setzen. Um dieser Aufgabe gerecht zu werden, muss sich jede Frau unbedingt Zeit für sich nehmen, sich zurückziehen während der Menstruation, wenn ihr Schoß sich dem Licht öffnet.

In dieser besonderen Mondzeit nährt Mutter Erde alle Frauen, wenn sie denn gewillt sind, während der Regelblutung drei Sonnen und Nächte in völliger Stille zu verbringen, um das empfangende Gefäß für die Liebe des Großen Geheimnisses zu werden. An den anderen Tagen der Regelblutung kann eine Frau mit ihren Schwestern zusammen sein, Erfahrungen und Gedanken austauschen sowie mit ihnen gemeinsam etwas mit den Händen erschaffen. Während der Mondzeit haben Frauen die Macht, sämtliche vorhandene Energie in ihrer Mitte zusammenzuziehen, weil ihr Schoß offen und empfänglich ist. Das ist eine neue Tradition, zu der du die Menschen anregen kannst – sie wird auch dir helfen, dein eigenes Menschsein zu entdecken."

WALKS TALL WOMAN sieht die Chance, eine neue Frauentradition zu beginnen, die es allen Frauen ermöglicht, ihre Balance zu finden. Sie versteht, dass Zank und Streit teilweise aus Erschöpfung heraus entsteht. Dass die Frauen, weil sie sich nicht die Zeit nehmen, sich mit Mutter Erdes fürsorglicher Energie aufzutanken, oft reizbar und mies gelaunt sind und kleinliche Gewohnheiten entwickeln, die in dem Moment Wurzeln schlagen, wenn sie übermüdet sind. In ihrem Traum breitet sich ein großes Spektrum an neuen Möglichkeiten vor der Clanmutter. Die Traumzeit scheint immer mehrere parallele Wege aufzuzeigen, um alte, einschränkende Gewohnheiten zu ändern. Und WALKS

Tall Woman war jetzt still genug, um Zugang zu neuen Horizonten zu bekommen. Als die Mutter der Ausdauer von ihren Überlegungen zurückkehrt, spricht Puma wieder zu ihr.

„Nie bist du dir selbst gegenüber gnädig gewesen, Walks Tall Woman. Du warst gerne aktiv und hast deinen Schatten gut verborgen. Und der Schatten hat keine Gnade gegenüber dir walten lassen und dich stärker vorangepeitscht, als es menschenmöglich ist. Du hast Zusagen gemacht, die dich in die Gewalt des Schattens getrieben haben. Du hast deine Führungsqualität nicht missbraucht, denn andere hast du nicht verletzt, sondern du hast das Vertrauen missbraucht, das andere Frauen in dich als Vorbild gesetzt haben. Du hast ein Vorbild abgegeben, das jedem Lasttier das Rückgrat brechen würde. Esel besitzt die Medizin, *die ihm auferlegte Verantwortung zu schultern*, aber er kann sie auch ablehnen und störrisch werden, wenn eine Last zu groß ist. Wenn du dir gegenüber Barmherzigkeit an den Tag legst und den anderen Frauen ein Beispiel gibst, indem du ihnen zeigst, dass alle Menschen es wert sind, Erholung und Vergnügen zu finden, zeugt das von großer innerer Stärke. Das Beispiel, das du gibst, indem du Zeit für dich einforderst, wird dich und jede andere Frau, die bei dir Orientierung sucht, befreien. Die Ausrede, du hast keine Zeit oder nicht den Raum, um Dich selbst nähren zu lassen, wird nicht nur dir, sondern sehr vielen Menschen schaden. Der Schatten wird dadurch die Oberhand gewinnen."

Puma wartet, bis Walks Tall Woman ihre Worte in sich aufgenommen hat, ehe sie fortfährt: „Erinnerst du dich an den Tag, als du im Wald an mir vorbeigelaufen und davongeeilt bist wie ein Lauffeuer im trockenen Präriegras?" Die Clanmutter nickt bestätigend und Puma spricht weiter.

„Ich stand auf einem Ast und beobachtete dich, wie du dir den Weg durch Farndickicht und Unterholz gebahnt hast. Überrascht hat mich das nicht, denn ich hatte Dich schon zuvor dabei beobachtet, wie du diesen Weg auskundschaftest. Ich fragte mich, ob du vor dem Totemtier, das dich beschützt, davonlaufen würdest, und tatsächlich, du liefst davon. Die anderen Läufer lagen weit abgeschlagen hinter dir, und dennoch musstest du weiterlaufen, um sicherzugehen, dass du ja alle anderen in den Schatten stellst und auf beschämende, man möchte fast sagen, angeberische Weise in Verlegenheit bringst. Nur Leistung zählte. Du zeigtest kein Erbarmen mit dir selbst oder mit der Würde deiner männlichen Gegenspieler. Ich habe mir in aller Ruhe die Pfoten geleckt um dir zu zeigen, dass du dein Tempo drosseln könntest, aber du warst so zielstrebig und unbeirrbar, dass mein Beispiel vergeblich war.

STINKTIER könnte dir eine Lehre erteilen, WALKS TALL WOMAN, wenn du dir nur die Zeit nehmen wolltest, ihm zuzuhören. Stinktiers Medizin steht für *den guten Ruf und die Fähigkeit, etwas anzulocken oder abzustoßen, je nachdem, ob man es im Leben braucht oder nicht gebrauchen kann.* Du warst so besorgt um deine Reputation, immer aktiv zu sein, immer die Dinge in die Hand zu nehmen, dass du das unbarmherzige Schatten-Selbst angelockt und die innere Stimme ignoriert hast, die dir regelrecht zuschrie, dir doch endlich einmal eine Verschnaufpause zu gönnen. Mutter, die ganze Sache stinkt – so wie Stinktier."

Da ist es um WALKS TALL WOMANS Ernsthaftigkeit geschehen und sie muss über Pumas Beschreibung der übelriechenden Umstände lachen. Die Anspannung löst sich und die Clanmutter vergisst einen Augenblick lang, sich zu verurteilen und für ihre Leistungsbesessenheit zu tadeln. WALKS TALL WOMAN versucht, ihre Scham loszuwerden und ist fest entschlossen, ab jetzt gnädig mit sich selbst zu sein, mit gutem Beispiel voranzugehen und so ihren Schwestern zu ermöglichen, sich ebenfalls etwas Gutes zu tun. Sie stellt Puma eine letzte Frage, die, wie sie hofft, ihr den schweren Druck von der Brust nehmen würde, der sie viele Monde lang nur flach hatte atmen lassen.

„Ich bin es so müde, mein einziges Unterstützungssystem zu sein und Angst davor zu haben, zu vertrauen und verletzlich zu sein. Puma, wenn ich den gütigen Teil meines Selbst finde und mir die Zeit für Zurückgezogenheit und Stille nehme, würdest du meine Gefährtin und Verbündete sein?"

Puma streckt sich, gähnt und antwortet: „Ich war immer da, Mutter. Du warst nur zu beschäftigt, es zu bemerken. Du hattest solche Angst, still zu sein und allein mit dir selbst, dass du meine Stimme nicht gehört hast. An meiner Zuneigung und Hingabe für dich und dein geistiges Wachstum wird sich nichts ändern. Wir sind Schwestern und durch das Band verbunden, durch das alle weiblichen Wesen miteinander verbunden sind. Großmutter Mond zeigt ihr volles Gesicht, um unsere verborgenen Ängste, aber auch unsere Stärken zu beleuchten. Während der Mondzeit kommen wir in unsere Balance, stellen uns unserem Schatten-Selbst, teilen Freude und Sorgen und treten dann der Welt als Schwestern im Herzen gegenüber."

Walks Tall Woman ist tief gerührt und die Tränen beginnen wieder zu fließen. Dann wird sie aus ihrer Traumzeit-Vision in die physische Welt herübergezogen, weil jemand ihr die echten Tränen vom Gesicht leckt. Sie öffnet die Augen und sieht die physische Verkörperung von Puma, die ihre Wangen leckt und ihr versichert, dass die Vision real ist. Die Hüterin der Führungsqualität legt ihre Hand sachte auf Pumas Hals und streichelt das weiche Fell ihrer Schwester. Pumas goldgrüne Augen bohren sich in Walks Tall Womans Herz, und als die Clanmutter das Weiche und Verletzliche ihres eigenen Gesichts in Pumas Augen gespiegelt sieht, bricht die letzte Mauer in ihr zusammen. Sie sieht das Gesicht ihres barmherzigen Selbst, das von einem Lehrer aus der Wildnis getröstet wurde.

Puma legt eine Pranke auf Walks Tall Womans Brust und zwingt die Clanmutter dadurch, die vor Anspannung angehaltene Luft auszuatmen. Puma lässt erst nach, als Walks Tall Woman nach Luft zu schnappen beginnt, dann legt sich die riesige Katze neben die Clanmutter. Walks Tall Woman holt so tief Luft, wie sie es viele Winter lang nicht mehr getan hatte, und spürt, wie die Lebenskraft in ihr buchstäblich explodiert. Damit einher geht ein für sie neues Gefühl entspannten Wohlbefindens, das ihrem erschöpften Körper guttut.

So liegen sie Seite an Seite, bis das volle Gesicht von Großmutter Mond hoch oben im purpur-samtigen Gewölbe des Himmelsvolks steht. Im wundervollen Licht des Vollmonds ändert eine Wolke ihre Form, um WALKS TALL WOMAN die Samenkörner der Transformation zu zeigen, welche ihre Tränen in der physischen Welt verstreut haben. Sie ist aus der Traumzeit zurückgekehrt, um eine neue Tradition für Frauen ins Leben zu rufen, die all ihren Schwestern bis ans Ende der Zeit zugutekommen wird. Das Wolkenwesen wandelt sich wieder, nimmt die Form eines Quetzal-Vogels an und erinnert die Mutter der Innovation daran, dass QUETZAL die Medizin *des überaus freien und ungezügelten Geistes in sich trägt, der gewillt ist, alle Aspekte des Selbst auszuleben*. Wird er eingefangen und in einen Käfig gesperrt, stirbt er.

WALKS TALL WOMAN denkt an den Käfig, den sie für sich selbst erschaffen hatte und den Würgegriff, mit dem das Schatten-Selbst sie festgehalten hatte, sie und die Freiheit, Bedürfnisse zu äußern und darauf zu vertrauen, dass andere ihr Menschsein verstanden. Die wie Quetzal geformte Wolke erinnert sie auch daran, dass es an der Zeit ist, nun andere Frauen zu führen – mit Quetzals Beispiel. Die Clanmutter wird zu ihren Worten stehen und nie wieder eigene Beschränktheiten oder unerfüllbare Erwartungen auf andere übertragen. Die ungezügelte Freiheit, die sie in der Akzeptanz ihres Menschseins findet – ohne Wertung, ohne Urteil –, würde WALKS TALL WOMAN Pfad zum Leuchten bringen. Sie hat die Kraft entdeckt, die ein RETREAT– der Rückzug zu sich selbst freisetzt, sowie die Weisheit, die im Loslassen steckt.

Puma bleibt die ganze Nacht bei ihr und lässt sie die Wärme und den Trost einer echten Verbündeten spüren. Als Großvater Sonne aufsteigt, um sein Licht auf all seine Kinder scheinen zu lassen, geht WALKS TALL WOMAN zum Lager zurück. Die Mitglieder des Water Clans begrüßen sie freudig, als sei sie nie fort gewesen. Sie hatten sich überhaupt keine Sorgen gemacht, weil die Clanmutter in deren Gegenwart nur ihre unbesiegbare Seite gezeigt hatte. Diese Lektion trifft sie, macht der Clanmutter aber auch schmerzlich bewusst, dass sie sich mit ihrer Härte auf unterschiedlichste Art und Weise selbst ein Bein gestellt hatte. Sie war zu selbstsicher und zu unnahbar gewesen und hatte sich damit ins Abseits befördert.

Für die nächsten Tage beruft WALKS TALL WOMAN einen Rat der Frauen ein, gibt ihre Geschichte preis und zeigt sich dadurch verletzlich. Sie lässt ihr früheres unantastbares Selbst hinter sich. Dass ihren Schwestern vor Freude und Erleichterung die Tränen kommen, verblüfft sie, und auch deren dankbare Umarmungen hatte sie nicht erwartet. All das gibt ihr zu denken. Viele sind froh, nun einem neuen Beispiel folgen zu können. Manche nehmen sie beiseite und überreichen ihr kleine Gaben, die sie gefertigt hatten, um den Übergangsritus der Clanmutter zu feiern. Einige Schwestern bekennen bereitwillig, dass sie immer Angst hatten, weil sie meinten, ihr ja doch nie das Wasser reichen zu können angesichts des Vorbilds, welches sie früher abgegeben hatte. Wieder andere, dass sie ihr gegenüber Groll empfunden hatten, wenn die nörgelnden Ehemänner mal wieder die Clanmutter vorschoben, um ihre Frauen zu kritisieren und zu tadeln. Diese Tage waren sehr heilsam für alle Frauen des Wasserclans und es bildete sich ein neues Band der Schwesterlichkeit, das andauern wird.

Im Rat der Frauen kommen alle als Gleiche unter Gleichen in einem Kreis zusammen. Jede hat hier hat eine Stimme. Es herrscht Einigkeit bei der Entscheidung, wie sie ihre MOON LODGES – ihre der Monatsblutung gewidmeten Medizinhütten – organisieren wollen, so dass jede Frau Zeit findet, sich zurückzuziehen. Während der Mondzeit wird eine Freundin die Aufgaben der Menstruierenden übernehmen. Großmütter beaufsichtigen die kleinen Kinder, während Tanten und Schwestern sich bereit erklären, zu kochen und sich ums Feuer zu kümmern. So entsteht in jenen Tagen der bunten Blätter und des fallenden Laubs die SISTERHOOD OF THE MOON LODGE – die Schwesternschaft der Mondhütte – mit einem Vermächtnis, das alle Frauen durch ein Band des unsterblichen Vertrauens miteinander verbindet und sie durch die kommenden Welten geleiten wird.

WALKS TALL WOMAN staunt über die Veränderungen in ihr und die Kraft, die sie aus der Medizin ihrer Schwestern bezieht. Mit dem Entdecken ihres eigenen Selbst hatte sie unwissentlich ein leistungsstarkes Familien- und Unterstützungssystem gewonnen. Die Mutter der Innovation begreift, dass manche neuen Lebensweisen Traditionen hervorbringen können, die der gesamten Menschheit zugutekommen. Sie singt ihr Dankeslied für Mutter Erde und für Großmutter Mond und erlebt – wohl zum ersten Mal –, wie es sich anfühlt, eine starke Anführerin *und* verletzliche Frau zugleich zu sein.

Nun hört WALKS TALL WOMAN die Stimmen ihrer Schwestern, die ihrerseits lernen, was es bedeutet, zu seinen Worten zu stehen. Voller Mitgefühl wartet sie, dass die einen kürzer treten, während die anderen ihre Ängste überwinden und die Verantwortung für ihr Leben selbst in die Hand nehmen. Ihr Herz bleibt offen und ihr Geist ist erfüllt von sanfter Güte, die sie gelernt hat in den schmerzhaften Lektionen ihrer eigenen Transformation. Der einzige Sieg, den sie in ihrer Rolle als Vorbild vermittelt, ist der Sieg über das Schatten-Selbst. Wie Quetzal ermutigt sie ihren Schwestern, die Freiheit ihres wahren Ichs zu leben und ihren Herzenswünschen zu folgen. Diese Herzensträume lassen sich durch die Kraft entdecken, die man in einem regelmäßigen Rückzug findet. WALKS TALL WOMAN flüstert allen Frauen auf dieser Erde zu, dass Fürsorge und Unterstützung durch die Schwesternschaft und Mutter Erde jeder Frau offensteht, die bereit ist, ihr Recht, sie selbst zu sein, wahrzunehmen, indem sie sich zu sich selbst bekennt.

WALKS TALL WOMAN - Die Wahrhaftige

GIVES PRAISE

Die Lobpreisende

Danke, Mutter, du lehrst mich
mein Herz zu erheben, voll des Lobes
mit einem Geist erfüllt von Freude
über die Segnungen eines Lebens
in Schönheit und Harmonie.

Du hast mich zu singen gelehrt,
zu jubeln, zu tanzen, zu trommeln.
Du hast mich Dankbarkeit gelehrt
für den Wohlstand, der noch kommt.

Du hast mir den Zauber des Wandels gezeigt,
in meinem Herzen und meinem Denken.
Bejahend die Weisheit
das Leben gebührend zu feiern.

Ich singe die Wahrheit des Dankbarseins,
wenn ich Großvater Sonne begrüße.
In Liebe danke ich Mutter Erde
für die Lebenskraft, die uns eins werden lässt.

Die Clanmutter des Zwölften Mondzyklus

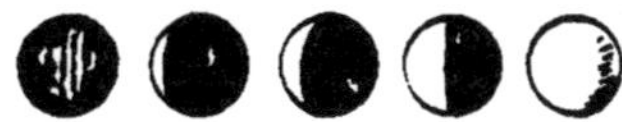

Gives Praise – die die für alles dankt – ist die Clanmutter des Zwölften Mondzyklus, die uns lehrt, für alles, was wir im Leben erfahren, dankbar zu sein. Wer Dank zurückgibt, schafft Platz im Leben für zukünftige Fülle. Gives Praise lehrt uns, dass jede Lektion auf der Guten Roten Straße des Lebens zu unserer Heilung beiträgt. Diese Clanmutter erinnert uns daran, für alle Herausforderungen dankbar zu sein, wie schwierig diese auch sein mögen, denn sie zeigen uns auf, wie wir unsere innere Stärke entwickeln können.

Im zwölften Zyklus der Wahrheit geht es darum, *für die Wahrheit zu danken*. Der Mondzyklus dieser Clanmutter fällt in den Dezember. Die Heilung und die Dankbarkeit sind die Medizin von Gives Praise. Dafür steht auch die Farbe Lila. Gives Praise ist ebenso die Hüterin von Ritual und Zeremonie. Durch sie entdecken wir neu, wie wichtig es ist, uns Zeit dafür zu nehmen, die Geschenke, die uns das Leben macht, zu feiern. Wenn wir dem Großen Geheimnis unsere Dankbarkeit bekunden für alles, was das Leben uns schenkt, dann schließt sich durch uns der Kreis der Segnungen, die wir erfahren. Gives Praise lehrt uns aber auch, dass regelmäßig wiederholte Rituale, wenn wir sie mechanisch ausführen, ohne tief im Herzen empfundene Freude, nicht von echter Dankbarkeit zeugen und keine Heilung in unser Leben bringen. Wenn beispielsweise vor jedem Essen gebetsmühlenartig dasselbe

Tischgebet ohne echte Präsenz dahingesprochen wird, schwingt kein echter Dank mit und es ist ohne jede Bedeutung.

Gives Praise lehrt uns, dass das Teilen unserer Fülle und unseres Reichtums mit anderen ein weiterer Weg ist, unser Leben kontinuierlich zum Blühen zu bringen. Als Mutter der Fülle lehrt uns Gives Praise den Wert des Gebens wie des Empfangens. Sie erinnert uns daran, genauso dankbar sein für das, was wir weggeben, wie für das, mit dem das Leben uns beschenkt. Auf diese Art entsteht ein Kreislauf des Gebens und Empfangens, der es uns erlaubt, miteinander zu teilen. Wir halten die einfachen Freuden unserer Lebensreise allzuoft für selbstverständlich und nehmen diese Gaben einfach so hin. Die Wärme von Großvater Sonne, die Fähigkeit zu atmen, Gesundheit, ein freier Wille, sauberes Wasser, Nahrung, Schutz und die Zuneigung von Freunden und Familie – all das ist ein großes Glück, ein Segen. Würden nur ein paar wenige dieser Grundprivilegien fehlen, verstünden die Menschen, wie wichtig sie sind. Gives Praise lehrt uns, dass der krumme Pfad all jener, die vergessen haben, wie glücklich wir uns schätzen können, all diese Segnungen zu erfahren, und die ihre innere Leere nur mit materiellen Dingen oder mit vorgeblichem Wissen zu füllen versuchen, niemals zu Glück oder Ganzheit führen wird.

Die Zwölfte Clanmutter lehrt die Menschen, dass Magie nichts weiter ist als eine Wandlung des Bewusstseins. Die richtige Haltung und das Wenden des Herzens haben mehr Wunder im Leben der Menschen bewirkt als alle versuchte Zauberei und Hexerei zusammen. Als Gives Praise lernte, was es heißt, ein Mensch zu sein, entdeckte sie, dass es sich wohlig und erfüllend anfühlt, das Leben zu feiern und für alles dankbar zu sein, was einem begegnet. Der Kreis schließt sich und das Lebensrad kann sich weiterdrehen, neuen Reichtum erzeugen, neue Erfahrungen und noch mehr Freude. Konkrete Ergebnisse werden immer durch Gedanken erzeugt. Negative Gedanken und Ängste ziehen schwierige Lebenslehren magnetisch an. Zu entdecken, dass uns

Negativität die Freude nimmt und zu lernen, aus negativen Mustern auszubrechen, verhilft uns zu einen Erfahrungsumschwung. Diese Clanmutter lehrt uns, dass sich die richtige Haltung dann einstellt, wenn wir Dankbarkeit empfinden für die Wahrheit, die uns das Leben beschert, und dass dieses Dankbarsein eine im wahrsten Sinne wundersame Heilung mit sich bringt und uns neue Wege aufzeigt. Aufgrund dieser Entdeckung gilt Gives Praise zurecht als Hüterin der Magie, die uns beibringt, dass eine Veränderung in unserer Wahrnehmung, Haltung oder Bewusstsein wie Magie ist und Wunder wirkt.

Gives Praise motiviert und ermutigt alle Kinder der Erde, indem sie ihre besten Wesenszüge lobt und würdigt. Sie lehrt uns, dass wir, indem wir feiern, wer und was wir sind, und Dank sagen für das Leben, das wir führen, unsere Herzen einem weiteren Heilungsprozess des Menschseins öffnen. Die Wahrheit, die wir in jedem Erlebnis, jeder Erfahrung im Rahmen unserer spirituellen Entwicklung finden, markiert einen Schritt nach vorn auf unserem persönlichen Weg des Friedens. Wenn wir für jeden errungenen Sieg danken und anderen Mut machen, indem wir sie loben und uns auch für ihre Siege dankbar zeigen, wird sich die Menschheit Schritt für Schritt weiter entwickeln hin zu einer Einheit.

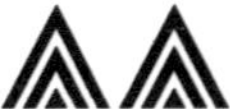

Tanzen auf dem Fest des Lebens

Gives Praise steht vor dem Turtle Council House, jenem ersten Versammlungshaus, das in Form einer Schildkröte errichtet worden war, und hält Ausschau nach der Familie, die heute zu einer Namensgebungs-Zeremonie erwartet wird. Als ein Stammesmitglied vor knapp zwei Monden Zwillinge zur Welt brachte, hatte das die Clanmutter sehr gefreut. Die junge Mutter hatte den beiden Kleinen, einem Jungen und einem Mädchen, sofort nach der Geburt Namen gegeben, aber ihren inneren, spirituellen Namen sollten sie von einer Weisen Frau erhalten. Das Festmahl, das auf die Namensgebung folgt, steht allen Stammesmitgliedern offen, aber bei der Zeremonie selbst sind nur die Clanmutter, die Zwillinge und ihre leibliche Mutter anwesend.

Um den verletzlichen Heiligen Raum des Kindes vor negativen Trickstergeistern zu schützen, wird der spirituelle, innere Name nie laut ausgesprochen und nur die Mutter darf hören, welchen Namen die Clanmutter oder die Weise Frau dem Kind gibt. Den inneren Namen braucht ein Mensch, um in der Geistigen Welt erkannt zu werden. Einem Geist, der einen Zweibeinigen anders als mit dessen geheimem spirtuellen Namen anspricht, ist grundsätzlich nicht zu trauen. Die Geister der Ahnen, und der Totemtiere, die den Menschen in Freundschaft verbunden sind und ihnen beistehen, verwenden immer den geheimen Namen einer Person, um mit ihr in Kontakt zu treten.

Am heutigen Festtag wird die Verbindung der Zwillinge zur Geistigen Welt aufgebaut. GIVES PRAISE hatte viel Zeit in Tiyoweh, der Stille verbracht und sich das Orenda der Zwillinge genau angesehen. Die Stärken und Fähigkeiten der beiden waren sehr unterschiedlich, und jeder hatte auch eine ganz individuelle Geistige Essenz, die einzigartig war. Der Junge wurde von JAGUARS Geist beschützt, dessen Medizin in *weltlichem und spirituellem Führungspotential* bestand. Im kleinen Jungen schlummerte nicht nur das Talent zum großen Häuptling, sondern auch zum Medizinmann. Das Mädchen wurde von RABE beschützt, dem *Hüter der Magie, der die große Leere des Unbekannten suchte, um Veränderung zu erwirken.* Zusammen würden diese besonderen Zwillinge Großes leisten für den Stamm, der ihre Ankunft mit offenen Armen und den besten Absichten feierte.

GIVES PRAISE dreht sich um, betrachtet die Umgebung und bewundert all das saftige Gras und die Wildblumen rund um das Versammlungshaus. Sie sieht die sanft geschwungenen, runden Bergkuppen an einem Ende der Hochwiese, die hochgewachsenen Kiefern, das abfallende Weideland, und den Bergsee weiter unten. Das Versammlungshaus sieht aus wie eine riesige Schildkröte, die durchs hohe Gras den Berg hinab zum Wasser läuft. Das kuppelförmige Dach aus Grassoden ist mit großen flachen Steinen bedeckt, die an das Muster eines Schildkrötenpanzers denken lassen. Der Kopf der Schildkröte besteht aus einem mächtigen Felsen, aus dem die Augen herausgearbeitet worden waren, der ansonsten aber von Natur aus schon geformt ist wie der Kopf einer Meeresschildkröte. GIVES PRAISE lässt all die Schönheit um sich herum in sich einfließen und sagt Dank für die grandiosen Ausblicke auf unserem Planeten.

Den Zwillingen steht eine herrliche Zeit bevor, sie würden die Natur um sich herum erobern, ertasten, erriechen und erschmecken. Gives Praise kann sich gut vorstellen, wie es ist, in so eine Welt hineingeboren zu werden, gesegnet und gleichzeitig geschlagen mit solch einem winzigen, hilflosen Menschenkörper. Sie denkt oft daran zurück, wie sie in ihrem bereits erwachsenen Körper, der nie alterte, auf die Erde gekommen war. „*Es muss schwer sein, in menschlicher Gestalt aufzuwachsen*", denkt sie bei sich, „*und doch ist es wohl auch eine herrliche Zeit voller Entdeckungen und liebevoller Erfahrungen, wenn man in der richtigen Umgebung aufwächst*." Sie entscheidet sich dazu, das Heranwachsen der Zwillinge zu begleiten und sich an ihre Stelle zu versetzen, um all die Lehren der Kindheit einzufangen, die sie nie erlebt hatte.

Als Twilight Moon den Weg vom See heraufkommt, ihre Zwillinge in fellgefütterte Decken gewickelt und vor der Brust verschnürt, sieht GIVES PRAISE, dass sie übers ganze Gesicht strahlt und leichten Schritts daherkommt. Twilight Moon besitzt eine bewundernswerte körperliche Balance und Anmut, das zusätzliche Gewicht der Babys scheint sie eher anzuspornen, als sie zu belasten. Dass die junge Frau auf ihrem

Weg zum Versammlungshaus lang ausgreifend schreitet, ist ein sicheres Zeichen, dass sie gesund und voller Lebensfreude ist, und wenn man sie so sieht, muss die Geburt der Zwillinge ein Kinderspiel für sie gewesen sein sei. Das strahlende Lächeln der jungen Mutter eilt ihr voraus, während der Abstand zu Gives Praise immer kleiner wird. Die Clanmutter spürt förmlich den Stolz und die Freude von Twilight Moon, als sie auf das Versammlungshaus zuschreitet, um die Zwillinge gebührend auf den Pfad zu spiritueller Ganzheit einzustimmen. Die Zeremonie der Namensgebung stellt sicher, dass die beiden Kleinen Schutz finden auf ihrer spirituellen Reise, während ihr körperliches Wachstum von einem liebevollen Elternpaar begleitet wird und von lauter völlig in sie vernarrten Familienangehörigen.

Die beiden Frauen umarmen sich behutsam, um die Zwillinge nicht zwischen sich zu drücken, und Gives Praise hilft Twilight Moon beim Lösen der Tragebänder, mit denen die junge Mutter sich die Babys vor die Brust gebunden hat. Gives Praise sieht dem winzigen Jungen ins Gesicht und stellt zufrieden fest, dass er sie offenen Auges und festen Blickes anschaut. Bereits jetzt wird das Kind seiner Jaguarmedizin gerecht. Gives Praise lächelt, nickt und greift nach dem kleinen Mädchen. Ihre ebenholzdunklen Augen funkeln im Licht des frühen Morgens und spiegeln etwas versteckt Magisches wider, was auch dem Sonnenlicht ohne zu blinzeln standhält. Gives Praise muss lachen, als die Kleine ein Augenlid halb schließt und ihr damit unfreiwillig zuzwinkert.

Ein Weg ist durch die Wiese zum tiefer gelegenen Eingang des Schildkrötenhauses freigeschnitten worden, um bequem hineinzugelangen. Das Dach, dass den Rückenschild der Schildkröte darstellt, befindet sich über der Erde, aber der ovale Versammlungsraum darunter ist unterirdisch angelegt. Im Innern spenden zwei Feuerstätten, eine an jedem Ende, einladend Wärme. Gives Praise lässt Twilight Moon ihr gegenüber auf den Fellen Platz nehmen, die in der Mitte des Raums ausgebreitet liegen. Das Licht von Großvater Sonne dringt durch drei Rauchabzugsöffnungen, eine über jedem Feuer, und die dritte spendet Tageslicht in der Mitte über der Stelle, wo die Frauen mit den Säuglingen sitzen. Gives Praise entzündet einen zu einem Zopf geflochtenen Strang Süßgräser und sendet den lieblichen Rauch über alle vier Anwesenden, auf dass sich die Geister der kindlichen Frische und Reinheit zu ihnen gesellen. Dann beginnt sie zu sprechen.

„Am heutigen Tag treten wir vor das Licht aus Großvater Sonnes Liebe, das auf den Körper von Mutter Erde scheint und unsere Wege erhellt. Als Hüterin der Zeremonie stehe ich hier und danke für die Gesundheit und das Leben von Twilight Moon, die diese beiden Kleinen auf ihrem Erdenpfad umsorgen und nähren, hegen und pflegen wird. Als Frauen stehen wir hier und danken Swennio, dem Großen Geheimnis, für das Geschenk des Lebens und Atmens und für all das Gute, das entlang der Guten Roten Straße zu finden ist. Als Mütter stehen wir hier und danken Yeodaze, der Mutter Erde, für den Reichtum und den Überfluss, den sie freizügig gibt, um uns in unserer menschlichen Lebensweise zu unterstützen. Wir danken unseren Vorbildern und Lehrern unter den Tieren, die diese Zwillinge und deren Geist beschützen und bereitwillig anbieten, der Kinder Totemtiere zu sein. Als die, die das Wort erhebt und Antworten sucht, stehe ich hier und bitte die Geister der Ahnen in aller Demut, mich zu führen und mir zu helfen, die spirituellen Namen dieser beiden Babys zu finden, auf dass sie in der Geistigen Welt erkannt werden mögen."

Stille legt sich über das Versammlungshaus und Großvater Sonnes Licht leuchtet kurz auf, als habe sich eine Wolke davongemacht. Ein heller Lichtstrahl trifft auf den Kreis, den die beiden Frauen und die Zwillinge bilden. Gives Praise lächelt und schließt dann die Augen, als ob sie in ihr eigenes Herz hineinschauen wolle. Sie ist erleuchtet vom Strahl der Liebe, den Großvater Sonne durch die Öffnung im Dach sendet. Gives Praise legt das kleine Mädchen in einen ausgehöhlten und mit weichen Kaninchenfellen ausgekleideten Baumstamm und fährt fort mit der Ansprache.

„Als weise Frau stehe ich hier und bitte darum, dass die Ahnen dieses kleine Mädchen erkennen und mit einem Namen segnen mögen, der ihren Geist, solange sie auf Erden wandelt, stets schützt, erhebt und erbaut. Als Clanmutter stehe ich hier und bitte die Geister der Natur, die dem Mädchen treu als Lehrer dienen wollen, in dieses Haus zu kommen, um ihren inneren Namen kennenzulernen, ihn alle Tage und Nächte ihres Lebens als Mensch zu ehren und ihr Trost und Mut zu spenden, bis es für sie an der Zeit ist, die Kleider fallenzulassen und zurückzukehren ins Lager auf der anderen Seite, in der Geistigen Welt. Als Frau stehe ich hier und preise den Weg der Schönheit sowie alle Geister, die in dieses Heilige Haus gebeten werden."

Das kleine Mädchen gluckst und gurrt, als ob sie verstanden habe, und schaut zu etwas Unsichtbarem, das über ihr zu schweben scheint. Gives Praise spürt die Geister und sieht, wie sie näherkommen und um die vier Versammelten einen Kreis bilden, um dem Kind und dessen Leben Respekt zu zollen. Die Hüterin von Zeremonie und Ritual sieht mit Freude, dass Twilight Moon die Veränderung gespürt hat, als die Geister ins Haus gekommen sind. Sie versuchte, ihre Nervosität zu überspielen, indem sie den kleinen Jungen tätschelt, der auf ihrem Arm an ihrer Schulter lehnt. Gives Praise beruhigt die junge Mutter und versichert ihr, dass alles seine Richtigkeit habe und die versammelten Geister wohlwollend und freundlich seien.

Die Geister sammeln sich und die Clanmutter beobachtet, wie jeder einzelne an dem kleinen Mädchen vorbeizieht und ihren Geist durch Berühren ihres Orenda, ihrer Geistigen Essenz segnet. Dann spürt Gives Praise, wie sich der spirituelle Name des Babys im inneren Wissen ihres Herzens formt. Wie eine Blase steigt der Name von ihrem Herzen zu ihren Lippen und ergießt sich wie das Geräusch klaren Wassers in die Lodge.

„Twilight Moon, die Ahnen haben deine Tochter mit einem Namen gesegnet, unter welchem sie in der geistigen Welt bekannt sein wird. Sie soll Pipe Song heißen und Rabe ist ihr Beschützer. Pipe Song ist das Lied, das mit dem Rauch der Pfeife aufsteigt, zu ALL UNSEREN VERWANDTEN weht und zum Einssein mit allem führt. Dieses Einssein, entstehend durch das Lied der Pfeife, ist die Magie, die es Zweibeinigen ermöglicht, sich zu verändern und sich den Wundern des menschlichen Lebens zu öffnen, die sich durch die richtige Einstellung auftun. Dieses Mädchen wird allen um sich herum Beispiel sein. Durch ihre Fähigkeit, ihr Leben zu leben wie das Lied des Einsseins, das aus der Pfeife aufsteigt, werden andere Menschen Wege finden, der Magie des Lebens gewahr zu werden und an ihr teilzuhaben – der Magie, die sich immer dann einstellt, wenn Demut und Dankbarkeit gelebt werden."

Nachdem sie den Ahnen für den Segen gedankt hat, den sie Pipe Song zuteilwerden ließen, und den Geistern der Natur für ihr Erscheinen, um Teil der Zeremonie für Pipe Song zu werden, lässt die Clanmutter alle versammelten Geister wieder ihrer Wege ziehen. Nachdem sich das Schildkrötenhaus geleert hat, übergibt die weise Frau Pipe Song ihrer Mutter und nimmt den kleinen Jungen auf den Arm. Sie sieht ihn an, hält dem unerschrockenen Blick des Jungen stand, doch das Wissende in seinen Augen verblüfft sie. Es ist, als könne er durch ihren Körper hindurch und in die Weite ihres Orenda schauen. Dieses Kind fürchtet sich vor nichts und wird seinem Stamm ein guter Anführer und Medizinmann sein. Wie seine Schwester ist dieser kleine Bruder einer der Ahnen, zurückgekehrt, um die nächste Drehung des Medizinrads zu begleiten, indem er erneut in menschlicher Form auf Erden wandelte.

Als die weise Frau den kleinen Jungen in die aus einem ausgehöhlten Baumstamm gefertigte Wiege legt, fasst seine kleine Hand nach dem Finger der Clanmutter, machte eine Faust und hält ihren Finger, als wolle er die Aufmerksamkeit der Mutter des Überflusses ganz gezielt auf sich lenken. Die Weise Frau tastet mit ihrem Verstand nach der Eingebung, die ihr dieser Ahne im winzigen Körper eines Babys entgegensendet. Als sie ihre Heiligen Räume zu einem einzigen Geist verschmelzen, hört sie seine Gedanken.

„Großmutter, ich bin gekommen, um mein Volk zu lehren, wie wichtig es ist, ein Gleichgewicht herzustellen zwischen unserem geistigen Pfad und den Aufgaben, die wir in unserem Leben auswählen und übernehmen. Ich beabsichtige, das lebende Beispiel eines Mannes zu sein, der als Ausgleich zu seiner Denkkraft und seinem gesunden Urteilsvermögen die spirituelle Empfänglichkeit des weiblichen Prinzips pflegt. Wirst du mir auf diesem Weg beistehen und mir Lehrerin und Mentorin sein?"

Gives Praise nickt dem Ahnen im Babykörper bejahend zu und lässt die Wärme in ihrem Herzen durch ihre Hand zu der winzigen Faust strömen, die ihren Finger umklammert hält. Dann sagt sie auf dieselbe zeremonielle Weise Dank, wie sie es bei der Namensgebung seiner Schwester getan hat, und lädt alle dem Jungen tief verbundenen Geister in den Raum ein. Als sie versammelt sind, spricht die Weise Frau erneut zum Großen Geheimnis.

„Swennio, Großes und Ewiges Geheimnis, als Frau stehe ich hier und bitte dich, den Pfad dieses zurückgekehrten Ahnen zu segnen. Als Weise Frau stehe ich hier und bitte dich, dass mein Einfluss auf das Leben des Kindes hilfreich, warmherzig, fürsorglich und unterstützend für das Vorhaben auf seinem Erdenpfad sein möge. Als Clanmutter stehe ich hier und danke Mutter Erde für das Geschenk seines Körpers, der des Kindes Geist durch die vielen Sommer seines Lebens tragen wird. Als Dienerin stehe ich hier und bitte in aller Demut, dass mein Herz durch die Ahnen, die den spirituellen Namen des Jungen auswählten, gesegnet werde. Mögen sie mein Herz für rein befinden und den Namen dorthin lenken, auf dass es ihn versteht und meine Lippen ihn aussprechen."

■■■

Ein Windstoß fegt durch die Rauchabzugslöcher an beiden Enden des Erdhauses und lässt die Feuer hell auflodern, wodurch sich Twilight Moon erschrickt. Gives Praise streicht der jungen Mutter über die Hand, um ihr zu versichern, dass alles gut ist, und schließt dann kurz die Augen, um in ihr eigenes Herz hineinzuschauen. Als ein Feuerball mitten im Herzen der Clanmutter auftaucht, beschleunigt sich ihr Puls und sie muss tief Luft holen. Der Geruch des Holzfeuers weht durch den Raum, die Lichtreflexe der Sonnenstrahlen, die durch die Rauchabzugslöcher dringen, tanzen und die aus dem Körper von Mutter Erde gebildeten Wände verströmen einen sinnlichen Duft. Der Geruch von feuchter Erde, vermischt mit dem des Strohs und der Blätter, die zu Lehmziegeln zusammengepresst waren, umgibt die Säuglinge und zeugt von der Liebe und dem Segen, den Mutter Erde über ihnen ausbreitet.

Gives Praise öffnet die Augen und sagt: „Twilight Moon, Mutter Erde und die Ahnen haben deinen Jungen mit einem Geisternamen gesegnet. Sein Pfad wird die Medizin widerspiegeln, die er in sich trägt, und in der Geistwelt wird man ihn als Talking Arrow kennen. Der Pfeil ist das Symbol für den Pfad der Wahrheit, er ist meisterhaft ausbalanciert für eine optimale Flugbahn und strebt immer einem Ziel zu. Dieser Junge wird groß werden und wenn er spricht, wird die Wahrheit auf seiner Zunge sein. Talking Arrow wird die Menschen durch sein Beispiel führen, er wird sie durch seine Medizin heilen und seine Weisheit wird andere lehren, für die Wahrheit in ihrem Leben Dank zu sagen. Gemeinsam werden deine Kinder unserem Stamm immer wieder zeigen, wie sich in Schönheit wandeln lässt."

Twilight Moon sitzt da, kostet die Stille des Augenblicks aus und nimmt alles in sich auf, was die Clanmutter gesagt hat. Ihre Babys würden so umsorgt und geliebt, dass die Entwicklung ihrer Fähigkeiten und Stärken gefördert wird. Der Kopf der jungen Mutter ist voller Erinnerungen an ihre eigene Kindheit und daran, wie sie durch die Unsicherheiten des Heranwachsens gekommen war. Sie dachte an all das Unbehagen in jenen Jugendjahren und daran, wie fehl am Platz sie sich unter den anderen jungen Frauen des Stammes gefühlt hatte. Damals glaubte sie, niemals einen Lebensgefährten zu finden oder Kinder zu haben. Doch jetzt war sie die Lebensgefährtin eines starken, mutigen und zärtlichen Mannes, der sie von Herzen liebte, und sie sitzt stolz im Turtle Council House und wohnt der Namensgebungszeremonie für ihre beiden prächtigen Kinder bei. Sie spürt, dass sie diese Fülle der Führung und liebevollen Ermutigung durch die Clanmutter verdankt, die vor ihr sitzt und einen der kostbarsten Momente ihres jungen Lebens mit ihr teilt.

Gives Praise denkt dasselbe, denn auch sie erinnert sich daran, wie sich Twilight Moons Pfad durchs Leben gewandelt hatte. Als junges Mädchen war Twilight Moon staksig und ungelenk. Sie konnte sich anstrengen, wie sie wollte, aber Anmut war ihr nicht gegeben, sie stolperte über die eigenen Beine und stieß ungeschickt alles um, was nur in ihrer Nähe stand. Die anderen Mädchen ihres Alters lachten sie gnadenlos aus und hänselten sie mit dem wenig schmeichelhaften Spitznamen „Stolpernder Kranich". Und es stimmte, das Mädchen sah tatsächlich aus wie ein Kranich mit langen dünnen Beinen und vollen Lippen, die immer zu einem Flunsch verzogen schienen, der eine Flut einsamer Tränen zurückhielt. Der einzige Mensch, der je diese Tränen sah, war Gives Praise.

In ihrem vierzehnten Sommer war Twilight Moon, nachdem sie von den anderen Mädchen besonders grausam gehänselt worden war und nicht mitspielen durfte, in den Wald gelaufen. Gives Praise hatte das Kind gefunden, hemmungslos schluchzend, die Arme um eine mächtige Pappel geschlungen. Mit dem Herzen hatte sich die Clanmutter dem Mädchen zugewandt, wissend, dass sie keine Verwandten hatte, die sie trösteten. Twilight Moons Mutter hatte, als das Kind seinen dritten Sommer erlebte, ihre Kleider fallengelassen und ihrer irdischen

Gestalt entsagt, um in der Geistigen Welt zu weilen. Der Vater hatte eine Witwe mit drei Töchtern geheiratet, die als Stammesschönheiten galten, und das Großziehen seiner leiblichen Tochter seiner neuen Frau überlassen. Twilight Moons neue Mutter war weder böse noch gemein zu ihr, aber sie war stolz und prahlte unablässig mit der Begabung ihrer drei tollen, begehrenswerten Töchter und würdigte ihre einsame Stieftochter keines ermunternden oder unterstützenden Wortes.

Das Haus voller scheinbar makelloser Stiefschwestern hatte am Selbstwertgefühl von Twilight Moon genagt, zumal es nach den Stammesgeboten undenkbar war, dass heranwachsende Mädchen ihre Väter mit irgendwelchen Problemen behelligten. Es oblag strikt den Frauen, die Mädchen des Stammes im Sinne der Traditionen zu erziehen und zu unterweisen. Ignoriert oder nur als notwendiges Übel betrachtet zu werden und dazu auch noch die erniedrigenden Bemerkungen der drei Stiefschwestern ertragen zu müssen, die sie fallenließen, wenn Erwachsene nicht dabei waren – all das hatte dazu geführt, dass Twilight Moon ihr Leben als leer und nahezu unerträglich empfand.

Die Hüterin der Ermutigung empfand die Situation als Herausforderung. An jenem Tag im Wald schloss GIVES PRAISE Twilight Moon ins Herz. Sie kümmerte sich viele Jahre lang fürsorglich um das gebrochene Herz des Mädchens und zeigte ihr, wie sie den Zauber des Lebens wiederfinden könne. Als Erstes nahm die Clanmutter das Mädchen in den Arm, wiegte sie hin und her und gab ihr zu verstehen, dass sie geliebt wurde und es einen sicheren Ort gab, an dem sie ihren Tränen freien Lauf lassen konnte. Die Hüterin des Zaubers lehrte Twilight Moon, sich auf all das Gute zu besinnen, das ihr widerfuhr, und dankbar zu sein für jede Lektion, die das Leben ihr erteilte. Manchmal zuckte GIVES PRAISE zusammen, wenn sie hörte, wofür sich Twilight Moon bedankte. Dass sie Swennio, dem Großen Geheimnis, für einen Tag dankte, an dem ihr niemand absichtlich ein Bein gestellt oder mit zynischen Bemerkungen ihrem Selbstwertgefühl zugesetzt hatte, führte der

Clanmutter vor Augen, dass der Schmerz noch immer sehr tief saß. Die Clanmutter ermunterte Twilight Moon weiterhin, zeigte ihr ihre Liebe und lobte sie für jeden Schritt, den das Mädchen meisterte.

In ihrem sechzehnten Sommer blühte Twilight Moon schließlich auf. Die Anmut, die ihr in jüngeren Jahren versagt geblieben war, brach sich plötzlich mit aller Macht Bahn und belohnte die junge Frau dafür, dass sie den Glauben an den Zauber des Lebens nicht verloren hatte. Dass Gives Praise sie gelehrt hatte, Dank zu sagen und damit Platz zu schaffen für die Fülle, die über diejenigen kommt, die in Schönheit wandeln, trug nun Früchte. Twilight Moon hatte nicht nur gelernt, allen Widrigkeiten zum Trotz dankbar zu sein, sondern auch, dem Guten, das ihr begegnete, Raum zu geben und es mit offenen Armen zu empfangen. Die Magie, die darin lag, sich in eine selbstsichere junge Frau zu verwandeln, konnte sich durch die mitfühlende und fürsorgliche Führung seitens Gives Praise so richtig entfalten. Die Nächte, in denen sich Twilight Moon still in den Schlaf geweint hatte, gehörten der Vergangenheit an. Sie war nicht nur zu einer gertenschlanken, geschmeidigen jungen Frau voll Grazie herangereift, sondern strahlte auch innere Stärke aus, die von der Verbindung zu ihrem Orenda und zum Großen Geheimnis zeugte. Aus ihrem früheren Schmerz heraus hatte das Mädchen Sensibilität für die Gefühle anderer entwickelt. Daraus entfaltete sich eine Sanftheit und Herzlichkeit, die jeden jungen Krieger des Stammes magisch anzog.

Daher überraschte es Gives Praise auch kaum, als Dancing Fire, der Sohn des Häuptlings, sieben Pferde und zehn Büffelfelle brachte und mit solch reichen Gaben bei Twilight Moons Vater um ihre Hand anhielt. Die junge Frau strahlte etwas ganz Besonderes aus, was die Leute bewog, sich nach ihr umzudrehen oder ihr voll Bewunderung hinterher zu blicken, wenn sie vorbeiging. Die Prägung alten Schmerzes hatte sich in körperliche Schönheit verwandelt – mehr noch: getreu ihrem Namen strahlte ein inneres Licht aus Twilight Moons Augen.

Großvater Sonnes pfirsichfarbene Strahlen bei Sonnenuntergang und das silberne Licht der aufsteigenden Gestalt Großmutter Monds – im Orenda der jungen Frau verschmolzen sie.

Als sie die Zwillinge zur Welt brachte, war es für Twilight Moon wie eine Offenbarung. All das Gute, für das sie in den Jahren der Heilung von den Schmerzen des Erwachsenwerdens dankbar gewesen war und das sie in ihrem Körper umhegt hatte wie die Samen der Zukunft, all das brach nun hervor. Die Namen, die sie ihren Zwillingen bei der Geburt gab, widerspiegelten Wesensmerkmale von ihr und ihrem Gefährten Dancing Fire. Sie nannte ihren Sohn Sun on Fire und ihre Tochter Rising Melon Moon. Unter diesen Namen kannte man die Zwillinge beim Stamm und auf ihrer Erdenreise.

Die Erinnerung an den weiten Weg, der zu dieser Zeremonie der Namensgebung im Schildkrötenhaus geführt hatte, tragen beide Frauen im Herzen. Twilight Moons Geschichte steht für das ganze Potential des menschlichen Geistes. Jene Zweibeinigen, die Glauben und Vertrauen besitzen und für jeden Segen und jede Lektion die das Leben ihnen schenkt, dankbar sind, schaffen Raum, um die Fülle des Großen Geheimnisses zu empfangen. Weil sich Twilight Moons Haltung in den Jahren emotionalen Schmerzes allmählich veränderte und auf eine andere Ebene hob, wurde ein Traum der Erfüllung geboren, der sie auch auf ihrem weiteren Erdenpfad glücklich machen würde.

Gives Praise spricht nun wieder und holt damit beide aus ihren Erinnerungen zurück in den besonderen Moment im Schildkrötenhaus. „Als Frauen stehen wir hier und danken allen unseren Verwandten für die Gaben, die unser Leben, das das Große Geheimnis uns schenkt, so reich und voller Überfluss machen. Als Mütter der Schöpferischen Kraft stehen wir hier und bitten in aller Demut auch weiterhin um die Segnungen des Lebens und des Atems, auf dass unsere Liebe im Leben dieser Zwillinge weiterwirkt. Als Clanmutter stehe ich hier und danke für die Gelegenheit, diesen seltenen Moment mit jemandem teilen zu dürfen, und für den Segen, den all die Geister schenken, die über diese Kinder wachen werden. Als weise Frau stehe ich hier und sage Dank für die Gute Medizin, die die Schöpfung in die Herzen dieser Familie gelegt hat, und dafür, dass jeder in ihrem Umfeld bis ans Ende ihrer Erdenreise von dieser Liebe berührt werden wird. DA NAHOE, es ist gesagt."

Die beiden Frauen beenden nun die Zeremonie, indem sie in Tiyoweh, in der Stille sitzen und ihre persönlichen Worte des Dankes still ausrichten. Dann nimmt jede einen Zwilling auf den Arm und sie gehen im Schildkrötenhaus im Uhrzeigersinn einmal im Kreis. Sie bleiben bei jedem Schild der Clanmütter stehen, um die Zwillinge rituell mit den Gaben jeder einzelnen Clanmutter und wurden gesegnet durch die Präsenz der Kristallschädel aller Dreizehn Clanmütter, in denen sich die spirituellen Lehren und die Weisheit offenbarten, die jede Clanmutter zu gewähren vermochte.

Als Twilight Moon und GIVES PRAISE mit den Zwillingen aus dem Versammlungshaus treten, steht Dancing Fire davor und wartet auf sie. Der freudestrahlende Vater nimmt GIVES PRAISE seine Tochter ab und geht mit seiner Familie und der weisen Frau den Weg zum See hinab. Die ganze Umgebung war für den Festtag vorbereitet und alle Stammesmitglieder haben zur Feier des Tages ihre wildlederne Festkleidung angelegt. Über den offenen Feuern wird Wapiti-, Hirsch- und Bisonfleisch gebraten und der verlockende Geruch von Kürbis- und Beerensuppe hängen in der Luft. Die Frauen reichen gerösteten Mais und wilde Knollen, gedämpften Kürbis und wildes Blattgemüse in länglichen Schüsseln, geschnitzt aus ausgehöhlten Baumstämmen. Für die Tänze ist ein großer Platz freigeräumt, die Powwow-Trommeln sind im Kreis angeordnet und warten auf ihren Einsatz. Die Menschen des Stammes können es kaum erwarten, ihrer Freude durch ausgelassenes Tanzen Ausdruck zu verleihen.

Nach diesem Tag, der voll und ganz dem Feiern gewidmet war, berühren die letzten Strahlen von Großvater Sonne den westlichen Horizont und verwandeln das Land des Himmelsvolks in ein Farbenmeer, das in allen Rot- und Violetttönen der Dämmerung erstrahlt. Am östlichen Himmel zeigt sich bereits Großmutter Mond und grüßt Großvater Sonne von gegenüber. Wie zwei Tänzer, die sich dazu einladen, sich mit Hand und Herz zu vereinen, segnen Sonne und Mond das Fest mit derselben himmlischen Pracht wie an dem Tag, als Twilight Moon geboren wurde. GIVES PRAISE ist nicht die Einzige, die die Bedeutung dieser Vorboten erkennt. Chief Bear Shield, der Vater von Dancing Fire, beobachtet still, wie die himmlischen Großeltern der Menschheit ihr Licht im Tanz vereinten.

Häuptling Bear Shield ergreift das Wort, um seinen Stamm auf das bevorstehende Tanzen einzustimmen: „Wir sind hier zusammengekommen, um die Geburt und den Beginn des spirituellen Lebens meiner Enkelkinder zu feiern. Wie bei jedem Neuzugang danken wir als Stamm dem Großen Geheimnis für die Generationen, die neugeboren werden und dafür stehen, dass das Leben weitergeht. Wir vertrauen darauf, dass ihr Leben die Lebenszyklen all unserer Verwandten beflügelt und bereichert. Wir sagen Dank, dass wir lebende, atmende menschliche Wesen sind, denen unsere Mutter Erde mit ihrem Reichtum und ihrem Überfluss alles geschenkt hat, was wir je brauchen. Unsere Großeltern, Großvater Sonne und Großmutter Mond, segnen das heutige Fest, indem sie uns ihre Gesichter zuwenden und zusammen am Abendhimmel tanzen. Die Zwillinge werden wie diese beiden Himmelstänzer großwerden und auf verschiedene, aber gleichermaßen schöne Weise unserem Stamm Gute Medizin bringen. Wenn wir nun diesen Neubeginn mit unseren Tänzen feiern, wollen wir des wertvollen Geschenks des Lebens gedenken, und dieses Fest soll Mutter Erde und Vater Himmel unsere Dankbarkeit bezeugen. DA NAHOE."

Daraufhin rufen laute Freudenrufe und der Rhythmus der Trommeln die Tänzer zum Tanz. Als Beschützer der Frauen, Kinder und

Stammesältesten betreten zuerst die Männer den Kreis. Wie immer gehen sie voran, erkunden den Weg und stellen sicher, dass die anderen ohne Bedenken folgen können. Dann treten die Frauen vor, einige mit Babytragen auf dem Rücken, damit die Babys den Rhythmus von Mutter Erdes Herzschlag durch den Takt der Trommeln spüren können. Die Kinder folgen, und schließlich nehmen die Ältesten ihre Ehrenplätze im Kreis ein. Sie repräsentieren die Weisheit der Jahre, die den Stammeskreis als eine große, weitverzweigte Familie zusammenhält.

Gives Praise steht neben Bear Shield und bewundert, wie die Tänzerinnen und Tänzer ihre Dankbarkeit durch Schritte und Tanzbewegungen zum Ausdruck bringen. Es scheint, als teile die ganze Welt das Hochgefühl dieser Nacht der glücklichen Herzen. Als Hüterin aller Zeremonien und Rituale betrachtet die Clanmutter ihre menschlichen Kinder und sieht das Gute in jedem. Still dankt sie für das Glück, das das Große Geheimnis in ihre Hände gelegt hatte. Die weise Frau weiß, dass jede Zeremonie und jedes Ritual ein Grund zum Feiern ist und dass jedes Fest Ausdruck der Dankbarkeit gegenüber dem Schöpfer aller Dinge ist. Wenn ihre menschlichen Kinder ihr Herz öffnen, um Dank zu sagen, öffnen sie auch ihr Herz, um die Freuden der Guten Roten Straße des Lebens zu empfangen und sich dazu zu bekennen.

Twilight Moon berührt den Medizinbeutel, den sie um den Hals trägt und der aus Elchleder und Truthahnfedern gefertigt war. Die junge Mutter erinnert sich daran, wie sie zu ihrem wahren Selbst zurückgefunden hatte, durch Elchs besondere Medizin der *Selbstachtung* und später durch Truthahns Medizin, *loszulassen und sich zu trennen vom eigenen Schmerz*. Twilight Moons treue Dankbarkeit hatte ihr das Leben beschert, von dem sie immer geträumt hatte, und sie hatte einen liebevollen Lebenspartner gefunden, der sie so achtete und respektierte, wie sie wirklich war. Nun, da sie den Himmelstanz von Großvater Sonne und Großmutter Mond gesehen hat, ist sich Gives Praise sicher, dass die beiden starken Kinder, die mit diesem Fest geehrt werden, dem Stamm Ehre machen werden, indem sie das Vermächtnis von Liebe und gegenseitigem Respekt, das ihre Eltern begründet hatten, weitertragen werden.

Die Clanmutter schaut zum Land des Sternenvolks hinauf und sieht, wie ein Wolkenwesen nah an Großmutter Mond herantreibt. Da sonst keine Wolken das Land des Himmelsvolks schmücken, sieht Gives Praise genauer hin und erkennt, dass die einsame Wolke ihre Form ändert und die von BISON annimmt, dem Totemtier der Clanmutter. Der weiße Wolkenbüffel treibt vor dem vollen Gesicht von Großmutter Mond vorüber. Dieser Anblick berührt GIVES PRAISE zutiefst. WHITE BUFFALO gibt der Clanmutter zu verstehen, dass die Medizin, die sie Twilight Moon mitgegeben hatte – Ermutigung, nährendes Lob und Liebe –, auf magische Weise den Boden bereitet hatte für den Traum eines einsamen kleinen Mädchens, so dass dieser Samen nun Früchte trug. Tränen der Dankbarkeit strömen aus den Augen der weisen Frau. Dadurch kann sie den Dank annehmen, den das große Geheimnis ihr entgegenbringt. Der Große Weiße Büffel des Reichtums und der Fülle zeigt ihr, dass ihre liebevollen Gaben durch alle Zeiten hindurch die verlorene Magie ins Leben jener Menschen zurückbringen kann, die bereit sind, Dankbarkeit zu zeigen für die unsichtbaren Wunder des Lebens, die in der Zukunft auf sie warten.

GIVES PRAISE - Die Lobpreisende

BECOMES HER VISION

Die Leuchtende Seele

Sie ist der Traum, erwacht zum Leben
und lebt ihn durch mich aus.
Ihr Herz ist nun geheilt, löst sich
aus dem Kokon und ist jetzt frei.

Mutter der Samenkörner des Wandels,
die sie hegt, wenn sie heranwachsen.
Du pflanztest einen Traum in mein Herz
um alles, was ich weiß, zu erhellen.

Du lehrtest mich, meiner Furcht zu entsagen,
meiner Angst, selbst zum Traum zu werden.
Du lehrtest mich, zu meiner Wahrheit zu stehen
und Selbstliebe und Selbstachtung zu finden.

Wenn ich zu all dem werde, was ich bin,
wollen wir zusammen fliegen.
Der Geist des Wandels spiegelt sich
im Auge des Condors.

Die Clanmutter des Dreizehnten Mondzyklus

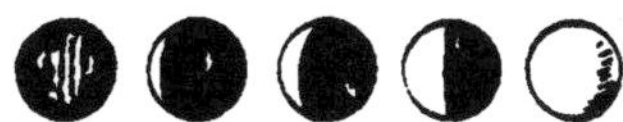

Becomes Her Vision – die die zu ihrer Vision wird – ist die Hüterin aller Zyklen des Wandels und der Transformation. Sie ist die Clanmutter des Dreizehnten Mondzyklus und die Hüterin des sich erhebenden Geists. Sie bringt den Kindern der Erde bei, wie sie ihre Geistige Essenz, ihr Orenda, in die Körper bringen, um zu einem lebenden Gefäß der Liebe zu werden, wie es das Große Geheimnis vorgesehen hat. Wenn die Menschen es schaffen, zu ihren eigenen individuellen Visionen zu werden, und wenn sie ihre Stärken und Fähigkeiten zum Wohle des Ganzen einsetzen, dann werden sie die Fünfte Welt des Friedens und der Erleuchtung einleiten und zu ihr werden. Sie lehrt uns, wie wir *zur Wahrheit werden*.

Becomes Her Vision ist die Mutter des Wandels, die uns zeigt, keine Lektion und keinen Zyklus der Transformation auszulassen, wenn wir uns geistig weiterentwickeln wollen. Sie erklärt, wie wichtig es ist, den eingeschlagenen Weg weiterzugehen und sich nicht davon abbringen zu lassen, vor allem nicht durch einschränkende Illusionen, die unsere persönlichen Visionen zerstören können. Dieser Transformationsprozess verwandelt Körper, Herz, Verstand und Geist der Menschen und aus einem begrenzten, endlichen Selbst wird die universelle, grenzenlose, kreative Verkörperung des Großen Geheimnisses und seiner Liebe. Wenn diese Transformation geschieht, können die Menschen ihr Orenda schließlich voll und ganz begreifen und verstehen, dass unsere Geistige Essenz riesig ist und eine Erweiterung des Großen Geheimnisses darstellt. Das Orenda umfasst Körper, Herz, Verstand und Geist, aus denen ein Mensch besteht. Bis diese einzelnen Teile ins Gleichgewicht finden – jede die Weite des allumfassenden Ganzen enthaltend – werden wir nie ganz verstehen, dass die Ewige Flamme der Liebe des Großen Geheimnisses in jedem Menschen steckt – in seinen Möglichkeiten, seinem Potential.

Becomes Her Vision lehrt uns, dass wir alles und nichts sind und dass alle Welten sowohl in uns als auch außerhalb von uns existieren. Diese Clanmutter weist uns darauf hin, dass jedes Mal, wenn wir uns verändern und zu unserer Vision werden, sich uns eine neue Vision offenbart mit einer noch größeren Perspektive. Die Entwicklung des Geistes ist wie eine ewige Spirale, auf der wir von einer Verständnisebene zur nächsten, von einem Medizinrad der Erfahrung zum nächsten getragen werden. Deshalb ist Becomes Her Vision auch die Hüterin des Persönlichen Mythos. Hinter jedem Geist steckt eine individuelle Legende, eine Geschichte einzelner Schritte und Übergangsriten, die aneinandergereiht schließlich zur Ganzheit führen. Mit jeder Entscheidung, die wir treffen, und jedem Ziel, das wir anvisieren, bestimmen wir, was unseren persönlichen Mythos ausmacht. Da jeder spirituelle Weg eine heilige Reise ist, gewoben aus dem Wunsch jenes Geistes zu Sein, erkennen wir die Einzigartigkeit jedes Menschen in dessen persönlichem Mythos. Jede Lebensform hat einen Platz in der Schöpfung, und weil allen ein freier Wille gegeben ist, setzt sich das vereinte Ganze aus den individuellen Pfaden aller Lebewesen zusammen. Becomes Her Vision registriert jede Entscheidung, die von einer beliebigen Lebensform getroffen wird, und auch, ob eine Entscheidung den persönlichen Weg des Individuums zur Ganzheit verändert und in welche Richtung sie ihn lenkt.

Becomes Her Vision lehrt die Menschheit, dass die letzte Vision, die eine endgültige Transformation bewirkt, die Entscheidung ist, einfach zu SEIN. Während unserer geistigen Entwicklung arbeiten wir oft mit Schubladen und Etiketten, um auszudrücken, wer oder was wir werden wollen. Dann entdecken wir, dass wir keine Etiketten brauchen – wir können zu unserer Vision werden, indem wir einfach wir selbst sind, und zwar in jedem x-beliebigen Moment. Die Entscheidung, alles und nichts zu sein, lässt die Etiketten verschwinden, die unseren Sinn für Ganzheit einschränken. Alle Schöpfung lebt innerhalb und außerhalb jedes menschlichen Wesens. BECOMES HER VISION zeigt uns, dass wir alle den Traum des Großen Geheimnisses verkörpern und gleichzeitig lebendige Beispiele der Visionen sind, die wir erschaffen, um unser Selbst auszudrücken.

BECOMES HER VISION lehrt ihre menschlichen Kinder, dass die persönlichen Träume mit jeder getroffenen Entscheidung und jeder gelernten Lektion wachsen und sich verändern. Ein Traum entwickelt sich immer weiter, wandelt sich und ist dauerhaft präsent. Wir sind, wer und was wir in jedem einzelnen Augenblick sind. Durch Entscheidungen, die den Weg zur Verwirklichung unserer Träume verändern, leben wir unsere Individualität aus. Diese Einzigartigkeit ist Teil des Plans. So will uns das Große Geheimnis zur Ganzheit führen. Wenn jeder Mensch als verwirklichter Traum seines geistigen und menschlichen Potentials auf Erden wandelt, dann geht der Whirling Rainbow Dream, der Traum von Weltfrieden und geistiger Erleuchtung in Erfüllung. Das Große Geheimnis verheißt uns Ganzheit und BECOMES HER VISION ist die Hüterin dieser Prophezeiung, sie hilft den Menschen, den Traum des WHIRLING RAINBOW wahr werden zu lassen.

Der Traum findet auf die Erde

Becomes Her Vision sitzt im nebelverhangenen Reich der Traumzeit und wartet darauf, dass ihre Zwölf Schwestern die ersten Lektionen ihres Erdenpfads abschließen. Ab und zu empfängt sie eine Vision dessen, was jede Einzelne gelernt hat, und kann so an deren Empfindungen und Erlebnissen teilhaben.

Immer, wenn eine Lektion in der physischen Welt beendet ist, verwahrt Becomes Her Vision die Essenz der neu erworbenen Weisheit ihrer Schwestern tief in ihrem Herzen. Jedes Gefühl und jede Erfahrung kostet sie aus und ist sich bewusst, dass es etwas sehr Besonderes und Seltenes ist, teilhaben zu können an all den Lektionen, die ihre Schwestern durch ihre ersten Übergangsriten lernen. Durch die körperliche Anwesenheit auf der Erde lernten sie, ihr Menschsein zu verstehen.

Als der Schmerz und die aus all den menschlichen Sorgen und Nöten resultierenden Enttäuschungen ihre Sinne durchdringen, muss Becomes Her Vision an ihre eigenen Ängste denken, in einen menschlichen Körper zu schlüpfen. Als alle Dreizehn zusammengekommen waren, um ihren Bund des Lebens, der Einheit und Gleichheit für alle Ewigkeit zu schließen und die Rollen aufzuteilen, in denen sie sich wiederfinden würden, hatte auch sie kurz menschliche Gestalt angenommen, war dann aber allein zur Traumzeit zurückgekehrt. Mutter Erde hatte Becomes Her Vision erklärt, dass ihre Schwestern zunächst ihre Fähigkeiten und besonderen Stärken verstehen und vervollkommnen müssten, ehe sie als wahrgewordener Traum aller Frauen auf der Erde wandeln konnte.

Während der Zeit, die sie allein in der Form- und Zeitlosigkeit der Gedankenwelt, der Geistwelt und der Traumzeit verbrachte, würde sie alle Gefühle, Gedanken und Erfahrungen der anderen Zwölf Clanmütter in sich aufnehmen, als seien es ihre eigenen. Wenn ihre Schwestern es schafften, sich zu ermächtigen und die Lektionen des Menschseins zu meistern, dann konnte sie das auch – einzig diese Überlegung hielt BECOMES HER VISION davon ab, ihren Ängsten nachzugeben. Die riesige Menge an Informationen und Emotionen, die auf BECOMES HER VISION einströmte, wurde durch ihre Erinnerung an das gefiltert, was sie in dem kurzen Moment körperlichen Daseins empfunden hatte. Sich an die Hochstimmung zu erinnern, die der WHIRLING RAINBOW DREAM und der Bund der SISTERHOOD bei ihr ausgelöst hatten, als die Dreizehn Schwestern ihn schlossen, das war leicht. Schwer war es hingegen, den Schmerz und die Trauer der Schwestern zu teilen, selbst wenn er später durchsetzt war von Erfolg und positiven Empfindungen.

Als sie als eine der dreizehn Verkörperungen von Mutter Erde ausgewählt wurde, um deren bedingungslose Liebe zur Menschheit zu repräsentieren, begriff BECOMES HER VISION, dass sie es nehmen musste, wie es kommt. Bevor sie in menschliche Körper schlüpften, wurden alle Dreizehn Clanmütter darauf eingestimmt, was es hieß, ein Mensch zu sein. Sie alle waren fest entschlossen, mit offenen Augen auf Erden zu wandeln. Mutter Erde hatte ihren Töchtern nicht das geringste Detail erspart und ihre dreizehn Verkörperungen sehr genau in der Kunst des Perspektivwechsels unterwiesen, damit sie in kritischen Situationen wieder Harmonie und Schönheit herstellen konnten. Da BECOMES HER VISION die unangenehmen Erfahrungen ihrer Schwestern mitbekam, sah sie auch, wie leicht man vom Sturm menschlicher Gefühle und erschütternden Ereignissen mitgerissen wurde.

Nun, da alle Lektionen, die zum ersten Übergangsritus ihrer Zwölf Schwestern gehörten, abgeschlossen waren, war es an BECOMES HER VISION, einen Kokon für sich zu weben, um alles, was erfahren und erlebt worden war, darin und damit in sich aufzunehmen und als Wissendes System zu fungieren. Innerhalb des Kokons würde die Dreizehnte Clanmutter die Visionen der anderen in vollem Umfang nacherleben.

BECOMES HER VISION ist der Katalysator, der alles Gift des Schmerzes und der Sorgen in neues Verständnis verwandelt, alle Illusionen und alten Glaubenssätze in ein heilendes Wissendes System. Von ihrem menschlichen Körper, der sich im Kokon bildete, würden Dreizehn Kristallschädel geboren. Die Orendas der anderen zwölf Clanmütter würden mit ihrem eigenen verschmelzen und die Dreizehn Geistigen Essenzen sich zu einer Ganzheit vereinigen. Die Dreizehn Kristallschädel würden dann das Wissende System von Mutter Erde und das Weibliche Prinzip aufnehmen und für die Menschheit bewahren bis zum Ende aller Tage.

BECOMES HER VISION wickelt sich in die hauchdünnen Fäden von Großmutter Monds Licht und während der spirituelle Kokon von der Traumzeit in die physische Welt getragen wird, lässt sie Großmutter Spinne einen physischen Kokon daraus weben. Dieses kostbare Bündel trägt Hinoh, der Thunder Chief, durchs Land des Himmelsvolks und beschützt die Tochter von Mutter Erde. Als Kriegerhäuptling des Himmelsvolks und Bruder des mächtigen Donnervogels kommt ihm die ehrenvolle Aufgabe des Beschützers zu, was von Hunderten Menschen wahrgenommen wird. Den Zweibeinigen, die den Himmel beobachten, scheint es, als habe eine große Wolkenformation die Form eines riesigen Kriegers angenommen, der eine Babytrage auf den Armen hält und durch die unendlichen Weiten des violettblauen Raums trägt. Keine weitere Wolke ist zu sehen. Der erhebende Anblick des Wolkenkriegers, angestrahlt von Großvater Sonnes leuchtend goldenem Licht, lässt die Menschen, die die Zeichen am Himmel zu deuten wissen, erahnen, dass etwas Großes sich ankündigt.

Innerhalb des Kokons schläft BECOMES HER VISION, eingekuschelt in ihr Nest aus flaumweichen Wolken. Die innere Reise der Dreizehnten Clanmutter beginnt in dem Moment, als der Kokon ins Kraftfeld von Mutter Erde gelangt. Ihre Anziehungskraft zieht die Mutter des persönlichen Mythos näher und näher heran, hin zu Mutter Erdes Herzen. Hinoh kann die Gelassenheit und innere Ruhe seines schlafenden Schützlings durchs fein gesponnene Netz ihres Kokons spüren und legt sie sehr vorsichtig auf dem Rücken von CONDOR ab, dem größten Geflügelten Wesen der physischen Welt.

Condor breitet ebenso vorsichtig seine mächtigen Schwingen aus, erhebt sich in die Lüfte und trägt BECOMES HER VISION rund herum um Mutter Erde und schließlich zur gewaltigen Höhle, die ins Innere der Erde führt. Hier nimmt Condor seiner Aufgabe als Hüter des Whirling Rainbow Dream wahr. Als er den Kokon, in dem die Verheißung einer zukünftigen Welt des Friedens liegt, in den tiefen Raum hinabsenkt, in dem das Herz von Mutter Erde schlug, erstrahlt seine Medizin – *Leben, Einheit und Gleichheit bis in alle Ewigkeit.*

Monde vergehen, in denen BECOMES HER VISION von NACHTFALTER träumt, der dicht über der Ewigen Flamme der Liebe umherflattert. Mit Hilfe von Nachtfalters Medizin, *das nicht greifbare des Geistes in die greifbare Welt zu bringen*, bringt sie das Licht des Geistes dazu, einen menschlichen Körper zu formen, den sie in ihrem Kokon birgt. FLAMINGO kommt in ihre Träume, bringt seine Medizin, *das menschliche Herz zu öffnen*, und hilft der Clanmutter dadurch die Ewige Flamme in ihrem Wesen aufzunehmen und die Fähigkeit zu Mitgefühl und bedingungsloser Liebe zu entwickeln. Das Gackern von HUHN lässt sie tiefer in ihren innersten Kern sinken und gebietet ihr, *sich um die unausgebrüteten Eier ihrer eigenen Medizin zu kümmern*, solange sie noch im Kokon ruhen. GAZELLE kommt und lehrt sie *Trittsicherheit*, so dass sie die letzten Reste ihrer Unsicherheit und Angst überwinden kann. LEOPARD springt durch ihre Kokon-Visionen und zeigt ihr seine Medizin, *die Muster zu verstehen, die zu Selbstbeherrschung führen*, so dass sie aus all der Weisheit lernen und sie meistern kann, die ihre Schwestern, die anderen Clanmütter, zusammengetragen und ihr zugänglich gemacht haben. Jedes der Geschöpfe, die ihre Totemtiere sein werden, wenn sie auf Erden wandelt, teilt großzügig seine besondere Medizin mit BECOMES HER VISION, während sie hineinwächst in den erweckten Traum.

Um den elften Mond ihres Übergangs herum wird Becomes Her Vision von SCHMETTERLING aufgesucht, um der Clanmutter anzuzeigen, dass die letzte Phase ihres Übergangsritus erreicht sei. Der Moment, ihren Kokon zu verlassen, steht kurz bevor. Schmetterling spricht zur Mutter der Transformation und weiht sie in alle Geheimnisse des Wandlungsprozesses ein, damit die Clanmutter die Kunst der Transformation weitergeben und anderen beibringen kann, sich und ihr Leben zu ändern.

Da sehen beide, BECOMES HER VISION und Schmetterling, die Maske, die die Clanmutter eines Tages tragen wird, wenn sie mit den anderen Zwölf Clanmüttern zu Rate sitzt. Der zentrale Teil hat die Form eines Schmetterlings mit Fühlern aus Federn. Hinter den vier zarten Schmetterlingsflügeln kommen die mächtigen Flügel von Condor zum Vorschein, die den zierlichen Körper seiner kleine Insektenschwester stützen, während sie auf seinen Schultern sitzt. Zu beiden Seiten der Schmetterlingsflügel, auf Condors breitem Rücken, blitzen zwei große, glutrote Augen zwischen den Federn hervor.

BECOMES HER VISION und Schmetterling hatten noch nie solche Augen gesehen. Sie finden es seltsam, dass sie das Gleiche träumten. Was sie aber von den ungewöhnlichen Augen halten sollen, aus denen Flammen zu schlagen und die die Dunkelheit mit allwissender Direktheit zu durchdringen scheinen, das wissen beide nicht. Aber einig waren sich die beiden Freunde, dass es nun, in der letzten Entwicklungsphase, an der Zeit sei, dass die Clanmutter diesen Teil des Traums mit ihrem inneren Wissen verband, ehe sie sich aus ihrem Kokon erhob.

Die Mutter des Wandels wusste um die Komponenten, aus denen

jedes Partikel der Schöpfung besteht, und so ruft sie die Chiefs der Luft-, Erd-, Wasser- und Feuerclans, um ihr bei ihrer bevorstehenden Reise beizustehen. Die Clanchiefs erklären BECOMES HER VISION, dass diese Reise nicht außerhalb ihres Selbst stattfinden und auch nicht in die Traumzeit hineinführen wird – diese Reise würde sie in den innersten Kern ihres eigenen Seins führen. Die Vier Elemente würden ihren Gedanken folgend verschmelzen, aber wohin sie sich wenden, hinge davon ab, wie sie sich auf die Vision fokussierte, durch die sie selbst zur Wahrheit würde. So erklären es die Vier Clanchiefs, und sie versteht. BECOMES HER VISION begreift, dass sie ihre eigene Medizin einsetzen muss, um die Vision ihres wahren Selbst zu erschaffen, und dass das Große Geheimnis ihr den freien Willen gegeben hat, den sie braucht, um diese Aufgabe zu erfüllen. Sie ist die Schöpferin der Wahrheit, zu der sie selbst werden wird, und diese Wahrheit wohnt in ihrem Orenda.

So Unwichtiges wie Zeit hatte BECOMES HER VISION längst aus den Augen verloren, und so reist sie in einem Moment, der ihr ewig vorkommt, in Wirklichkeit aber den kurzen Augenblick zwischen ihrem Ein- und Ausatmen dauert, in die Weite ihres Orenda. Als sie in ihrer eigenen Imagination ankommt, sieht sie sich selbst auf einer offenen Prärie, über der Bodennebel dahinwabert. Dort steht sie in einem Kreis aus Heiligen Steinen, die ein riesiges Medizinrad bilden. Sie blickt zur Stelle des ersten Mondzyklus im Medizinrad und erkennt ihre Schwester TALKS WITH RELATIONS, die ihr in die Augen sieht und sie anlächelt. Durch den Nebel kommt TALKS WITH RELATIONS ein paar Schritte auf sie zu und umarmt BECOMES HER VISION, die in der Mitte des Medizinrads steht. In aller Stille gibt TALKS WITH RELATIONS ihrer Schwester ein Geschenk und kehrt dann an ihren Platz auf dem äußeren Rand des Medizinrads zurück.

BECOMES HER VISION blickt auf ihre Hände und sieht, dass sie eine wunderschöne Muschel erhalten hat, orangefarben, fächerförmig und flach, die an einer Lederschnur hing. Als sie sich die Kette um den Hals legt, hallt TALKS WITH RELATIONS' Stimme in BECOMES HER VISION Herz wider.

„Diese Muschel ist ein Symbol, das uns lehrt, auf die Stimme aller zu hören, mit denen wir verwandt, zu denen wir eine Beziehung eingegangen sind. Durch sie finden wir stets zur Weisheit der natürlichen Welt. Wenn wir auf ihre Rhythmen und die Rhythmen unserer eigenen Gefühle hören, werden wir *die Wahrheit lernen* über uns selbst und All Unsere Verwandten innerhalb der Planetarischen Familie." BECOMES HER VISION dankt ihrer Schwester durch ein Handzeichen und wendet sich der Position des zweiten Mondzyklus zu.

Ihre zweite Schwester WISDOM KEEPER tritt vor, umarmt sie und händigt ihr still ein weiteres Geschenk aus. WISDOM KEEPERS Augen strahlen ihre dreizehnte Schwester voller Liebe an, dann geht sie zu ihrem Platz am äußeren Rand des Kreises zurück. Als BECOMES HER VISION die graue Feder in ihrer Hand sieht, lächelt sie in sich hinein und hört in diesem Moment die Stimme ihrer zweiten Schwester in ihrem Innern.

„Diese graue Feder ist das Symbol der Freundschaft, das uns lehrt, die Wahrheit in allem zu ehren. Von uns soll keine Bedrohung für andere ausgehen. Die Feder trägt die Medizin hoher Ideale in sich, und wie die Geradlinigkeit der Schwanzfeder wird sich der Pfad der Wahrheit vor uns öffnen und uns, wenn wir die Wahrheit in allen Dingen achten, den Weg weisen. Wer lernt, *die Wahrheit zu ehren*, die im Sacred Point of View, der ureigenen heiligen Perspektive jedes Einzelnen steckt, gewinnt wahre Weisheit, versteht sie, erinnert sich ihrer und bewahrt sie in heiligem Vertrauen für alle Zeit."

Als WISDOM KEEPERS Stimme verklungen ist, nähert sich WEIGHS THE TRUTH, umarmt ihre Schwester und legt leise ihr Geschenk in Becomes Her Visions Hände. WEIGHS THE TRUTH herzliches Lächeln umhüllt ihre dreizehnte Schwester und strahlt reine Freude aus. Still kehrt die Mutter der Gerechtigkeit an ihren Platz im Medizinrad zurück und ihre Stimme erfüllt BECOMES HER VISIONS Sinne.

„Schwester, dies ist ein brauner Stein, der dich an den Boden unserer Mutter Erde und an deine Verbindung zu ihr erinnern soll. Durch unsere Verbindung zu Mutter Erde werden wir selbstbestimmt und finden die Anerkennung, die wir brauchen, um die Wahrheiten des menschlichen Lebens abzuwägen. Nimmst du das Steinwesen in eine Hand und lässt die andere leer, kannst du die Weisheit der physischen Welt mit der Schwerelosigkeit der geistigen Welt abwägen. Wenn du beide in Balance und Einklang bringst, kannst du *die Wahrheit annehmen.*"

BECOMES HER VISION hält inne, verinnerlicht die Worte ihrer Schwester WEIGHS THE TRUTH und wendet sich dann der Stelle zu, wo die Vierte Clanmutter LOOKS FAR WOMAN steht. Als diese Schwester auf sie zugeht, ebenso schweigend wie die anderen, bemerkt BECOMES HER VISION erstaunt das Funkeln in ihren Augen. Unablässig schimmert Licht aus ihnen und BECOMES HER VISION versteht, dass von LOOKS FAR WOMANS Fähigkeit zu sehen etwas Strahlendes ausgeht. Sie umarmen sich und das Geschenk wird übergeben. LOOKS FAR WOMAN kehrt an ihren Platz im Kreis zurück.

„Dieses pastellblaue Mineral symbolisiert die Gabe der Prophezeiung, die vom Klarsehen herrührt. Wie die Farbe des Wassers, welches unsere Gefühle birgt, hilft dir das Mineral, die Wahrheit zu erspüren in dem, was du siehst. *Die Wahrheit zu sehen*, Schwester, bedeutet, dein inneres Potential zu entdecken und deine Träume zu verstehen. Du solltest der Wahrheit deiner Gefühle und Sinneswahrnehmungen vertrauen."

LOOKS FAR WOMANS Stimme verklingt und LISTENING WOMAN erscheint, bietet ihr eine Umarmung und ein Geschenk an. BECOMES HER VISION ahnt, was es mit dem Geschenk und der Medizin ihrer fünften Schwester auf sich hat, denn sie kann die Stimmen ihrer anderen Schwestern im Innern wahrnehmen. Mit dieser neuerworbenen Fähigkeit beginnt sie, ihre persönliche, ganz individuelle Ganzheit zu begreifen. LISTENING WOMANS Stimme hallt mit glockenhellen Tönen in den Gedanken von BECOMES HER VISION wider, als sie spricht.

„Du hörst gut zu, Schwester. Mein Geschenk ist diese seltene schwarze Muschel, die aus den Meeren unserer Mutter stammt. Mit ihrer Dunkelheit erinnert sie dich daran, dass man die Leere des Unbekannten nicht zu fürchten braucht, sondern Zugang erhält und sie begreifen kann, wenn man nur auf die Stimme seines Orenda hört. Durch die Stimmen der Ahnen und All Unser Verwandten wirst du *die Wahrheit hören* und Ganzheit finden."

BECOMES HER VISION lächelt dankbar, während LISTENING WOMAN zur Position des fünften Mondzyklus im Medizinrad zurückkehrt. Dann tritt STORYTELLER aus dem Nebel, die Schwester des sechsten Mondzyklus, und bringt BECOMES HER VISION ein weiteres Geschenk. Sie umarmen sich und BECOMES HER VISION schaut sich die Gabe an, während STORYTELLER bereits wieder auf dem Weg zu ihrem Platz ist. STORYTELLER volltönende, unverwechselbare Stimme hallt im Innern von BECOMES HER VISION nach und erklärt, was es mit der Medizin ihres Geschenks auf sich hat.

„Man sagt, die rote Farbe dieser Blumensamen entstand, als die Plazentas und das unter der Geburt der ersten Menschengeneration vergossene Blut dem Boden von Mutter Erde zurückgegeben wurden. Diese Samen sind mein Geschenk für dich, meine Schwester, die dich immer an die Samen von Glauben und Vertrauen erinnern sollen, die uns eins sein lassen mit dem Großen Geheimnis. Wenn wir Demut, Glauben und Vertrauen lernen und unsere Unschuld bewahren, wird uns die Stärke zuteil, *die Wahrheit zu sprechen*."

BECOMES HER VISION sagt ihrer Schwester STORYTELLER Dank, nicht mit Worten, sondern lässt ihre Dankbarkeit aus ihrem Herzen strahlen. Dann wendet sie sich LOVES ALL THINGS zu, die die Position des siebten Mondzyklus verlässt, zu ihr in die Mitte des Kreises tritt und ihr Geschenk übergibt. Ihre Umarmung berührt BECOMES HER VISION sehr, ihr Herz füllt sich und fließt fast über, denn sie spürt die bedingungslose Liebe, die dem Herzen von LOVES ALL THINGS entströmt. Sie dankt ihrem liebenden Gegenüber für die Umarmung und schaut sich LOVES ALL THINGS' Geschenk an, während diese sich zurückzieht.

„Dieses gelbe Metall hat viel Leid ausgelöst unter den Zweibeinigen, aber dass viele den krummen Pfad beschritten, beruhte auf einem Missverständnis ihrerseits. Sie glaubten, es handele sich um Großvater Sonnes zu Materie gewordene Liebe, und dass derjenige, der das meiste Metall besaß, mehr geliebt würde als die anderen. Ich gebe es dir als Erinnerung an die bedingungslose Liebe, die ebenso den Fehlgeleiteten und die Verwundeten gebührt. Die Lebewesen zu lieben, die unsere Liebe erwidern, ist leicht. Uns selbst zu lieben, das ist schwer. Möge dieses goldene Metall die Liebe symbolisieren, die wir finden müssen, um Mensch zu sein. Um *die Wahrheit zu lieben*, müssen wir jede Lebensform als unser Spiegelbild ansehen und alle Wahrheiten lieben, die es repräsentiert."

Als BECOMES HER VISION bewußt wird, was für ein Leben LOVES ALL THINGS geführt und wie ihre Schwester die Weisheit bedingungsloser Liebe gefunden hat, steigen ihr Tränen in die Augen. Sie holt tief Luft und wendet sich der nächsten Schwester zu. Da steht SHE WHO HEALS mit ihrem Geschenk bereits vor ihr. Sie begrüßen sich mit einer herzlichen Umarmung und BECOMES HER VISION nimmt die Gabe ihrer Schwester entgegen. Als SHE WHO HEALS wieder an ihrem Platz steht, durchdringt ihre Stimme BECOMES HER VISIONS inneres Wissen. Und das in allen Schattierungen schillernde Blau, das von den Flügeldecken KÄFERS ausstrahlt, schimmert durch den Nebel.

„Mein Geschenk soll dich daran erinnern, dass alles wiederkehrt, die Abläufe sich jedoch ändern, ebenso wie wir. Die Fähigkeit des menschlichen Geists, nach der scheinbaren Zerstörung durch qualvolle Erfahrungen und unerträgliche Umstände wiedergeboren zu werden, lehrt uns, dass Heilung immer möglich ist. Uns dessen zu erinnern und uns selbst zu heilen und dann anderen zu dienen, indem wir ihnen zeigen, wie sie sich selbst heilen können – das bedeutet, *der Wahrheit zu dienen*. Jede Lebensform kann Heilung erfahren und wiedergeboren werden. Die Schulung der Intuition setzt die Fähigkeiten des inneren Wissens frei und ermöglicht es, intuitive Heilung in sich selbst zu finden."

SETTING SUN WOMAN verlässt die neunte Position auf dem Medizinrad, tritt an BECOMES HER VISION heran und reicht der dreizehnten Schwester das, was sie ihr mitgebracht hat. BECOMES HER VISION nimmt das Geschenk entgegen, umarmt die Schwester und dankt ihr still, während SETTING SUN WOMAN an ihren Platz im Medizinrad zurückkehrt.

„Dieses Salbeibündel symbolisiert den richtigen Einsatz unseres Willens. Die Pflanzenwesen wissen, dass sie sich auf Mutter Erde verlassen können – eine Lektion, die wir von ihnen lernen können. Wir müssen Verantwortungsbewusstsein entwickeln, indem wir für zukünftige Generationen vorsorgen – durch menschliches Handeln und durch Rücksichtnahme. Wir besitzen die Fähigkeit zur Achtsamkeit, können heute *die Wahrheit leben* und für morgen vorsorgen."

BECOMES HER VISION versteht die Worte der Schwester, dankt ihr und wendet sich WEAVES THE WEB zu, die in die Kreismitte tritt. WEAVES THE WEB überreicht ihr eine rosa Blume, umarmt sie lächelnd und nimmt dann wieder ihren Platz an der zehnten Position des Medizinrads ein.

„Diese Blüte war einst ein Samenkorn, das versunken in wohlig warmer Dunkelheit im Leib von Mutter Erde ruhte, auf das Wasser der Schöpfung wartete und auf wohlwollenden Sonnenschein, um sein schöpferisches Potential zu entfalten. Das Rosa steht für die Kreativität und die Blüte erinnert uns daran, dass wir, wenn wir unsere Hände benutzen und Objekte voller Schönheit erschaffen, wir uns eigentlich selbst lehren, unsere Kreativität einzusetzen, um unsere Träume zu verwirklichen und die Knospen unserer Visionen aufblühen zu lassen. Durch Arbeit werden wir zu den Erbauern jener greifbaren Träume und können viel Schönes in unserer Welt erschaffen. All unsere Kreativität zu nutzen bedeutet, *mit der Wahrheit zu arbeiten*."

Als WEAVES THE WEB Stimme verklingt, nähert sich WALKS TALL. Sie umarmt BECOMES HER VISION, überreicht ihrer Schwester lächelnd das elfte Geschenk und BECOMES HER VISIONS ausdrucksstarke Augen signalisieren ihr wortlos tief empfundenen Dank. WALKS TALL kehrt an ihren Platz im Kreis zurück und BECOMES HER VISION blickt auf den überreichten Gegenstand in ihren Händen. Ein weißes Knochenstück, das WALKS TALL kunstvoll geschnitzt und mit allerlei Mustern versehen hat.

„Dies sind die Muster der Anziehungskraft, die uns lehren, was wir behalten und wovon wir uns trennen sollen. Wir lernen, *zur Wahrheit zu stehen*, wenn wir erkennen, welche Erfahrungsmuster wir immer wieder aufs Neue anziehen. Wenn wir auf der Roten Straße des Lebens Problemen begegnen, sollte uns klar sein, dass die Muster unserer Worte eine schwierige Situation womöglich erst angezogen haben. Dieser Knochen schenkt uns die Kraft der Struktur. Destruktive Muster können wir jederzeit ändern, wir brauchen nur unsere Begrenzungen loszulassen und die Struktur aufrechtzuerhalten, die notwendig ist, damit wir zu unseren Worten stehen und ihnen Taten folgen lassen können."

BECOMES HER VISION nickt und muss an die harten Lebenslektionen denken, anhand derer sich WALKS TALL WOMAN diese Wahrheiten erworben hat. Dankbar dafür, dass sie sie daran teilhaben ließ, nickt sie ihrer Schwester noch einmal voller Mitgefühl zu. GIVES PRAISE hat während dieses wortlosen Austauschs zwischen BECOMES HER VISION und WALKS TALL still gewartet. Als sich BECOMES HER VISION ihrer zwölften Schwester zuwendet, die sie feierlich und verständnisvoll lächelnd begrüßt, klopft ihr das Herz vor Freude. GIVES PRAISE erhebt die Augen zum Land des Himmelsvolks, öffnet zum Dank die erhobenen Hände gen Himmel und legt ihr Geschenk in die Hände der Schwester. Dann kehrt die zwölfte Clanmutter auf ihren Platz im Medizinrad des Lebens zurück. BECOMES HER VISION bestaunt das Geschenk und lauscht GIVES PRAISES Stimme, die in ihr Bewusstsein dringt.

„Dieses Geschenk soll an das Fest des Lebens erinnern, das du symbolisierst, und an den persönlichen Dank, den ich dir aussprechen möchte, Schwester. Du hast hart gearbeitet, um all das zu werden, was du sein kannst, und dieser Aufwand ist eine seltene Gabe. Die purpurne Farbe dieses Schmetterlingsflügels enthält meine Medizin und deine. Sie erinnert uns an die Transformation, die du durchlebst. Auch steht die Farbe Lila für die Dankbarkeit für deinen Übergangsritus. Die Heilung, die alle Menschen auf der Roten Straße des körperlichen Lebens erwarten können, wird möglich, wenn sie das Leben feiern und *für die Wahrheit dankbar sind.*

Jede deiner Schwestern hier im Kreis des Medizinrads ist dankbar für all die Lektionen, die wir mit dir teilen konnten. Früher oder später werden alle Frauen an jeder Position dieses Rads der Schwesternschaft stehen. Jeder Mann, der sich entschließt, die weibliche Seite seines Wesens zu heilen, wird folgen. Jedes menschliche Wesen kann durch die Heilungslektionen, die uns die dreizehn Verkörperungen von Mutter Erde mitgeben, zu seiner eigenen Vision werden. Für diese Medizin sind wir aus tiefstem Herzen dankbar."

Als die Stimme von GIVES PRAISE verklingt, löst sich das, was wie Nebel ausgesehen hat, auf und gibt den Blick frei auf den GREAT SMOKING MIRROR, den Großen Rauchenden Spiegel, der sich dahinter verborgen hat. Die glühenden Augen, die die dreizehnte Clanmutter in der Vision ihrer späteren Maske gesehen hatte, blicken ihr wie die feurig glühenden Augäpfel eines riesigen Tiers aus dem Spiegel entgegen.

Dazu hallt eine dröhnende Stimme aus dem Großen Rauchenden Spiegel. Der Rauch zieht erneut umher, lichtet sich und überzieht BECOMES HER VISION mit einem Gefühl gesteigerter Wahrnehmung. Dann beginnt der Spiegel zu sprechen.

„Schau in die Augen der Gefiederten Schlange! Sie ist die Hüterin des WHIRLING RAINBOW DREAM, des Traums von der Ganzheit. In ihren feurigen Drachenaugen wirst du die Wahrheit all dessen sehen, was war und was jemals sein wird."

BECOMES HER VISION erschrickt, als das Tier erneut vor ihren Augen auftaucht. Eine riesige REGENBOGENEIDECHSE mit flammenden Augen und den Flügeln des Condors bricht krachend durch den Großen Rauchenden Spiegel, dessen Oberfläche zerspringt, als bestünde der Rauch aus Glas. In den feurigen Augen heben sich das Gute und Böse der Welt auf, alle Illusionen und Trugbilder zersplittern und die Reinheit der Ewigen Flamme der Liebe zeigt sich. BECOMES HER VISION wird in das Feuer gezogen, bis sie selbst zur leuchtenden Flamme wird, die im Innern aller Dinge lodert. Als sie sich umdreht, sieht sie, wie die riesige Eidechse die Flucht ergreift, das Medizinrad wieder und wieder umkreist, bis sie selbst zu einem wirbelnden Regenbogen wird, der die gesamte natürliche Welt umspannt.

Als BECOMES HER VISION die Geistesgegenwart aufbringt, sich umzusehen, sind alle ihre Schwestern verschwunden. In ihrer Verwirrung fängt sie an, nach ihnen zu suchen und nähert sich dabei den Überresten des Great Smoking Mirror, die zu Hunderten am Boden liegen. Als sie sie betrachtet, sieht sie hundertfach ihr eigenes Spiegelbild. Aber ihr Gesicht wandelt sich immer und immer wieder und sie sieht, dass ihre Schwestern sie eine nach der anderen aus den Spiegelscherben heraus anlächeln. In ihrem Bewusstsein steigt etwas auf, während eine Stimme ihr von weit her etwas zuflüstert. Als die Clanmutter etwas zu Kräften gekommen ist, durchdringt die Stimme ihres Orenda die Verwirrung und spricht zum Herzen der Hüterin des Persönlichen Mythos.

„Selbst meines Selbst, du bist nun bereit, *zur Wahrheit zu werden*. Alle deine Schwestern sind Spiegelbilder deiner selbst. Das Trugbild, du seiest separat, ihr alle wäret einzeln, wurde nun zerstört. Schau in dein Wesen und erzähle mir, was du wahrnimmst, wenn du davon ausgehst, dass wir alle eins sind."

Becomes Her Vision sieht, dass sich der Kokon um sie herum, der sich, wie es scheint, im höhlenartigen Innern der Erde befindet, zu öffnen beginnt. Doch alles geschieht in ihrem Innern. Erstaunt sieht sie zu, wie sich ein Schmetterling aus kristallklaren, hauchdünnen Fäden aus Licht aus dem Kokon löst. Egal in welche Richtung sich Schmetterling dreht, Becomes Her Vision kann immer alle Farben sehen, die Präsenz aller Lebensformen spüren und hören, wie alle Lebensrhythmen zu einem harmonischen Einklang finden. Schmetterling klappt die Flügel zusammen, öffnet sie wieder und zum Vorschein kommt ein Kristallschädel. Dreizehn Mal öffnet und schließt Schmetterling seine Flügel und gebärt die Kristallschädel der Dreizehn Clanmütter.

Die Vision ändert sich und Becomes Her Vision sieht, wie Schmetterling die Form einer schönen, schimmernden Frau annimmt. Allmählich wird sie in die leuchtende Gestalt hineingezogen und im nächsten Augenblick findet sie sich in ihrem funkelnden Lichtkörper wieder. Sie schaut auf ihre Hände und sieht, dass sie sich in menschliche Hände aus Fleisch und Blut verwandeln. Das Gefühl von Körperlichkeit ist berauschend. Ihr Fleisch wird zu einer Ganzheit und beherbergt all ihr Wissen, ihre Gefühle und ihr Herz – das in bedingungsloser Liebe schlägt. Das, was ihr Kokon gewesen ist, dehnt sich aus in die endlose Weite des Weltraums, Erde und Himmel einschließend. Der geöffnete Kokon von Becomes Her Visions ist gewebt aus ihrem Orenda. Ihre Geistige Essenz dehnte sich immer weiter aus, weit über ihr menschliches Wahrnehmungsvermögen hinaus, und stellt die Verbindung her zu allen Welten, die im Großen Geheimnis existieren.

Becomes Her Vision wird zur Wahrheit des erwachenden Traums. Sie wandelt auf der Erde und findet die anderen Zwölf Clanmütter, die geduldig ihre Ankunft erwarten. Sie teilte ihnen ihre Vision mit und die Ereignisse ihres Übergangsritus. Die Dreizehn Schwestern gehen zur Stelle, die Mutter Erde gezeigt hat, und finden ein Medizinrad vor. Auf jedem der zwölf Steine, die den äußeren Kreis bilden, steht ein Kristallschädel, und auch auf dem Stein in der Kreismitte steht einer. Hier, an dieser Stelle, im Zentrum von Turtle Island, bauen die Dreizehn Clanmütter ihr Versammlungshaus, das Turtle Council House.

Becomes Her Vision wandelt auf Erden als verwirklichter Traum zweier Welten der Zeit, und sie und ihre Schwestern teilen ihre Medizin mit allen Menschen. Die Mutter des Wandels weiß, dass sie auf ihrem Erdenpfad immer neue Lektionen lernen wird, aber das Fundament, auf dem ihre Erfahrung aufbaut, ist gelegt. Ihr Traum vom Kokon hat ihr gezeigt, dass der Great Smoking Mirror Recht hatte – es gibt nur eine Frau und nur einen Mann auf unserem Mutterplaneten, aber beide haben Milliarden Gesichter.

Becomes Her Vision singt sich in die Herzen aller Kinder der Erde und erinnert sie an die Verheißung des Traums vom Whirling Rainbow und an ihre Aufgaben beim Verwirklichen dieser Vision. Jedes Kind der Erde, das nach dem Licht der Ewigen Flamme der Liebe sucht in dem Bestreben, die Wahrheit zu sein und zur eigenen Vision zu werden, kann sie um Hilfe bitten. Als Hüterin des Form annehmenden Geistes lehrt sie uns, die Wahrheit der grenzenlosen Geistigen Essenz unseres Orenda in unseren menschlichen Körper zu holen und so unser gemeinsames, unbegrenztes Potential auszuschöpfen, um einen Traum zu erschaffen, den alle Lebensformen mitträumen können.

Becomes Her Visions Lied von der Ganzheit erinnert uns: „Du bist – wann immer du dich entscheidest, zu Sein."

Becomes Her Vision - Die Leuchtende Seele

Schlussbemerkungen

Die Stärken des Weiblichen zusammentragen

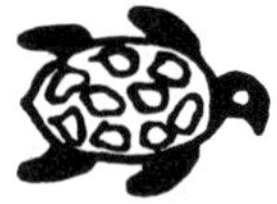

Soll das Netz der Sisterhood weitergeknüpft und gestärkt werden, müssen wir uns zunächst an zwei Leitlinien halten, die selbstverständlicher Teil unserer indigenen Tradition sind: Frauen gebührt Schutz und Kindern darf unter keinen Umständen weh getan werden. Das sind die ungeschriebenen Gesetze, auf denen die Stärke der Stämme in ganz Amerika jahrhundertelang beruhte. Auf unsere heutige Zeit übertragen bedeutet das, die Planetare Familie ist dann wiederhergestellt, wenn sich alle Frauen jederzeit und überall sicher fühlen können. Wenn das erreicht ist, werden Frauen, die sich als Verkörperung von Mutter Erde und somit als Mütter der Schöpferischen Kraft empfinden, sich der Träume der Kinder annehmen, damit diese wachsen können. Die geistige Gesundheit und das spirituelle Wohlbefinden der nächsten sieben Generationen liegt in den Händen der Frauen, die bereits Heilung erfahren haben.

Die Schwesternschaft wird gestärkt, wenn jede Frau alle anderen Frauen als gleichberechtigten Teil des Ganzen ansieht. In einem Kreis von Frauen ist für Hackordnungen kein Platz. *„Leben, Einheit und Gleichheit bis in alle Ewigkeit"* ist die Basis für Harmonie im Kreis der Sisterhood. Jede Frau soll ihren Teil beitragen, indem sie ihre Stärken, Begabungen und Fähigkeiten weiterentwickelt. Jede Frau erfährt Anerkennung für das, was sie zum Ganzen beiträgt. Jede Frau ist ihre eigene

Richterin – die Wahrheit ihrer Worte und die Integrität ihres Tuns sind das Maß, anhand dessen sie mit gutem Beispiel vorangeht. Jede Frau muss sich ihren inneren Mauern und Begrenzungen, ihren Ängsten und Herausforderungen stellen, um diese Teile ihres Selbst zu heilen – nur dann wird sie zur lebenden Verkörperung ihrer persönlichen Vision werden.

Wenn jede Frau sich selbst achtet, steht mehr kreative Energie zur Verfügung, die dem Ganzen nützt und dazu beiträgt, dem Blick der Menschheit auf das Leben und ihrem Umgang damit eine neue Richtung zu geben. Wenn Frauen sich zurechtfinden, wenn sie sich nicht länger verloren fühlen und ständig andere fragen, was sie tun oder wie sie leben sollen, dann wird unsere Welt große Veränderung erfahren. Das soll nicht heißen, dass Freundschaft und Verbundenheit unter Frauen nichts gilt, im Gegenteil: Die Unterstützung anderer Frauen, die denselben Weg gegangen sind, hat oberste Priorität. Diese Art von Unterstützung beruht auf Wahrheit und lebt von der Achtsamkeit, mit der sie gewährt wird – ohne die Übertragung von Schuldgefühlen und ohne Wertung. So eine Unterstützung ist gesund und produktiv – die Frauen sorgen für einen sicheren Raum, in dem persönliche Gedanken geteilt und Alternativen auf respektvolle Weise geteilt werden können. Die Schwesternschaft unterstützt grundsätzlich jede Frau, die bereit ist, Hindernisse, die sich ihr in den Weg stellen, zu überwinden, um innerlich zu wachsen.

Jede Frau, die tut, was zu tun ist, die ihr Bestes gibt und an Stärke gewinnt – diese Frau hat bereits Zugang gefunden zum TURTLE COUNCIL HOUSE und zu den Dreizehn Clanmüttern. Wie es von da aus weitergeht, das hängt davon ab, ob sie den Ruf verspürt, die rauchverhangene Illusion des Great Smoking Mirror zu durchschauen und zu sehen, was sich dahinter verbirgt. Die Maya sagen: „Ich bin ein anderes du, ich bin ein Teil von deinem Selbst." Durch den Großen Rauchenden Spiegel können wir jede Lebensform in der physischen Welt als Symbol einer Eigenschaft oder einer Fähigkeit sehen, die auch Teil unseres eigenen Wesens ist. Wenn wir hinter den Rauch der Illusionen blicken, wachsen wir über unsere Zögerlichkeiten und Begrenzungen hinaus und stellen fest, dass jede Einzelne der Dreizehn Clanmütter ebenso ein Teil von uns ist. Manche dieser Eigenschaften oder Fähigkeiten mögen nicht stark ausgeprägt sein, aber sie sind vorhanden für den Fall, dass wir sie brauchen, um uns weiterzuentwickeln.

Eine Möglichkeit, die männliche und die weibliche Seite unseres Wesens in Balance zu bringen, besteht in der Entwicklung unserer Stärken und darin, aus uns herauszugehen und hinauszugehen in die Welt, um in dem Leben anderer, die uns dort begegnen, einen Unterschied zu machen. Durch unser Beispiel können wir andere lehren, bedingungslos zu lieben, ihr Bestes zu geben, den Drang nach Kontrolle loszulassen wie den Hang zur Herabwürdigung, und stattdessen Mitgefühl zu zeigen. Die alten Wunden, die Frauen dazu trieben, gegen Frauen zu hetzen oder gegen Männer, oder sich in einem Akt der Sabotage selbst zu zerstören, gehören nicht zum Vermächtnis des Weiblichen. Es gibt einen Weg weg von derlei krummen Pfaden – diesen Weg zeigen uns die Dreizehn Clanmütter. Wenn wir die Charakterzüge der Dreizehn als Potential verstehen, das in uns selbst steckt und das wir hervorlocken und weiterentwickeln können, dann können wir viele gesteckte Ziele erreichen und es gibt viele neue Aufgaben in Angriff zu nehmen. Das ganz große Drama und kleinliches Verhalten gilt es dabei zu meiden – beides hat die Menschen bisher in dem Bemühen, die eigenen Visionen zu verwirklichen, davon abgehalten, zu Harmonie untereinander zu finden.

Um die besonderen Stärken des Weiblichen zusammenzutragen und als unsere eigenen zu entwickeln, müssen wir andere Frauen als Vorbilder sehen. Allerdings dürfen wir Frauen, die sich eine bestimmte Fähigkeit erarbeitet haben, nicht auf einen Sockel stellen – schließlich sind auch sie nur Menschen und damit fehlbar. Jeder Mensch ist in seiner Unvollkommenheit vollkommen und hat ein Recht darauf, durch Versuch und Irrtum zu lernen. Wenn wir eine andere Frau dabei bewundern, wie sie ihre Stärken einsetzt, können wir von ihr lernen, wie sie bestimmte Situationen in ihrem Leben meistert. Wir selbst würden es vielleicht nicht genau so machen, bekommen aber eine Alternative aufgezeigt, ohne dass wir diese als richtig oder falsch werten sollten. Viele Wege führen zum Ziel. Schauen wir verschiedenen Frauen dabei zu, wie sie die Fähigkeiten einsetzen, die wir gerne selbst an uns entwickeln möchten, erhalten wir ein buntes Spektrum an neuen Ideen und Inspirationen, unser Leben zu meistern.

Lernen durch Beobachten – mit dieser Methode haben die Stämme der amerikanischen Ureinwohner jahrhundertelang den Clan- oder Familienmitgliedern etwas beigebracht und diese ihr Können erweitert. Wir sind nur so versiert wie diejenigen, die wir uns als Vorbilder oder Lehrer aussuchen. Wenn ein Kind eine Fertigkeit oder Begabung erkennen ließ, ging die Familie zu demjenigen Stammesmitglied, das dafür bekannt war, der oder die Beste auf dem Gebiet zu sein, und fragte, ob die Person das Kind nicht unterweisen könne. So stellte man sicher, dass es vom besten verfügbaren Lehrer lernte. Der Lehrer wiederum sah sich stillschweigend in der Pflicht, dafür zu sorgen, dass der Schüler die Fähigkeiten des Lehrers erreichte oder übertraf. Wenn er das schaffte, war beiden, Lehrer und Schüler, große Anerkennung sicher. Eifersucht oder Neid gab es dabei nicht, auch nicht, dass ein Lehrer Empfehlungen oder Wissen zurückhielt, um seine Überlegenheit nicht zu gefährden. Elitäres Denken und selektives Lehren tauchte erst auf, nachdem unsere Stämme auf dem Pfad der Tränen Trennung und Spaltung erfahren hatten und in Reservate verbracht worden waren.

Heute können wir unsere Vorbilder auf verschiedene Weise finden. Die nötigen Informationen und Quellen eröffnen sich uns in Büchern, Seminaren, Schulen und Bibliotheken. Auf der Suche nach neuen Wegen sollten wir als erstes unseren Lebensstil und unsere Umgebung einer kritischen Betrachtung unterziehen. Wollen wir nicht doch lieber so leben, dass wir Mutter Erde und ALL UNSEREN VERWANDTEN mit Respekt begegnen? Wir können lernen, indem wir unsere Nachbarn beobachten. Wir können Fähigkeiten entwickeln, indem wir uns austauschen oder anderen helfen, eine Aufgabe zu lösen. Wir können darum bitten, dass uns die richtige Person oder Situation begegnet, so dass sich uns Alternativen auftun. Alles im Leben kann uns als Lehrer dienen, denn alles lebt. Zu entdecken, dass alles lebendig und beseelt ist – das ist ein Abenteuer, das uns das Leben unablässig anbietet. Unsere wichtigste Aufgabe ist, jeden einzelnen Moment bewusst wahrzunehmen und dann die Chancen zu ergreifen, die sich uns dadurch bieten.

Um die Stärken des Weiblichen in seiner Gesamtheit zu erfassen, müssen wir uns alles bewusstmachen, was sich uns in der physischen als auch der geistigen Welt zeigt. Die Vorbilder finden wir überall – in allen Lebensformen und nicht nur unter den Frauen. Das weibliche Prinzip wirkt in allem und in der natürlichen Welt findet es seinen ausgewogenen Gegenpart durch ein positives männliches Rollenbild. Das führt zur gesunden Mischung, die wir brauchen, um uns zu finden. Das Beobachten mit offenem, empfänglichem Blick steht für den weiblichen Aspekt beim Entwickeln einer Fähigkeit, und für das Sammeln von Informationen, die wir dafür benötigen. Die Bereitschaft, in Aktion zu gehen, und die Schritte umzusetzen, die notwendig sind, um eine Aufgabe zu lösen, gehört zum demonstrativen männlichen Prinzip. Beobachten und zuhören, sicherstellen, dass man versteht, und dann zu handeln, das ist der ausgewogene Weg, um eine bestimmte Fähigkeit zu entwickeln oder ein Ziel zu erreichen.

Nein zu sagen zu etwas Unangemessenem oder zu etwas, das uns schadet, ist eine weitere Form des Tätigwerdens. Die Weigerung, an Engstirnigkeit oder Belanglosigkeiten teilzuhaben, ist ebenfalls eine Form des Tuns – durch Nicht-Tun. Wer mit gesundem Selbstbewusstsein und Achtsamkeit den eigenen Heiligen Raum und seinen Körper achtet, der wird unweigerlich das Richtige tun. Wer keine gute Meinung von sich hat, gerät eher in Situationen, die am Ende physischen, mentalen oder emotionalen Schaden nach sich ziehen, zumindest an Teilen seines Wesens. Wenn wir etwas tun, das falsch ist, rührt das von alten Wunden. Dann ist es notwendig, den Teil unseres Selbst zu heilen, der Beeinflussungen durch andere, egal welcher Art, als ausreichenden Ersatz für Selbstachtung akzeptiert. In unserer Sehnsucht, gemocht oder bewundert zu werden, lassen wir oft die Normen außer Acht, die uns in unserem inneren Wachstum doch eigentlich unterstützen. Die Lektionen, die man auf diesem krummen Pfad lernt, sind eine harte Schule. Und oft fallen sie wie eine Lawine aus zerstörten Träumen über uns herein, und verletzen unser Selbst noch mehr. Die männlich-demonstrative Seite unseres Wesens ist bereit, ein Nein zu riskieren, um die Identität des eigenen Selbst zu schützen. Die weiblich-fürsorgliche Seite wird *jegliche* wie auch immer geartete Freundlichkeit oder Aufmerksamkeit bereitwillig entgegennehmen, selbst wenn die Folgen nicht ohne weiteres abzusehen sind.

Die verletzte männliche Seite unseres Wesens mag uns dazu drängen, uns unablässig zu verteidigen, zu kämpfen oder uns mit anderen zu messen, um uns Geltung zu verschaffen, anstatt zusammenzuarbeiten und sich gegenseitig zu unterstützen. Im Großen Rauchenden Spiegel wird diese Selbstherrlichkeit deutlich gespiegelt und macht uns schmerzlich bewusst, welch großes Leid sie in dieser Vierten Welt der Spaltung verursacht hat. Wenn wir unablässig unsere Daseinsberechtigung einfordern, verteidigen wir eine tiefe Wunde in unserem Selbstempfinden.

Selbstachtung stellt sich ein, wenn das weibliche Prinzip das Selbst nährt und hegt, anstatt zu erwarten, dass das Gefühl der Ganzheit aus einer Beziehung zu einem anderen Menschen erwächst. Wenn wir achtsam genug uns selbst gegenüber sind, um uns die nötige Zeit für unser Selbst zu nehmen, dann fühlen wir uns erfüllt. Wenn wir Selbstliebe empfinden, wirken wir auch anziehend auf eine andere Person, die dann wiederum ihr Gefühl der Ganzheit in die Beziehung einbringen kann. Die Vereinigung zweier Menschen, die die Kunst der Selbstsicherheit und der Selbstachtung beherrschen, wird den Prüfungen des Lebens standhalten.

Diese Art der Heilung, die der Great Smoking Mirror bietet, gilt für jede Beziehung zwischen Menschen. Wenn zwei verletzte Menschen Freundschaft schließen, bestehen unweigerlich Berührungspunkte, auf denen sich die Beziehung aufbauen und aus denen sich viele Lektionen ableiten lassen. Diese beleuchten vielleicht ihre gemeinsamen Schwächen, ihre geistige Unbeweglichkeit oder ihren Mangel an Verständnis füreinander. Sie könnten einander Stütze sein oder darüber nachsinnen, warum der eine innerlich wächst und der andere Angst vor Veränderung hat. Doch egal, wie sich die Lage darstellt – jeder ist immer selbst dafür verantwortlich, sein eigenes Verletztsein zu erkennen und einen Weg zur Heilung zu finden, ohne dem anderen die Schuld am Schmerz zu geben. So funktioniert das weibliche Prinzip der Fürsorge: In sich gehen, das Problem finden und es heilen – durch das Nähren des eigenen Selbst.

Das männliche Prinzip wird gebraucht, um die Muster zu beeinflussen oder zu verändern, die dazu geführt haben, dass eine Person sie in ihr Leben gezogen hat. Handlungen, die ein Problem entstehen lassen, sind meist Gewohnheiten und diese können wir durchbrechen.

Wenn jemand immer mit der Entscheidung des anderen einverstanden ist und sich dann später darüber ärgert, richtet sich sein Ärger in Wirklichkeit gegen sich selbst. Wenn jemand sich nicht traut, die Dinge anzusprechen, die er oder sie nicht in Ordnung findet, wird die Beziehung an unausgesprochener Verbitterung ersticken.

Diese und andere Gewohnheiten, die uns einschränken, können wir ändern mit Hilfe des weiblichen Prinzips, das Offensichtliche in uns selbst zur Kenntnis zu nehmen. Es ist weitaus einfacher, das falsche

Verhalten des anderen zu erkennen, als die eigene Weigerung, richtig zu handeln. Wir müssen nicht darauf bestehen, dass andere etwas so machen, wie wir es wollen, aber wir müssen auf Ehrlichkeit uns selbst gegenüber bestehen, damit es uns gutgeht. Persönliche Integrität wandelt sich mit dem inneren Wachstum und der Entwicklung eines Menschen. Es wäre unfair zu verlangen, dass alle denselben Regeln folgen.

Die Starrheit innerhalb der Glaubenssysteme, die einen Glauben zum einzig wahren und alle anderen als falsch erklären, ist eine der Hauptursachen dafür, dass die Vierte Welt der Spaltung so zerstörerisch ist. Wenn jemand auf traditionell indianische Weise, so wie bereits unsere Ahnen, einen Traum oder eine Vision empfing mit dem Hinweis, eine Aufgabe, eine Zeremonie oder eine Heilung auf eine bestimmte Weise auszuführen, wurde das nie in Frage gestellt, weil es eine Sache war zwischen der jeweiligen Person und dem Großen Geheimnis. Wenn jemand sich anders kleidete oder etwas Ungewöhnliches tat, wurde das, solange die Person niemanden verletzte, akzeptiert als eine individuelle Art, Dinge zu tun – ohne es zu werten oder zu verurteilen. Als man noch auf herkömmliche Weise als Stamm zusammenlebte, steckte man seine Nase einfach nicht in anderer Leute Angelegenheiten, wenn man nicht ausdrücklich dazu aufgefordert wurde. Der Respekt für den Heiligen Raum des anderen stand über allem, selbst wenn er oder sie sich nicht angemessen verhielt. Nur wenn ein Stammesgesetz gebrochen worden war, das sich auf das Überleben aller auswirkte, wurde der Fall vor den Ältestenrat gebracht.

Die besonderen Stärken des Weiblichen zusammenzutragen bedeutet, allen eine eigene Entscheidung zuzugestehen darüber, wer und was jemand sein will, und dann auch zu akzeptieren, dass jeder seinen eigenen Weg findet, der seiner Persönlichkeit und seiner individuellen Art entspricht, bestimmte Fertigkeiten zu erlernen. Das sind die Stärken einer guten Mutter – sie unterdrückt die Eigenentwicklung ihrer Kinder nicht, sondern überträgt ihnen stattdessen Verantwortung – jedem Kind nach seinen Möglichkeiten. Wenn man einem Kind auf diese Weise ermöglicht, aus seinem eigenen Gefühl für Integrität heraus zu handeln, stellt man sicher, dass das Kind Selbständigkeit entwickelt. In seiner reinen Form basiert das liebevolle weibliche Prinzip auf einer nicht anhaftenden Führung, welche angemessene Grenzen setzt und gleichzeitig den Boden bereitet, damit die Samen des individuellen Potentials keimen und wachsen können. Die Dreizehn Clanmütter bieten jedem Kind der Erde die Chance, auf eben diese Weise das eigene Potential zu entfalten.

Wir sollten nicht länger das weibliche und das männliche Prinzip in uns voneinander trennen, weil das eine ohne das andere uns stranden lässt an den Ufern der Zukunft ohne die Mittel, unsere persönliche Vision zu verwirklichen, selbst zu unserer eigenen Vision zu werden. Die besonderen Stärken des Weiblichen zu sammeln, zu bündeln und nach Hause zu holen in unsere Herzen bedeutet, beide Seiten unseres Wesens zu akzeptieren und in beide Seiten zu investieren – mit Wohlwollen und Herzensgüte. Negative Wertungen verhindern die natürliche Vereinigung unserer *Gedanken* (weiblich) und unserer *Taten* (männlich), aus der die Fertigkeiten erwachsen, die wir zur Verwirklichung unserer Ziele brauchen.

Der Sisterhood kommt die Aufgabe zu, als Brücke zu dienen von der Vierten Welt der Spaltung hinüber zur Fünften Welt des Friedens und der Erleuchtung. Die Brücke über die Kluft, die es zu überwinden gilt, kann nur aus Vergebung gebaut werden. Wir alle sehnen uns nach dem Reichtum der Fünften Welt, aber um ihn zu empfangen, müssen wir vergeben. Wir sind aufgefordert, etwas von uns selbst zu geben, uns selbst und anderen zu *vergeben* und den Reichtum an Weisheit fließen zu lassen. Unser größtes Potential liegt in uns selbst und lässt sich durch Vergebung erschließen, um eine Brücke über den Abgrund unserer Wunden zu schlagen. An diesem Wendepunkt stehen wir jetzt.

■■

Jeder Mensch, der seine eigene Vision verwirklicht, wird – bewusst oder unbewusst – zum Vorbild für andere. Je mehr Gaben wir zusammentragen und je mehr Fähigkeiten wir entwickeln, umso mehr Erleuchtung können wir mit anderen teilen. Das ist die Straße zur Fünften Welt des Friedens, und die Dreizehn Clanmütter sind die Hüterinnen dieses Wegs zur Ganzheit. Nie war die Zeit so reif dafür wie heute. Die Träume der Menschheit sind eingepflanzt in den Herzen derer, die bereit sind, alten Schmerz zu heilen und zur lebenden Vision zu werden von Leben, Einheit und Gleichheit – bis in alle Ewigkeit.

Die Geschichte des Turtle Council House

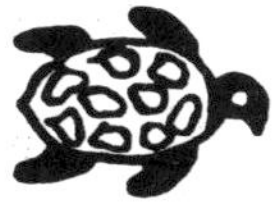

Vor vielen tausend Monden, als Turtle Island noch eine einzige große Landmasse war und die Kinder der Erde einträchtig zusammenlebten, erging ein Ruf von Mutter Erde an alle Frauen der Menschheit. Ihr Ruf hallte durch die Jahrhunderte hindurch in den Herzen der Frauen überall auf der Welt wider und spiegelt noch heute den Wunsch von Mutter Erde, dass Frauen ihre Aufgabe als Hüterinnen von Schönheit, Harmonie, Gleichheit und Frieden übernehmen mögen.

In jenen frühen Tagen waren die Frauen unsicher bezüglich ihrer Rolle, doch gleichzeitig waren sie bestrebt, sich ganz der Bewahrung des weiblichen Vermächtnisses auf unserem Mutterplaneten zu widmen. Das war zu einer Zeit, lange bevor die Religionen des erst später entstandenen Matriarchats die Große Mutter verehrten. Die Geschichte beginnt in jenen Tagen, da die Erde noch neu war und die Hitze, die ihr sich allmählich abkühlender Körper abgab, für tropische Temperaturen sorgte. Daher liefen die Kinder der Erde nackt und ohne Scham umher. Große Reptilien und Säugetiere durchstreiften das Land und ernährten sich von der üppigen Vegetation. Die menschlichen Kinder der Erde kannten keinen Mangel, weil Essbares im Überfluss wuchs, und alle Kinder der Erde lebten in Harmonie. Es war die Zeit, die unsere weisen Großmütter die Erste Welt der Liebe nennen, und das Licht von Großvater Sonne war das Symbol für die unaufhörliche Liebe, die

die ersten Menschenwesen leitete. Der Erdenstamm mit Namen Menschen kannte keine Spaltung, weil Männer und Frauen gleichermaßen geachtet wurden und als gleichwertig galten. Einen Kampf der Geschlechter gab es nicht, denn beide Geschlechter spielten eine gleich wichtige Rolle in der Schöpfung und beide erfüllten freudig ihre Aufgaben – so gut, dass alle Menschen, Tieren und Pflanzen auskamen und sich gegenseitig unterstützten.

Jeden der jährlichen Umläufe der Erde um die Sonne kennzeichneten dreizehn Zyklen von Großmutter Mond. Neue Generationen wurden geboren, und die Liebe, die Großvater Sonne freizügig allen Lebensformen schenkte, wurde zur Quelle des Trosts, die den hellen Tag von der dunklen nächtlichen Schlafenszeit trennte. Sein goldenes Licht der Liebe brachte Wärme, denn damals verstanden die Menschen noch nicht das Wunder des Feuers und wussten nicht, wie man es beherrscht. Wie die Menschenmütter mit ihrer Wärme und Fürsorge und wie die Menschenväter, die Schutz gewährten und die Versorgung sicherten, so erwärmte das Heilige Feuer von Großvater Sonne die Herzen aller Kinder der Erde.

Alle Zweibeinigen, egal wo sie wohnten und wie sie aussahen, lebten in Harmonie und respektierten viele Hunderte Generationen lang die Unterschiede untereinander als einzigartigen Aspekt der Schönheit. Egal, ob die Haut der Zweibeinigen hell oder dunkel, gelblich, rötlich oder bräunlich schimmerte, sie alle fürchteten den Mangel nicht, da sie ihn nie kennengelernt hatten. Für alle ihre Bedürfnisse war reichlich vorgesorgt, bis die Gier die Umlaufbahn des Planeten änderte. Etwas stimmte nicht. Etwas stimmte überhaupt nicht mehr. Mutter Erde konnte auf ihrem Weg durchs Land des Himmelsvolks, als sie Großvater Sonne umkreiste, nicht länger das Gleichgewicht halten. Langsam verlor sie die Balance, kam von ihrem Weg ab und jedes Schlingern beunruhigte sie mehr. Das Gold war ihr inneres Leitsystem und hielt die Verbindung zur Sonne auf ihrer Kreisbahn aufrecht, doch ihre menschlichen Kinder begannen damit, das Gold fortzuschaffen.

In jener Zeit schleichenden klimatischen Wandels begann die Eifersucht, ihr hässliches Haupt zu erheben, und Angst griff nach den Herzen der Zweibeinigen. Nahrung stand nicht mehr in dem üppigen Maße zur Verfügung wie zuvor, weil sich Jahreszeiten herausbildeten und die Fruchtbarkeitszyklen der Pflanzenwesen veränderten. Die Zweibeinigen begannen, sich mit anderen Zweibeinigen, die ihnen ähnlich sahen, zusammenzutun und sich in separate Gruppen aufzuteilen, was zur ersten Spaltung des Stammes der Menschenwesen führte. Diese Zweibeinigen meinten nun, es sei besser, Clans oder Familien zu bilden und die Nahrungsvorräte für diejenigen zu sichern, die dieselbe Hautfarbe hatten. Großvater Sonne liebte alle seine Kinder gleichermaßen und ohne Ausnahme, und sein Herz war traurig, als er sah, welchen krummen Pfad seine menschlichen Kinder eingeschlagen hatten.

Die Spaltung verstärkte sich weiter, als Gold aus dem Körper von Mutter Erde herausgebrochen und gehortet wurde. Viele der menschlichen Kinder waren verwirrt und glaubten, Gold sei das zu Materie gewordene, gebündelte Licht der Liebe von Großvater Sonne. Sie glaubten, diejenigen Zweibeinigen, die die größte Menge dieses wertvollen Metalls besaßen, sollten über die anderen herrschen. Die Gruppe Zweibeiniger, deren Haut gelblich schimmerte, begann die anderen zu versklaven, bis schließlich die Gier alle Vorstellungen von Gleichheit, die die Erste Welt mit bedingungsloser Liebe erfüllt hatte, zerstörte. Die männlichen Menschenwesen waren körperlich stark und begannen zu jagen und Nahrung zu horten, um die weiblichen Menschenwesen zu dominieren, was zu weiterer Spaltung und Verletzungen führte.

Das Missverstehen von Großvater Sonnes Heiligem Feuer und der Farbe Gelb, die die Ewige Flamme der Liebe und des Lichts symbolisiert, führte zum Missbrauch des Goldes und zum Untergang der Ersten Welt und ihrer ursprünglichen Bestimmung. Mutter Erde konnte die Schreie ihrer Kinder nicht mehr ertragen, die zu Children of Sorrow – Kindern des Leids geworden waren, weil die Liebe verlorengegangen war. Die Erste Welt musste zerstört werden, um den Mutterplaneten für einen Neubeginn zu reinigen – zerstört durch das Heilige Feuer bedingungsloser Liebe, dessen Platz das goldene Metall eingenommen hatte. Das goldschimmernde Metall hatte das Heilige Feuer bedingungsloser Liebe ersetzt durch das alles verzehrende Feuer der Gier, des Besitztums und der Macht.

Großmutter Mond sprach zu ihrer Tochter, zu Mutter Erde, und äußerte einen Gedanken aus der Tiefe ihres Herzens: „Oh, meine Tochter, beklage nicht, was nicht zu ändern ist. In dir ist so viel Liebe und Mitgefühl, dass du die gebrochenen Herzen jener Kinder des Kummers heilen kannst."

Mutter Erde erhob die Stimme, um die weise Großmutter, die die Gezeiten der Ozeane mit den Gefühlen der Menschen verwoben hatte, um Rat zu fragen: „Erzähle mir von der Heilung, die meine menschlichen Kinder brauchen, Mutter Mond, denn mein Herz ist schwer und mir taumeln die Sinne, die ganz erfüllt sind von ihrem Schmerz."

„Tochter, lass uns über dich selbst sprechen. In dir steckt alles, was das Gute am Weiblichen ausmacht. Du trägst das Ideal der Ganzheit für alle Frauen in deinem Herzen. Es ist an der Zeit, dass wir etwas erschaffen, was Teile von dir verkörpert und das verborgene menschliche Potential offenbart. Jedes Mal, wenn mein Gesicht voll wird, soll ein Aspekt weiblicher Heilkraft enthüllt werden. Jeder dieser dreizehn Teile des Traums von der Ganzheit wird aus hauchdünnen Fäden meines silbernen Lichts gesponnen und dann aus der Traumzeit in die physische Welt hinüberwechseln, um auf der Erde zu wandeln als eine der Dreizehn Clanmütter. Die Dreizehn Clanmütter bilden somit die Grundlage für das Vermächtnis alles Weiblichen. Sie werden dafür sorgen, dass der SACRED HOOP, der Heilige Kreis des Medizinrads durch alle kommenden Welten hindurch intakt bleibt. Jede von ihnen wird die Hüterin der Geheimnisse jeweils eines Mondzyklus und die Hüterin der Geheimnisse alles Weiblichen sein. Jede Clanmutter wird einen anderen Teil deines Geists repräsentieren und in Harmonie mit den anderen wirken. Zusammen symbolisieren sie deine Medizin und deine Wahrheit. Durch diese Medizin werden die Frauen der Welt die Kraft der Gleichheit wiederfinden. Gib dieses Vermächtnis an deine menschlichen Töchter weiter, damit alles Leben wieder ins Gleichgewicht kommt."

Das Herz von Mutter Erde füllte sich mit Freude, als sie und Großmutter Mond sich daranmachten, die Fäden des Weiblichen zu spinnen. Das schimmernde Gewebe der Weiblichkeit war zart und doch ewig haltbar, leicht und ohne feste Form. Im Laufe der nächsten dreizehn Monde sollten die individuellen Muster und Motive der Dreizehn Clanmütter aus diesem verwobenen Licht aufsteigen, eins nach dem anderen. Der Geist einer jeden würde aus dem Herzen von Yeodaze, der Mutter Erde, entspringen, wenn Großmutter Monds volles Licht die verborgenen Gefühle, Wünsche und Besonderheiten jedes einzelnen Zyklus der Wahrheit zum Vorschein brachte. Alle Frauen würden YEO genannt, nach Yeodaze, der Mutter Erde, und ihre Aufgabe finden, indem sie sich die Lehren der Dreizehn Clanmütter zu eigen machten. Diese Dreizehn Clanmütter der Menschheit würden zunächst als magische Frauengeschöpfe in der spirituellen Welt wandeln und dann, nachdem sie einen menschlichen Körper angenommen hatten, gemeinsam ihren Platz in der physischen Welt einnehmen.

Während die Clanmütter erschaffen wurden, lächelte Swennio, das Große Geheimnis, auf Mutter Erde und Großmutter Mond herab, weil sie reinen Herzens waren. Das Große Geheimnis sah die Weisheit, die in einem Neuanfang steckte. Die Erde war missbraucht und geschändet worden von jenen, die ihrem Körper das Element Gold rauben wollten. Die Goldadern und Nester aus Golderz steuerten Mutter Erdes Lebenskraft und sorgten für eine Verbindung zwischen ihrem Körper und Großvater Sonne. Mit dem Raub des Goldes hatten die Zweibeinigen einen krummen Pfad gewählt, der den Strom der Lebenskraft ihres Mutterplaneten veränderte. Denn Mutter Erdes Körper folgte nicht mehr seinem angestammten Pfad durchs Land des Himmelsvolks, er taumelte und kippte gefährlich zur Seite. Aufgrund der Verschiebung ihrer Bahn veränderte sich das Wetter und die Vier Jahreszeiten entstanden. Aus den wechselnden Jahreszeiten resultierte eine unerwartete Verknappung der Nahrungsmittel. Alle Kinder der Erde mussten sich an die Veränderungen des Klimas anpassen. Die gravierenden Auswirkungen auf die Lebensqualität fachten das Feuer der Gier weiter an, das aus der Angst vor Mangel heraus geboren worden war. Als die Wucht des Winters Eis, Kälte und Hunger mit sich brachte, konnten sich diejenigen, die das gelbe Metall raubten, Nahrungsmittel bei denen kaufen, die sie gehortet hatten. Die gehamsterten Früchte und Knollen, einst freizügig hergegeben von den Pflanzenwesen, wurden nun missbraucht, um Ungleichheit zu schaffen und Macht auszuüben. Die Gier führte dazu, dass viele hungerten. Andere schlugen krumme Pfade ein – sie schürften nach Gold, um für Nahrung bezahlen zu können und so zu überleben.

Mutter Erde entschloss sich zu einem Entscheid, den sie an alle Geschöpfe entsandte. Wer mit seinem Herzen hörte, konnte den Ruf vernehmen: „Ich werde ein Vermächtnis gebären, das das Beste der gesamten Menschheit zutage fördert", rief sie. „Nie wieder soll die Schönheit des Weiblichen vor denen verborgen sein, die Führung suchen auf ihrem Weg in Großmutter Monds Licht oder in meiner Gabe der Fürsorge und der physischen Stärke. Ich werde allen Frauen auf der Erde die Medizin geben, die sie brauchen, um ihre Kinder und die Träume zu gebären, die sie alle teilen. Dann werde ich gemeinsam mit diesen Töchtern das Muster der Angst umkehren, das die Herzen aller meiner Kinder verwundet hat. Ich verspreche den Pflanzenwesen und den Steinwesen, den Gefiederten und den Flossenträgern, den Vierbeinern und den vielbeinigen Krabbelwesen, dass mein Mitgefühl und meine

Liebe in den Zweibeinigen mit Namen Yeo, Frau, verkörpert sein wird. Das mag einige Zeit und die Hilfe der anderen Verwandten innerhalb der Planetaren Familie erfordern, aber die Frauen werden ihren Weg finden und für jede Lebensform die Liebe wiedergewinnen, die durch das Ungleichgewicht in der Ersten Welt verlorenging."

Und so kam es, dass die Traumvisionen der Dreizehn Clanmütter verkörpert wurden und sich im Herzen von Mutter Erde tief im Erdinnern niederließen. Das Feuer verzehrte die Oberirdische Welt, und auf die reinigenden Flammen folgte das reinigende Eis – Symbole für das Feuer der Gier und die verhärteten Herzen, die aus Mangel an Mitgefühl kalt geworden waren. Die Clanmütter, die als Verkörperung von Mutter Erde menschliche Körper angenommen hatten, kamen in einem Dreaming Circle zusammen, um die Vision von kommenden Welten zu träumen, in denen alles neu erschaffen würde. Der Wirbelnde Regenbogen, der diesem Traumkreis entsprang, wurde später unter dem Namen Whirling Rainbow Dream bekannt. In ihm fand die Verheißung zukünftiger Ganzheit Ausdruck, die sich in der Fünften Welt der Erleuchtung und des Friedens erfüllen würde.

Die Clanmütter legten sich mit ihren neuen menschlichen Körpern im Kreis auf die Erde, die Füße zum Feuer in der Mitte gerichtet. Ihre Körper waren wie die Speichen eines Rads – eines menschlichen Medizinrads. Vier Sonnen und vier Nächte lang träumten sie. Am ersten Tag träumten sie von der Erleuchtung, die aus dem Osten kam, und davon, wie die Öffnung der Goldenen Pforte, die zu allen Ebenen der Vorstellungskraft und des Bewusstseins führte, besser zu verstehen sei. Sie träumten von den Lektionen der kommenden Welten und wie jede Frau ihre Fähigkeiten einbringen kann, damit in jenen zukünftigen Welten Harmonie, Wahrheit, Gleichheit und Frieden herrscht. Die Visionen der Clanmütter waren unterschiedlich, denn jede sah einen anderen, einzigartigen Weg, ihre individuelle Medizin zu verstehen. Ein Verständnis für das Leben und für den Lebensatem, auf den alle

Menschen auf ihrer Erdenreise angewiesen sind, durchdrang die Sinne der träumenden Frauen und schenkte ihnen die Weisheit des Wissenden Systems, das ihnen in der physischen Welt von Nutzen sein würde.

Am zweiten Tag setzte sich das Träumen fort mit anderen Visionen und Lektionen aus dem Süden. Jede Frau sah, wie sie mit Hilfe ihres persönlichen Glaubens die Verhaltensmuster durchbrechen konnte, die den Menschenstamm gefangen hielt. Sie entdeckten die Freuden körperlichen Lebens, und der Zauber der Unschuld und des kindlichen Staunens, des Feierns und der Verspieltheit erfüllten ihre Träume mit Freude. Jede Frau wurde von einer tiefen Wertschätzung für die einfachen Dinge erfüllt, die die Erde zu einem Ort der Schönheit machen. Das Träumen ging weiter und sie sahen die Lehren der Demut, aber auch die Folgen von Selbstherrlichkeit und Dünkel. Jede Clanmutter sah, welchen Reichtum sie durch *Einheit* schaffen und wie sie zusammenarbeiten konnten, um das gemeinsame Vermächtnis der Ganzheit an die Menschen weiterzugeben.

Als Großvater Sonne zum dritten Mal aufstieg, wandte sich der Traum den Lehren des Westens zu. Vom Westen, wo alles Morgen wohnt, der Himmelsrichtung des Mondes, kam die Vision der *Gleichheit*, die notwendig ist, um eine Zukunft der Ganzheit zu schaffen. Alle sollen einander achten und die Fähigkeiten und den Heiligen Raum aller anderen Lebensformen respektieren. Dann wird sich ein Gefühl der Einheit rund um den Kreis einstellen und sich die Schönheit offenbaren, die in den Anteilen jeder einzelnen Frau am Ganzen steckt. Hier rückte das Bewahren von Traditionen und der Fülle unseres Mutterplaneten ins Blickfeld – jede Frau sah ihre Aufgabe als Hüterin der Fruchtbarkeit und der Wahrheit. Die Fähigkeit, ins eigene Herz zu blikken und die eigene Wahrheit zu erkennen, um wohlerwogene Entscheidungen zu treffen, wird so zum Bestandteil des Whirling Rainbow Dream. Wie Großmutter Monds Zyklen wirken und dass jede Frau diese Rhythmen in ihrem Innern finden kann – diese Erkenntnis wirbelte durch die Visionen aller Clanmütter. Zukünftige Ereignisse in der Geschichte der Menschheit offenbarten sich – im Wirbelnden Regenbogentraum blitzten Visionen auf, dass sich der Menschenstamm in einer fernen Zukunft vermischen werde. Frieden und Erleuchtung, die in der Ersten Welt der Liebe vorgeherrscht hatten, würden zurückkehren, wenn die Angehörigen des Erdenstamms ihre Lektionen durch Versuch und Irrtum gelernt hatten.

Mit der letzten Offenbarung der vollständigen Heilung aller brach der vierte Tag an. Großvaters Licht ließ die Oberirdische Welt ein weiteres Mal in rötlich leuchtender Pracht erstrahlen. Der Traum wandte sich nun dem Norden zu und zeigte den Clanmüttern, dass *Leben, Einheit und Gleichheit* bis in alle *Ewigkeit* andauern werden, sobald alle Lektionen gelernt sind. Die Weisheit aus all dem Offenbarten und das Wissen, dass jeder Übergangsritus für alles ein weiterer Schritt in Richtung Ganzheit ist, wurde in den Schoß aller Dreizehn Clanmütter eingepflanzt. Dort, in der warmen Dunkelheit ihres Schoßraums, dem Ort des Gleichgewichts, wo Visionen entstehen, in der inneren Medizinschale jeder einzelnen Großmutter des Whirling Rainbow – dort wuchs und gedieh der Traum. Dann schenkte die Vision des Nordens ihnen noch die Lektion der Dankbarkeit, die es jeder Frau ermöglicht, aus tiefstem Herzen zu danken für die empfangene Vision der Ganzheit.

Die Samen der Zukunft waren im Hier und Jetzt ausgesät worden. Die Träume eines jeden menschlichen Kindes der Erde würden als notwendige Teile des Ganzen geachtet. Diese Großmütter der Menschheit waren auf ewig schwanger mit den Lektionen, den Herausforderungen, den Hoffnungen und Sehnsüchten der Kinder der Erde. Die Träume All Unserer Verwandten waren ins heilige Medizinrad des Traums von der Ganzheit eingeflochten, der sich eines Tages erfüllen wird. Die zukünftigen Träume und Lektionen werden geboren, wenn die Zeit reif ist für die Kinder der Erde, zu lernen und Weisheit zu erlangen. Die Übergangsriten und die Veränderungen, die mit der Geburt einer jeden Vision einhergehen, wurzeln in der Gegenwart. Alle Lebenslektionen entfalten sich, wenn es der Wunsch der Menschen nach Veränderung erfordert – wenn sie sich in Einheit wandeln und innerlich wachsen wollen.

Die Vision und das innere Wissen jeder Clanmutter schlummerte in ihrem Herzen. Der Traum, wer sie war und was ihre Fähigkeiten bedeuteten, in ihrem Schoß. Wenn die Reinigung der Oberirdischen Welt abgeschlossen war, würden sich die Visionen auftun. In den darauffolgenden Tagen und Nächten sollte dann das, was der Whirling Rainbow Dream verhieß – hell leuchtende, strahlende Ganzheit – geboren werden, um auf der ganzen Welt sichtbar zu sein. Das Feuer, das ihre Füße während der vier Tage und Nächte des Träumens gewärmt hatte, begann zu pulsieren und änderte die Form. Das Herz von Mutter Erde stieg wie eine lebendige, neue Sonne aus der Tiefe des Erdinnern herauf. Dieses Herz aus Feuer schlug in einem neuen Rhythmus – so, dass ALL UNSEREN VERWANDTEN die immerwährende Liebe und die tiefe Verbindung zu ihrer wahren Mutter spürten.

Die Clanmütter standen um das pulsierende Herz herum und wurden wieder ein Teil davon. Das Feuer der Liebe, das jede in sich trug, stieg nach oben, verließ das Erdinnere und schuf die Aurora Borealis. Diese Lichter, bunt leuchtend wie ein nächtlicher Regenbogen, kündigten an, dass sich der Whirling Rainbow Dream zu erfüllen begonnen hatte, und dass die Erde nie wieder durch Feuer zerstört werden sollte. Die Farben des Polarlichts berührten das Himmelsvolk und zeigten an, dass die Lektionen, die zur Heilung der Welt führten, nun begannen. Das Menschenvolk würde jede einzelne Lektion auf dem Medizinrad lernen müssen, um spirituelle Ganzheit zu erlangen. Die Liebe von Mutter Erde zeigte sich in jedem bunten Lichtstrahl, der über das sternenfunkelnde, samtig dunkle Indigoblau des Nachthimmels tanzte. Die wirbelnden Farben kündigten an, dass Mutter Erdes Vermächtnis – Leben, Einheit und Gleichheit bis in alle Ewigkeit – auf die Dreizehn

Clanmütter übergegangen war. Die Sisterhood war gegründet. Die Mission, das Vermächtnis des Weiblichen und die Lektionen der Ganzheit an die Kinder der Erde weiterzugeben, konnte nun beginnen.

Als die Reinigung der Oberirdischen Welt abgeschlossen war, stiegen zwölf der Dreizehn Clanmütter mit den Menschen, die an sie glaubten und bereit waren, die Oberirdische Welt neu zu besiedeln, aus dem Innern der Erde auf. Becomes Her Vision würde in der Traumzeit warten, bis ihre Zwölf Schwestern ihren ersten Übergangsritus absolviert, ihre Lektionen gelernt und ihr Verständnis mit neuen Erfahrungen angereichert hatten. Erst dann würde Becomes Her Vision ihren Übergangsritus durchlaufen und sich den anderen anschließen, um zum verwirklichten Traum in menschlicher Gestalt zu werden.

Später bauten die wiedervereinigten Clanmütter das erste Turtle Council House als Heimstatt der Schwesternschaft. Das Haus mit ovalem Grundriss war zur Hälfte in die Erde hineingebaut, so dass sich die Dunkelheit wie in einer Bauchhöhle mit dem schweren Duft von Mutter Erdes Atem füllen konnte. Das Dach war gewölbt und mit Erde und Steinen bedeckt, damit es dem Rückenschild von Großmutter Schildkröte glich. Arme, Beine und Schwanz wurden aus Erde geformt und mit winzigen Steinwesen bedeckt. Mutter Erde selbst hatte die Stelle ausgewählt, wo das zukünftige Versammlungshaus stehen sollte.

Über das Menschsein gab es viel zu lernen. Die Übergangsriten, die jede Clanmutter absolvierte, ermöglichten es Mutter Erde, ein größtmögliches und wohlwollendes Verständnis für ihre menschlichen Kinder zu entwickeln, weil sie die Erfahrungen als Mensch, die ihre dreizehn Verkörperungen machten, selbst spürte. Der Erdenpfad jeder Clanmutter bescherte ihr viele Jahre voller Weisheit und schließlich den Triumph, als Becomes Her Vision zum verwirklichten Traum vom Vermächtnis des Weiblichen wurde und die Dreizehn Schwestern eins werden konnten.

Das Schildkrötenhaus überdauerte die Zeiten und Welten, in denen die Clanmütter ihre menschlichen Kinder Mutter Erdes Liebe lehrten. Jede Clanmutter besaß einen Körper, der im Gegensatz zu denen der Menschen nicht alterte. Als die Zeit gekommen war, dass die Dreizehn Clanmütter ohne ihre Körper ins Zentrum der Inneren Erde zurückkehrten, verschwand das Schildkrötenhaus vom Angesicht der Erde. Dann waren die Menschen gezwungen, die Werkzeuge zu benutzen, deren Gebrauch ihnen die Clanmütter beigebracht hatten, damit sie zum lebenden Beispiel der Wahrheit werden konnten, so wie es das Große Geheimnis bei ihrer Erschaffung vorgesehen hatte.

Archäologen brauchen wir gar nicht erst zu bemühen, um in der Gegend der Four Corners, wo die US-amerikanischen Bundesstaaten Utah, Colorado, New Mexico und Arizona aufeinandertreffen, nach den Überresten des Turtle Council House zu suchen. Der Zugang zum Schildkrötenhaus erfolgt durch unsere Herzen. Die Dreizehn Kristallschädel enthalten die Bibliothek der Weisheit jeder Clanmutter. Ihr Geist steht uns immer offen, wenn wir in Tiyoweh, die Stille eintreten. Heute steht das Symbol der Schildkröte für das fruchtbringende Erbe, das wir einzufordern gefragt sind – für All unsere Verwandten.

Zugang finden zum Versammlungshaus der Dreizehn Clanmütter

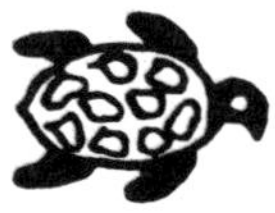

Als mir die Großmütter Cisi und Berta die Geschichten von den Dreizehn Clanmüttern erzählten, sagten sie, die besonderen Gaben der Clanmütter und das, was sie uns schenken, seien für immer ein Teil der Erde. Ich lernte, dass jede und jeder Zweibeinige Zugang zur Weisheit jener Großmütter des Turtle Council House habe, sofern er oder sie offenen Herzens sei und den Wunsch habe, sich das weibliche Prinzip zu erschließen. Die verschiedenen Aspekte von Mutter Erde und Großmutter Mond, die in den Dreizehn Clanmüttern Gestalt annahmen, finden sich in jedem Lebewesen, jeder Lebensform, in all unseren Jahreszeiten und an jedem Ort auf unserem Planeten.

Cisi und Berta erzählten mir, kurz bevor es an der Zeit war, daß die Dreizehn Clanmütter ihre Kleider fallen ließen und ohne ihre menschlichen Körper zum Herzen von Mutter Erde zurückkehrten, seien die Dreizehn Kristallschädel entstanden. Diese Dreizehn Kristallschädel symbolisieren die gesammelte Weisheit, die die Clanmütter erworben hatten, und enthalten die Liebe und alle besonderen Stärken, die das Vermächtnis des Weiblichen ausmachen.

Ich erfuhr, dass vor der Aufteilung von Turtle Island in Kontinente und vor all den Goldenen Zeitaltern verschiedenster Kulturen, die die Vierte Welt der Spaltung ausmachen, die Kristallschädel an Orten verwahrt wurden, wo Frauen zusammenkamen, um ihre Medizin miteinander zu teilen. Die meisten dieser heiligen Orte lagen im Zentrum bzw. im mittleren Abschnitt der einen großen Landmasse namens Turtle Island. Dieser zentrale Bereich von Turtle Island bildet heute Nord- und Südamerika und umfasst Teile des Atlantischen und Pazifischen Ozeans.

Cisi erzählte mir, dass über die Jahrhunderte einige Nachbildungen der Dreizehn Kristallschädel entstanden. Sie waren von Menschen gefertigt worden, weil sie bestimmten Kulturen oder spirituellen Sekten angeblich Macht verliehen. Das Ergebnis war verheerend, denn diese Gesellschaften trachteten danach, andere mit betrügerischen Mitteln und durch vermeintliche Spiritualität zu beherrschen. Den Führern religiöser Kulte unterschiedlichster Zivilisationen, die die Bevölkerung mit Hilfe von Hierarchie, Patriarchat oder Matriarchat zu versklaven suchten, war die ursprüngliche Absicht der Dreizehn Clanmütter völlig entgangen. Das Vermächtnis der Schwesternschaft besteht in Leben, Einheit und Gleichheit bis in alle Ewigkeit und schließt alle Menschen und alle Lebensformen ein.

Berta erzählte mir, dass die Kristallschädel die Form menschlicher Schädel hätten, weil sie die geballte Weisheit symbolisieren, zu der Menschen fähig sind. Mutter Erde als lebendes Wesen besitzt ebenfalls diese Weisheit, weil ihre Dreizehn Verkörperungen, die Clanmütter, menschliche Form annahmen.

Berta erklärte, dass aufgrund der Geisteshaltung von Mutter Erde kein äußerer Einfluss den kristallenen Bibliotheken schaden kann, die sich in den Schädeln befinden. Das in den Kristallschädeln enthaltene Bewusstsein ist frei von menschlichen Ängsten, die negative Einflüsse anziehen könnten. Berta sagte, wer auch immer im Laufe der Zeit die Kristallschädel für böse Zwecke zu missbrauchen versuchte, sei ein Narr gewesen. In der Mitte jedes Schädels befindet sich das, was der Great Smoking Mirror spiegelt. Das Trugbild im Rauch gaukelt uns vor, dass jeder Mensch jedem anderen gegenüber jede erdenkliche Absicht hegen könne, egal ob gut oder böse, *ohne dass sie sich als Bumerang erweist.* Aufgrund der Reinheit und Klarheit des transparenten Quarzes wird die Absicht jedoch so reflektiert, dass sie auf ihren Absender zurückfällt. Alles fällt immer auf die sendende Person zurück, weil das Einzige, was sich in der kristallinen Form des Schädels spiegelt, das Gesicht des Absenders ist. Wer in einen Spiegel schaut, sieht sich selbst. Oder wie die Maja sagen: „Ich bin ein anderes du – du und ich sind eins."

Cisi und Berta meinten, selbst wenn einer der Kristallschädel durch die Hand eines Menschen zerstört würde, seien alle Informationen als Ganzes in jedem der Dreizehn Schädel enthalten. In diesen lebendigen Bibliotheken wird das Wissen darüber aufbewahrt, wie alles zusammenhängt und miteinander verbunden ist. Dazu gehört auch das Wissen, dass Mutter Erde mit jedem anderen Himmelskörper in unserem Sonnensystem, unserer Galaxis und dem Universum in Beziehung steht. Kein Wunder also, dass manche Leute, die eine telepathische Verbindung zum sogenannten Mitchell-Hedges-Schädel herstellten – so benannt nach seinen modernen Entdeckern – den Ursprung auf einem anderen Planeten verorteten oder einer Zivilisation in den Weiten des Alls zuschrieben.

Die Steinwesen sind die Bibliotheken der Erde und bewahren alle Aufzeichnungen über die wahre Geschichte des Planeten auf. Es gibt zwei Gründe, warum die Schädel ausgerechnet aus Bergkristall gefertigt wurden: Erstens enthält Mutter Erdes Körper eine große Menge Quarz, mit dessen Hilfe sie für Klarheit und Fokussierung sorgt. Alle Quarze auf der Erde enthalten die steingewordenen Erinnerungen und Gefühle, die Entstehungs- und Entwicklungsphasen unseres Mutterplaneten. Aufgrund der Verbindung zwischen Quarz und dem Element Wasser könnte man sagen, dass die inneren Gefühle und Gedanken von Mutter Erde durch Quarzeinschlüsse übertragen werden. Ihr Zeit- und Rhythmusgefühl wird von diesen Quarzkristallen übertragen, so wie in unserer modernen Welt Quarzkristalle in Uhren zum Einsatz kommen, um für größte Genauigkeit zu sorgen.

Den zweiten Grund liefert die lichtbrechende Eigenschaft von Kristall. Im Schildkröten-Versammlungshaus brach sich das einfallende Licht ursprünglich an der Unterseite der Schädel und trat wie durch ein Prisma als Regenbogen am Scheitel wieder aus. Polarlichter bilden sich über dem Nordpol, dem Scheitel von Mutter Erde, und symbolisieren den Traum des Wirbelnden Regenbogens – die Verheißung des Weltfriedens. Der Whirling Rainbow Dream ist die Prophezeiung, dass in der Fünften Welt des Friedens, in die wir jetzt eintreten, alle Menschen, egal welcher Herkunft oder Hautfarbe, und alle Völker zusammenfinden.

Die Schädel erinnern die menschlichen Kinder der Erde daran, dass die Dreizehn Clanmütter in den unterirdischen Höhlen der Erde zum Ende der Ersten Welt der Liebe vom wirbelnden Regenbogen des Friedens träumten. Später dann wurde das Turtle Council House so errichtet, dass es halb über und halb unter der Erde lag und das Zusammenkommen von Mutter Erde und Vater Himmel, von physischer und spiritueller Welt, von weiblichem und männlichem Prinzip symbolisiert. Im Schildkrötenhaus, wo die Schädel zunächst aufbewahrt wurden, schien das Sonnenlicht durch Öffnungen in den Wänden, traf auf die Kristallschädel, ließ sie leuchten und strahlte das Bewusstsein der Clanmütter gebündelt ins Innere des Gebäudes ab.

Ein Kristallschädel wird heute öffentlich ausgestellt. Der Mitchell-Hedges-Schädel, der Anfang des 20. Jahrhunderts entdeckt wurde, war bereits in diversen Museen auch im Ausland zu sehen. Im tiefsten Mexico durfte ich die Präsenz von zwei weiteren Originalschädeln erleben – einer wird von einer uralten toltekisch-aztekischen Medicine Society – einem Heilungs- und Ritualbund aufbewahrt, der andere befindet sich in den kompetenten Händen einer Familie von Heilern. Diese Kristallschädel wurden nie in Museen ausgestellt.

Mein Mentor Joaquin Muriel Espinosa erzählte mir, dass die Kristallschädel in den Museen (wie der, der später in Mexiko City gestohlen wurde) keine Originale sind, sondern Nachbildungen, die weder das Wissen, noch die Erfahrungen oder die Geisteshaltung der Clanmütter enthalten.

Alle drei, Joaquin, Cisi und Berta erzählten mir, dass einige der Originalkristallschädel in Stammeszentren der Mayas, Tolteken, Azteken und Inka aufbewahrt wurden, andere wiederum bei Indianerstämmen Nordamerikas. Laut diesen Geschichten gingen einige der Kristallschädel verloren, als sich die Ozeane zum Ende der Dritten Welt einige Teile des Landes an den Ost- und Westküsten von Nord-, Mittel- und Südamerika zurückholten. Meine Lehrer sagten, Mutter Erde habe dafür gesorgt, dass einige der Kristallschädel für immer in ihrer Obhut bleiben, weit weg von ihren zu Zerstörung neigenden menschlichen Kindern. Die drei erzählten mir auch, dass viele Menschen von den Kristallschädeln träumen und so Teil des Whirling Rainbow Dream, des Traums vom Frieden werden. Jedoch können nur diejenigen, die sich das Recht dazu erwarben, indem sie sich mit den Dreizehn Clanmüttern verbanden, tatsächlich zu Hütern der eigentlichen Kristallschädel werden.

Viele Menschen auf unserem Planeten glauben, dass sie durch Visionen oder spirituelle Botschaften, die sie empfingen, mit den Kristallschädeln in Verbindung stehen. Einige glauben sogar, es sei ihnen bestimmt, die echten Schädel wiederzuentdecken. Wenn das der Fall wäre, wären diese Leute längst an Orte geführt worden, wo Menschen, denen die ehrenvolle Aufgabe der Hüterschaft zukommt, die originalen Schädel wirklich aufbewahren. Meine Mentoren meinten, jeder Mensch sei mit den Dreizehn Clanmüttern verbunden, und wenn jemand für diese Stufe spiritueller Erfahrung bereit sei, würden die Träume von den Kristallschädeln, vom Wirbelnden Regenbogen oder von den Clanmüttern ihren Weg zu ihm oder ihr finden. Diese Art der Initiation ist lediglich ein Eintrittspunkt, von wo der Zugang in das Medizinrad der Clanmütter möglich ist – an diesem Punkt hat jeder Mensch das Recht, mit dem Lernen der angebotenen Lektionen zu beginnen. Die Pfade zur Ganzheit, die sich an den Positionen der einzelnen Clanmütter auf dem Medizinrad öffnen, sind angefüllt mit Lektionen darüber, wie man die eigenen Fähigkeiten entwickelt. Sie zum Abschluss zu bringen, kann viele Jahre dauern.

Cisi, Berta und Joaquin brachten mir bei, mich voll und ganz auf diese Lektionen zu konzentrieren und nicht nachzulassen, nach persönlichem, innerem Wachstum zu streben. Sie gaben mir die folgenden sieben Punkte der Weisheit mit auf den Weg, die ich gerne an alle weitergebe, die mein Buch lesen:

1. Es gibt keine Regeln, wie man zu wachsen oder sich zu verändern hat.
2. Alle selbstauferlegten Regeln oder Wertungen sind trügerische Illusionen, die einen einschränken.
3. Das Große Geheimnis lässt sich nicht durchschauen, also versuche es erst gar nicht.
4. Alles, was du suchst, kannst du in dir selbst finden.
5. Lachen und Unerschrockenheit vertreiben trügerische Illusionen und Angst.
6. Unsichtbare Welten existieren innerhalb der physischen Welt. Sie sind nicht davon getrennt.
7. Du BIST in dem Moment, da du dich entschließt zu SEIN.

Ich könnte ein ganzes Buch über diese sieben Lehren füllen, überlasse es aber jedem selbst, darüber nachzudenken und die richtigen Schlüsse für sich daraus zu ziehen.

Wie man mit den Dreizehn Clanmüttern in Kontakt tritt, ist jedem selbst überlassen. Die folgende Übung kann helfen, wenn man es auf die Weise versuchen möchte, die ich anderen beibringe. Um sich auf diese Reise zu begeben, muss man jedoch ein paar Grundprinzipien verstehen.

Wie man mit den Dreizehn Clanmüttern in Kontakt tritt

Um in die Bereiche vordringen zu können, wo die Dreizehn Clanmütter sind, müssen wir zunächst die von Liebe und Fürsorge geprägten Stärken in uns selbst finden, für die die Dreizehn Clanmütter stehen. Das Orenda oder die Geistige Essenz hält diese Gaben im Heiligen Raum eines jeden Menschen jederzeit in unendlichem Maße bereit. Die Frage, was unser Heiliger Raum denn sein soll, beantwortet uns unser Vorstellungsvermögen.

Wer sich eine Kugel um sich herum vorstellt, deren Mittelpunkt der eigene Körper bildet, hat seinen Heiligen Raum gefunden. Dieser Kreis bildet den Äquator der Raumblase, die sich über uns bis in den Himmel und unter uns bis in Mutter Erde hinein erstreckt und so eine Verbindung von Körperlichkeit und Geist schafft. Der Heilige Raum umfasst die eigenen Gedanken und Gefühle, den eigenen Körper, deinen Geist, deine Träume und Visionen und dein eigenes Bewusstsein. Im Heiligen Raum ist auch der Sacred Point of View angesiedelt – deine ureigene Heilige Perspektive, die von all dem bestimmt wird, was Du bist und was Du erlebt hast.

Diese Heilige Perspektive wird wie ein Fötus durch eine spirituelle, physisch nicht greifbare Nabelschnur genährt. Jeder Mensch verfügt über Tausende spiritueller Fasern, die sich vom Nabel aus in die Welt erstrecken. Wenn die Person aufgeschlossen ist und bereit, das Leben mit offenen Armen zu empfangen, breiten sich diese Sinnesfäden wie Sonnenstrahlen aus. Ist die Person müde, verletzt, verwundbar, unausgeglichen und unzufrieden, verstricken sich die Fäden miteinander, die Nabelschnur aus Licht wird zu einem dichten Knäuel voller Knoten. Ist die angespannte und geschwächte Person jedoch bereit loszulassen, kann die dadurch entspannte Nabelschnur rückverbunden werden mit Mutter Erde, um wieder Heilung und Energie zu empfangen. Weiß die Person nicht, wie sie ihre geistige Nabelschnur nutzen soll, kann sie sich verknoten. Das verhindert, dass Lebenskraft in den Körper strömt, was mitunter sogar zu Bauchschmerzen und Übelkeit führt.

An einem Punkt nahe dem Nabel – wir sprechen vom VIBRAL CORE oder Vibralkern – nehmen Menschen alles durch Muster, Rhythmen oder Schwingungen wahr. In unserem Körper verbinden sich unsere Gedanken, Gefühle und Wahrnehmungen in ihrer Gesamtheit zu unserer persönlichen Heiligen Perspektive. Der Sacred Point of View jeder Lebensform setzt sich aus persönlichen Vorlieben, Abneigungen, Meinungen, Gefühlen, Gedanken und Erfahrungen zusammen. Leider fließen bei uns Menschen auch Hörensagen, Gerüchte, Ängste, Ansichten anderer und vorgefasste Meinungen in diese Perspektive mit ein. Das ist ein Grund, warum es den Menschen so schwerfällt, ihre persönliche Wahrheit zu finden. Der eigene Heilige Standpunkt ist oft begraben unter den Meinungen, die wir von anderen übernahmen, um nicht selbst herauszufinden zu müssen, was wahr ist. Diese von anderen übernommenen Unwahrheiten bilden eine geschwätzig plappernde mentale Schablone, die uns daran hindert, unseren eigenen Heiligen Raum und unsere Heilige Perspektive zu respektieren. Allein aus diesem Grund fällt es manchen Menschen oft schwer, den Geist zur Ruhe zu bringen und in die Stille innerhalb ihres eigenen Heiligen Raums einzutreten.

Von meiner Großmutter Twylah lernte ich, dass man seinen Heiligen Raum zwischen dem *Ein*- und *Aus*atmen findet. Wenn man den Atem anhält und bis zehn zählt, lässt sich die äußere Welt anhalten und die Tür zur inneren Welt des Selbst öffnen. Ich habe eine Methode entwickelt, mit deren Hilfe ich an jenen Ort in meinem Innern gelange, an dem ich mich mit meinem Orenda, meiner Geistigen Essenz verbinden kann: Einatmen, einen Augenblick lang den Atem anhalten, dann ausatmen. So komme ich zur Ruhe und kann in die Stille eintreten. Dann lausche ich in mich hinein auf der Suche nach der lautlosen Stimme der Liebe in meinem Herzen. Die Stimme meines Orenda, in der immer Liebe mitschwingt, bringt das Chaos der Außenwelt zum Schweigen, so dass es nicht länger auf meine Sinne einströmt. An diesem Ort der Ruhe in meinem Innern kann ich die Ewige Flamme der Liebe finden, der Liebe des Großen Geheimnisses, die die Stimme meiner Geistigen Essenz nährt. Bei mir sitzt sie im Herzen, bei anderen kann sie durchaus auch an anderen Stellen des Körpers verortet sein.

Das Orenda kann man sich als verlängerten Arm der Schöpferischen Kraft oder des Großen Geheimnisses vorstellen. Hier verspürt man immer Verbundenheit und liebevolles Mitgefühl. Angst oder Schmerz sind außen vor. Man empfindet nur eins: tiefen Frieden. An diesen Ort zu gelangen erfordert, wie jede andere Fertigkeit auch, etwas Übung. Eine Zeit lang hat man einfach nur das Gefühl, der Stille und jenem sicheren Ort auf der Spur zu sein. Später, wenn man SCHWANS Medizin der *Hingabe* zu meistern beginnt, wird man allmählich die innere Stimme vernehmen, die von bedingungsloser Liebe zeugt und immer die Wahrheit spricht. An jenem Ort im eigenen Selbst wohnen die Dreizehn Clanmütter. Das Turtle Council House im eigenen Innern, im geistigen Selbst, ist ein Ort erhöhter Wahrnehmung und vollkommener Empfänglichkeit – hier hat das weibliche Prinzip seinen Sitz.

Loszulassen braucht sicherlich etwas Übung. Ebenso, das Wirrwarr an Geplapper fremder Leute wieder loszuwerden, welches sich mit den Jahren angesammelt hat. Dieses mentale Entstauben und Klären ist notwendig, um den Heiligen Raum von anderen Sichtweisen zu reinigen, die den eigenen Blick verstellen. Dann jedoch wird man das Gefühl völliger Verbindung und inneren Friedens verdientermaßen finden. Im nächsten Schritt entdeckt man all die Emotionen, Ideen und Ansichten, die das wahre Selbst tatsächlich ausmachen. Die zurückgewonnenen, eigentlichen Bestandteile des Orenda sind es, die dem Leben jedes Einzelnen eine positive Wendung zu geben vermögen.

Das Orenda, die Geistige Essenz dessen, was wir sind und was uns ausmacht, hört den Ruf nach Ganzheit und lädt all jene ein, die offenen Herzens sind. Wir müssen unsere weltlichen Aktivitäten unterbrechen und uns zurückziehen, wenn wir die Stimme unseres Orenda hören wollen. Es ist eine offene, unbeschränkt geltende Einladung und die Kinder der Erde, die nicht bereit sind, werden weder vom Großen Geheimnis noch von den Clanmüttern verurteilt. Alle Mitglieder des Erdenstamms werden irgendwann den Weg zurückfinden, zurück nach Hause in die liebenden Arme von Mutter Erde – selbst wenn die Heimkehr darin besteht, nach dem Tod in Mutter Erdes Boden zu ruhen. All denen, die die Freude jenseits von körperlichem Schmerz und Gram spüren möchten, steht das Haus der Schildkröte nun offen.

Jedes Mal, wenn wir in Stille sitzen und lauschen, um zu empfangen, betreten wir das Turtle Council House. An den Wänden im Innern des Hauses sehen wir die Dreizehn Medizinschilde der Clanmütter, und neben jedem Schild sehen wir einen Kristallschädel, erleuchtet vom Sonnenlicht, das durch die Öffnungen in den Lehmwänden fällt. Die Decke ist gewölbt wie das Innere von Mutter Schildkrötes Rückenpanzer, und dort oben tanzen die bunten Lichter des Regenbogens, die entstehen, wenn sich Licht in den Kristallschädeln bricht.

Zwei kleine Zeremonialfeuer brennen an beiden Enden der Lodge.

Über den Feuern, die das Licht beider Welten, der physischen und der spirituellen symbolisieren, befinden sich Rauchabzüge. Diese Öffnungen in der Decke stehen für die offenen Türen in beiden Welten, durch die unsere trügerischen Illusionen, Irrungen und Wirrungen entweichen können, wenn wir durch die Ewige Flamme unseres Orenda Klarheit finden. In der Mitte des wie ein Schildkrötenpanzer gewölbten Daches, an seinem höchsten Punkt, befindet sich eine kreisförmige Luke aus Dachstroh, die sich öffnen lässt, um das Sonnenlicht hereinzulassen oder den Blick auf die nächtliche Medizinschale des Sternenhimmels freizugeben. Wer Einlass begehrt, stellt sich unter diese Öffnung, wodurch das dritte Feuer entfacht wird. Dieses Feuer ist unsichtbar, weil es im Herzen des Suchenden brennt und nur durch die erneute Verbindung des Suchenden zur Ewigen Flamme der Liebe zum Lodern gebracht wird. Die Wiederentdeckung dieses Feuers – das schafft die männliche, demonstrative Seite unseres Wesens. Es zu empfangen und ihm eine Heimat in unserem Herzen zu bereiten – das ist Aufgabe des weiblichen Prinzips.

Draußen auf dem grasbewachsenen Boden sitzen die Weisen Frauen, die das Wissen und die Weisheit aller Zeiten in sich tragen, rund um das Haus in einem riesigen Kreis wie in einem Medizinrad. Sie singen leise und sagen Dank, dass wieder ein Kind der Erde nach Hause zurückgekehrt ist. Ihre Stimmen vereinen sich zu einer einzigen und geben die Kraft und Unterstützung, die man braucht, um im Licht der absoluten Wahrheit zu stehen und vom Schmerz geheilt zu werden, den menschliche Illusionen bergen.

Die Dreizehn Clanmütter, deren größter Wunsch es ist, dass jedes Kind der Erde Liebe und inneren Frieden finden möge, wenden sich an alle Menschen. Die Kraft, die ein Kind der Erde braucht, um heimzukehren, findet es in seinem Orenda, denn die Verbindung zum Großen Geheimnis und zu allem Leben ist dort immer da, sie kann nie gekappt werden. Die Schwesternschaft bietet die nötige Unterstützung an, um diese Verbindung und den Weg nach Hause zum wahren Selbst zu finden. Die silbernen Webfäden des WHIRLING RAINBOW DREAMS waren noch nie so stark wie jetzt. Ein Lebensnetz aus Mitgefühl, Achtsamkeit und Fürsorge wartet auf alle, die den Mut haben, sich ihren Wunden zu stellen und Liebe zuzulassen. Unser Herz wird gewärmt von einer Träne der Freude über die Heimkehr, unser Geist wird eins mit unserem Körper, und wir bekennen uns zu der Weisheit, die wir in unserem Herzen tragen. Wir sind aufgefordert, zu unserer Vision zu werden und unsere Stärken so einzusetzen, dass unser gemeinsamer Traum vom Weltfrieden leben kann.

Die sanften Winde des Wandels wehen in alle Vier Himmelsrichtungen, um die Lieder der weisen Frauen, die von Heimkehr singen, zu allen Völkern und allen Religionen zu tragen. Der Traum vom Regenbogen lebt und tanzt. Die Tierwesen zeigen uns den Weg, die Erhabenheit des Menschseins wiederzuentdecken. Die Steinwesen sind bereit, uns zu lehren, wie wir die Aufzeichnungen all dessen, was war, und die Prophezeiungen all dessen, was sein wird, bewahren. Das Stehende Volk – die Bäume – und die Pflanzenwesen bieten uns Schutz und Nahrung für Körper und Geist. Die Lagerfeuer der Ahnen leuchten uns den Weg zu den Sternen, indem sie uns mit der nächtlichen Medizinschale des Sternenhimmels umhüllen. Großmutter Monds silberne Sichel erinnert uns daran, dass unser Orenda die Medizinschalen unserer Herzen mit Liebe füllt – und doch ist es einigen nicht vergönnt, all das zu sehen, was das Große Geheimnis allen Kindern von Mutter Erde schenkt, weil sie von falschen Bedürfnissen und altem Schmerz ganz geblendet sind.

Geduldig betrachten die Dreizehn Clanmütter das Bild des Erdenstamms, das sich ihnen darbietet, als habe Großvater Sonne es in den Abendhimmel gemalt. Die Clanmütter warten und halten die Tür einfach noch eine Weile länger offen. Sie wissen, dass einige ihre Kleider fallenlassen und andere so lange zaudern, bis sich die Tür geschlossen hat, doch einige ihrer Kinder werden den Mut haben, ihre Grenzen zu überwinden und heimzukehren. Das wird das Ende der Tage sein für die Vierte Welt der Spaltung. Die Wahrheit der wiedergewonnenen Liebe findet sich jenseits der menschlichen Illusion der Angst. Die Tür zum Turtle Council House steht allen offen, die sich erinnern und bereit sind, auf jeder einzelnen der dreizehn Positionen, aus denen sich das Medizinrad der Sisterhood zusammensetzt, zu bestehen. Dann wird das Vermächtnis des Weiblichen – Leben, Einheit und Gleichheit bis in alle Ewigkeit – vollends eingelöst.

BECOMES HER VISION, die Dreizehnte Clanmutter, spricht zu jedem Kind der Erde, flüstert ihm die Worte zu, die das Große Geheimnis der Ewigen Flamme der Liebe mitgegeben hat: „DU BIST – in dem Augenblick, da du dich entschließt, zu SEIN."

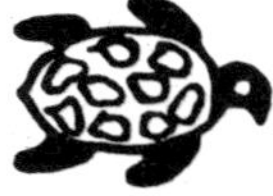